新型医学人才培养创新教材

医学实验动物学

Medical Laboratory Animal Science

主　编　师长宏　葛　煦

第四军医大学出版社·西安

图书在版编目（CIP）数据

医学实验动物学 / 师长宏，葛煦主编 . —西安：
第四军医大学出版社，2023.3
ISBN 978 - 7 - 5662 - 0975 - 7

Ⅰ．①医⋯　Ⅱ．①师⋯ ②葛⋯　Ⅲ．①医用实验动物
Ⅳ．①R - 332

中国国家版本馆 CIP 数据核字（2023）第 037113 号

YIXUE SHIYAN DONGWUXUE

医学实验动物学

出版人：朱德强　　　　责任编辑：土丽艳　　张志成

出版发行：第四军医大学出版社
地址：西安市长乐西路 17 号　邮编：710032
电话：029 - 84776765　　　　传真：029 - 84776764
网址：https：//www.fmmu.edu.cn/press/

制版：西安聚创图文设计有限责任公司
印刷：陕西天意印务有限责任公司
版次：2023 年 3 月第 1 版　　 2023 年 3 月第 1 次印刷
开本：787 × 1092　 1/16　　印张：21　　字数：400 千字
书号：ISBN 978 - 7 - 5662 - 0975 - 7
定价：58.00 元

《医学实验动物学》
编者名单

主　编　师长宏　葛　煦

副主编　张彩勤　赵　亚

编　者（以姓氏笔画为序）

毛玉宁（延安大学）

白　冰（空军军医大学）

师长宏（空军军医大学）

许　荣（空军军医大学）

张彩勤（空军军医大学）

张　贺（北部战区总医院）

吴朋朋（空军军医大学）

孟　寒（空军军医大学）

周丽桂（广州中医药大学）

罗宝花（广州中医药大学）

赵　勇（空军军医大学）

赵　亚（空军军医大学）

赵善民（海军军医大学）

郭晨博（甘肃中医药大学）

秦　靖（空军军医大学）

葛　煦（空军军医大学）

雷静玉（延安大学）

谭邓旭（空军军医大学）

实验动物是生命科学研究和生物技术发展不可或缺的基础材料和重要支撑条件，是国家科技创新的重要生物资源。动物实验的广泛开展使人类的科学知识增加，人类和动物的健康状况得以改善，由此形成了一门独立的学科——实验动物学。实验动物学是研究实验动物和动物实验的学科，是多个学科和领域交叉形成的学科，其研究内容包括实验动物资源开发、研制、质量控制以及实验动物供应、分析技术、法律法规和管理体系建设等。

作为一门新兴学科，实验动物学近年来发展迅速。目前，我国大部分高等医药院校、农业院校均为研究生和本科生开设了实验动物学课程，但由于缺乏统一的课程标准，不同院校课程体系相差较大，教材版本众多。2021年，在空军军医大学教材建设项目支持下，我们博采多个版本教材之长，充分吸收一线教员的经验和体会，以生物医药大学科科学研究使用实验动物的需求为导引，组织编写《医学实验动物学》。本教材不仅系统介绍了实验动物的基础知识和常用动物模型制备方法，同时引入学科的最新研究进展和热点问题，包括：基因修饰动物、人源化动物模型、免疫缺陷动物、实验动物分子影像技术及应用等相关内容，力求为学生提供丰富、系统的实验动物学前沿内容。实验动物福利伦理与动物实验生物安全也是当前实验动物学领域普遍关注的问题，教材也进行了详尽的讲述。因为各个院校开设实验动物学的侧重点不同，教师可结合自己的教学实践和需求，取舍授课内容。

空军军医大学实验动物中心为动物学博士学位授权学科，是陕西省和军队实验动物质量监督检测中心，先后获得陕西省和军队颁发的实验动物生产和使用许可证。中心获得省级科技进步二等奖和教学成果一等奖各1项，获得国家发明专利6项。学科奠基人施新猷教授是国内著名的实验动物学专家,一直从事实验动物的教学、科研和管理工作,主编、参编《医学动物实验方法》《医学实验动物学》《比较医学》等11部专著、教材,为我国实验动物科学事业的发展做出重要贡献。参与本版《医学实验动物学》编写的编者多来自我中心实验动物教学、管理、饲养和研究的一线,在传承、借鉴施新猷教授学术思想与相关学术专著的基础上,系统梳理当前实验动物学的最新研究成果,并结合自身工作经验及体会,几易书稿,历时两年完成编写。但囿于编者的学识,教材中仍存在一些内容需要深入推敲和完善,恳请使用本教材的老师和学生多提宝贵意见并反馈给我们(邮箱:15702954323@163.com),以便再版时修订。

编　者

目录 CONTENTS

第一章 绪论

1

实验动物学(laboratory animal science)是以实验动物和动物实验为研究对象的综合性交叉学科,在发展过程中,不断融合生物学、动物学、兽医学、微生物学、医学、营养学、药学、生物工程等众多学科的理论与研究成果。20世纪初,随着生物医学不断地发展,实验动物学逐步萌芽。以1909年世界第一个近交品系小鼠DBA的成功培育为标志,人类揭开了现代实验动物科学研究的序幕。1944年,美国科学院首次把实验动物标准化的问题提上议事日程,专门讨论实验动物与生物医学发展的关系。人们通常把这一事件看作是现代实验动物学的起点。此后,随着人们生产实践的不断深化,以及现代生物学、医学、农学、工程学等多个相关学科知识在实验动物研究中的进一步交叉融合,促使实验动物学这门新兴学科加快了发展步伐,逐步形成了完整、独立的实验动物学知识理论体系。

虽然实验动物学还是一门比较年轻的学科,但它已成为生命科学领域中不可缺少的重要组成部分。随着转基因技术、基因工程技术与胚胎工程技术等一系列现代生物高新技术的出现及应用,在以生命科学为主导的21世纪,实验动物学显示出良好的学科发展前景和巨大的经济效益,对医学、生物学和农学等学科产生深远的影响。现在,实验动物学的发展水平已成为衡量一个国家科学水平的重要指标之一。

第一节 实验动物学的发展历程

早在2000多年前,就有通过研究动物发展生命科学和医学的文字记载。作为生命科学的基础性学科,实验动物学伴随着生命科学的兴起逐步发展壮大。19世纪以来,随着依靠实验动物和动物实验的实验医学不断推进,反对动物实验的浪潮也开始涌动。在科学家与动物保护主义者的一次次斗争中,这门新兴的学科——实验动物学,已然自成体系,并迅速发展。

一、生命奥秘的探索

人类使用动物开展医学研究最早可追溯到古希腊。西方医学的奠基人希波克拉底

（公元前460—公元前370）最早通过解剖动物,创立了四体液理论,即复杂的人体是由血液、黏液、黄胆汁、黑胆汁这四种体液组成。亚里士多德（公元前384—公元前322）通过亲自解剖各种动物,将动物体系分成形态描述、器官解剖和动物生殖。盖伦（129—199）通过对猪、山羊、猴子和猿类等活体动物实验,在解剖学、生理学、病理学及医学方面有许多新发现。文艺复兴时期,解剖学日渐完善,达·芬奇（1452—1519）从研究人体的外形开始深入到比较解剖学,他解剖了多种动物并将其与人体结构进行比较,获得比较解剖学数据。现代解剖学奠基人维萨里（1514—1564）比较解剖了不同动物,收集了猿和人的骨骼,并于1543年发表了《人体构造》,从根本上改变了西方世界对人体的传统观念。英国人哈维（1578—1657）采用比较解剖和活体解剖不同动物的方法,了解到心脏跳动的实际情况,随后完整、精辟地提出了血液循环的伟大理论。

二、实验动物的应用与发展

在生物医学研究中,实验动物既是实验研究的载体,也可用于制备人类疾病的模型,同时还可以用来生产生物制品和进行生物学检测。实验动物作为研究人类疾病的模型,是伴随着生物医学一起成长发展起来的。比如急性和慢性呼吸系统疾病研究中不能重复环境污染对人体的作用;还有辐射对机体的损伤也不可能在人身上反复实验。

（一）动物实验的兴起

当人们对人体和动物正常解剖结构与生理功能有了初步认识后,人们开始主动尝试针对各种疾病开展动物实验研究,尤其是各种传染病的预防与治疗。法国科学家巴斯德（1822—1895）观察到患过某种传染病并得到痊愈的动物,可对该病产生免疫力,据此用减毒的炭疽、鸡霍乱病原菌分别免疫绵羊和鸡,成功获得相应抗体。通过动物实验,他先后发明了鸡霍乱疫苗、犬与人的狂犬疫苗。德国科学家科赫（1843—1910）在兔和小鼠身上分离出炭疽杆菌,还用血清固体培养基成功地分离出结核分枝杆菌,并且接种到豚鼠体内引起了肺结核。德国医学家贝林（1854—1917）和日本医师北里柴三郎（1852—1931）通过豚鼠实验,首创血清疗法,并提出体液免疫学说。贝林也因在血清疗法和被动免疫方面的研究,尤其是对白喉治疗方面的贡献,于1901年被授予首枚诺贝尔生理学或医学奖。俄国生理学家巴甫洛夫（1849—1936）以犬为研究对象,致力于高级神经活动的研究,建立了条件反射学说。巴甫洛夫因在消化生理学方面的出色成果而荣获1904年诺贝尔生理学或医学奖,成为世界上第一个获得诺贝尔奖的生理学家。

（二）近交系小鼠的培育

1854年奥地利帝国生物学家孟德尔（1822—1884）利用34个株系的豌豆进行杂交实验,揭示了遗传与变异的规律。随后有人提出在植物界开发的遗传性状传递的研究方法可以应用于动物界,美国哈佛大学的卡斯特最早使用白化小鼠进行变异特征的遗传研究,证明了孟德尔的遗传定律。里特最早开始培育小鼠的血亲株系,并于1909年获得世界上第一个近交系小鼠DBA,并出版第一部小鼠专著《实验小鼠生物学》。1913年,Bagg成功培育出近交系小鼠BALB/c,近交系小鼠C57和C58。1929年,里特在巴尔港建立了杰克逊实验室,目前该实验室是全球最大的小鼠遗传资源中心、世界上最大的哺乳类动物遗传研究基地,保存了4000多种小鼠种鼠、胚胎或DNA样品,拥有全世界97%的小鼠遗传资源,在小鼠基因组信息学、比较基因组学研究方面处于世界领先水平。

(三)实验大鼠的培育

大鼠起源于中亚,实验大鼠起源于亚温带地区的褐家鼠,最早在欧洲被驯化,成为白化大鼠。美国费城的维斯塔研究所(Wistar Institute)主任唐纳森于1911年培育成白化的Wistar封闭群大鼠。1915年加州大学伯克利分校的Long和Evans用雌性Wistar大鼠与野生灰色大鼠交配,培育出Long-Evans大鼠。1925年威斯康星州的Sprague Dawley农场将杂种雄性和雌性Wistar大鼠交配,培育出SD大鼠。唐纳森于1915年出版专著《大鼠:白化大鼠和挪威大鼠的资料和参考值》。

(四)学会机构的成立

早期实验用动物大部分来自野外、农场或市场,来源不规范,随意性很强,导致实验结果不稳定,重复性差。1950年美国实验动物科学协会成立(American Association for Laboratory Animal Science,AALAS),1956年国际实验动物科学委员会成立(International Council for Laboratory Animal Science,ICLAS),1956年实验动物饲养管理认可协会成立(Association for Assessment and Accreditation of Laboratory Animal Care,AAALAC)(http://www.aaalac.org)。AAALAC是一个权威的评估和认证动物饲养和使用标准的国际机构,是一个非营利组织,主要是通过对实验动物饲养机构的认证,推动在生物科学和医药领域人道、科学地对待动物。为了保证和推动动物实验的质量,美国食品药品监督管理局(Food and Drug Administration,FDA)和欧共体强力推荐在有AAALAC认证的实验室开展动物实验。AAALAC认证是实验动物质量和生物安全水准的象征,也是国际前沿医学研究的质量标志。1987年中国实验动物学会成立,1988年我国成为国际实验动物科学委员会的成员国。我国通过建立实验动物管理体系和政策法规体系,实现实验动物标准化,使得实验动物研究和应用真正走上了规范化的轨道。

三、我国实验动物学的发展状况

我国的实验动物科学尽管起步晚,但是发展迅速。1918年,原北平中央防疫处齐长庆教授从日本引进了豚鼠,并在国内率先开始人工饲养和繁殖小鼠。1919年,谢恩增用中国野生地鼠做肺炎球菌的鉴定实验,该鼠种已被许多国家引入并命名为中国地鼠。1946年,我国从印度引进小白鼠,这就是当今昆明小鼠(KM)的原种。1948年,蓝春霖教授从美国引入金黄地鼠,目前全国各地使用的金黄地鼠大都是从这些鼠种中繁衍出的后代。

1949年新中国成立后,在党和政府的高度重视下,社会主义科学文化事业得到了蓬勃发展,带动了实验动物学的发展,在上海、北京、长春、兰州等地相继建立了生物制品研究所,并陆续成立了具有一定规模的实验动物繁殖单位,培训了许多专业技术干部和工作人员,积累了不少经验,为我国实验动物事业的健康发展奠定了良好的基础。

从20世纪50年代起,李铭新、杨简和李漪教授开始了近交系小鼠的培育,先后育成TA1、TA2、615近交系小鼠,并于1985年在 *Cancer Research* 上刊载,得到国际小鼠命名委员会的认可。1957年在兰州召开的实验动物工作会议上,出台了我国第一个实验动物规程。70年代末,国家相继派出学者考察国外实验动物科学发展情况。80年代,在国家科委领导下多次召开全国性实验动物工作会议,1983年在北京和上海两个地区开始施行实验动物合格证制度,使实验动物管理工作走上了正规化的轨道,并向实验动物标准化迈进。80年代初,孙靖教授等成功培育了T、B细胞联合免疫缺陷小鼠及T、B、NK细胞三联免疫缺陷小鼠。1988年在北京召开了"第六届免疫缺陷动物国际研讨会",标志我国免疫缺陷动物的繁育与应用已具有相当的水平。1985年,实验动物合格证制度的正式实施使我国实验动物管理工作走上正轨。1988年10月31日经国务院批准,国家科委颁布实施《实验动物管理条例》。1994年10月,颁布了实验动物的中华人民共和国国家标准。2001年对1994年版国标进行了修订,并于2001年8月发布,2010年12月颁布最新国家标准。1987年成立了国家一级学会"中国实验动物学会",并于1988年加入"国际动物科学委员会",实现了国内实验动物学研究与国际接轨,加强了我国实验动物学与国际先进技术的合作与交流,促进了我国实验动物事业的迅速发展。

目前,我国已建立起了比较完整的实验动物情报咨询、期刊出版与信息网络系统。四种定期出版的正式刊物《中国实验动物学报》《中国比较医学杂志》《实验动物与比较医学》和《实验动物科学》,成为国内实验动物学学术讨论和信息交流的重要平台。2018年3月,中国实验动物学会、中国医学科学院医学实验动物研究所与国际著名出版集团Wiley合作出版了《动物模型与实验医学》,标志着中国实验动物研究工作在走向国际化的征途上又迈出了重要的一步,不仅可以扩大期刊传播范围,而且有助于提升国际学术影响力。在专业人才培养上,实验动物科学教育与专业培训体系正逐步健全:1985年,中国农业大学最早培养了实验动物专业本科生;1986年,协和医科大学实验动物研究所率先被国家教委批准为实验动物学硕士学位授权点;1992年,我国与日本合作开设了中国实验动物人才培训中心,在培养国际型的高素质实验动物人才方面进行了积极的实践。目前,一大批博士、硕士加入实验动物科技队伍中,对推动中国实验动物科技事业的发展起到了重要作用。

自1980年确定国家科委为中国实验动物管理部门开始,经过40多年的发展,我国已建立起包括实验动物法律法规、标准在内的实验动物管理体系;初步形成了科学研究、生产供应、质量保障和人才培养体系;建成了十余个国际水平的实验动物技术平台。我国目前常用的实验动物品种有 30 余种,已建成 6 个实验动物种子资源平台,包括啮齿类、兔类、禽类、犬类、非人灵长类、遗传工程小鼠资源库和数据资源中心等。遗传工程小鼠资源目前有一万余种,还有一些基因编辑技术产生的基因工程大鼠、兔、小型猪、猴、斑马鱼等资源。新建立了我国第一个人类疾病动物模型资源中心,保存人类疾病动物模型资源有 700 余种。新开发实验动物资源包括长爪沙鼠、裸鼹鼠、小型猪、树鼩等。我国特色实验动物资源包括猕猴(MERS、脑科学)、雪貂(流感)、土拨鼠(乙型肝炎)、毛丝鼠(听力研究)等国际领先的动物模型资源。针对突发疫情对模型的紧急需求,建立了第一个病原易感动物资源库,共储备有 100 多种动物资源,将动物模型研制时间平均缩短至少 6 个月,有效促进了疫情的及时控制。同时,该资源库是目前全球最大的传染病动物模型资源库,含模型 90 多种,覆盖近 15 年来国内发生和输入的 100% 的传染病,涵盖国际数量最多的高致病病原,它的存在扭转了国内传染病动物模型资源匮乏的局面。在技术体系——基因工程动物模型研制能力方面,国内早期的基因编辑技术,远落后于发达国家,但在 CRISPR/Cas9 时期,我国科研人员迅速掌握小鼠的基因编辑技术,并拓展至大鼠、猴等,达到国际领先水平。同时,建成了与此配套的动物模型表型分析技术平台:多个动物模型表型分析、数据采集和信息共享的科研机构。形成了规范化、体系化的实验动物科技人员培训体系,包括建立了不同类型的技术培训、等级培训基地等。

第二节 实验动物与实验动物学

伴随着生命科学的发展,人们对实验动物的认识不断提高,实验动物学学科体系日臻完善且不断成熟,实验动物已成为生命科学、医学创新研究的重要组成部分。人们应用实验动物的目的是为生物医学研究及产品评价提供标准化的实验材料,从而保证研究结果的科学性、准确性、重复性及可靠性。

一、实验动物的概念

根据国家颁布的《实验动物管理条例》,实验动物(laboratory animal)是指经人工培育,对其携带的微生物和寄生虫实行控制,遗传背景明确或者来源清楚的,用于科学研究、教学、生物制品或药品鉴定以及其他科学实验的动物。通常我们将一切可用于实验的动物统称为实验用动物(experimental animal),除符合严格要求的实验动物外,还包括经济动物、野生动物、观赏动物。其中,经济动物(economical animal)或称为家畜(禽)(domestic animal and fowl),是指以满足人类社会生活需要而驯养、培养繁殖生产的动物;野生动物(wild animal)是指从自然界捕获的未经人工繁殖饲养的动物;观赏动物(exhibiting animal)是指供人类玩赏而饲养的动物。实验用动物来源于野生动物,从野生到家养,通过人工定向培育(纯化),对其微生物学和遗传学进行质量监控,而逐渐发展成为符合标准化严格要求的实验动物。

实验动物与其他实验用动物相比较,有其显著的特征。实验动物是专门用于科学实验的,在严格的遗传学和微生物学质量监控下经人工培育的动物。从遗传学角度讲,实验动物是遗传限定的动物,它包括:①利用遗传基因调控原理,对动物进行纯化,获得遗传基因均一的近交系动物;②利用遗传工程技术、转基因技术,培育出新的动物品种和各种疾病的动物模型;③利用动物物种的突变,发现和培育出遗传突变型、免疫缺陷型动物。所有这些经人工培育的动物,均具有遗传背景明确、来源清楚的特点。从微生物学质量监控角度讲,实验动物必须是健康的,不携带对动物健康危害大和/或对科学研究干扰大的病原。

在生命科学研究领域,实验动物被公认为是不可缺少的"活的精密仪器"。但是要达到"精密",就必须要有一定的品质要求标准以及环境、营养等动物实验相关因素的限定,以保证动物在实验研究中能够具有良好的敏感性、准确性和重复性。随着改革开放和国际科技交流日趋频繁,我国实验动物工作虽已有了很大的发展,但由于起步较晚,发展速度相对较慢,在现阶段仍然具有很多不足之处。实验动物研究和应用的理论与技术水平较之美国、日本等发达国家尚有不小差距,曾因实验动物整体质量达不到国际公认标准,造成了很多沉痛的教训。动物实验的敏感性、重复性差,在导致动物浪费严重的同时,也致使科学论文的科学性及可信度降低,得不到国际学术界认可,同时,也致使药品(生物制剂)的安全性、有效性评价实验得不到承认,影响了出口。可见生产和推广标准化实验动物不仅必要,而且具有重大的科学、经济和社会效益;向生物医学工作者普及实验动物标准化知识,对正确选择应用与自身课题研究相匹配的标准化动物具有重要意义。

二、实验动物学的概念和研究内容

实验动物学是研究实验动物和动物实验的学科,是生物医学实验研究的基础和条件。具体而言,是以实验动物为对象,专门研究实验动物的生物学特性(包括解剖、生理、生化及生殖特点),遗传育种(包括培育新品种、品系、保持原有品系的遗传特性),饲养繁殖(包括饲育条件、繁殖规律、饲养繁殖技术等),质量控制(包括遗传、微生物、营养、环境等监控),疾病控制(包括各种疾病的诊断、治疗和预防),以及研究如何解决与完善实验动物的标准化、商品化、小型化、模型化和野生动物、家畜(禽)的实验动物化等问题。

而生物医学则是以实验动物为材料,研究如何正确地选择和应用实验动物进行科学实验,研究实验过程中动物的反应、表现和疾病发生、发展的规律,同时探索实验环境等因素对实验动物及实验结果的影响。科学家以实验动物为研究替代品创造了人类疾病动物模型,为生命科学服务并直接推动生物医学的发展。

实验动物学的研究内容十分丰富,涉及的范围相当广泛,如何培育生产标准化的实验动物和应用精确的实验方法使动物实验结果获得良好的重复性与可比性,是其主要研究内容和任务。概而言之,可以归纳为以下几个方面:

1.实验动物遗传育种学(laboratory animal genetic science)

研究实验动物的品系培育和遗传学控制,培育新的动物品系和各种动物模型,以及野生动物、家畜、鱼类和线虫等实验动物化的学科。

2.实验动物生物学(laboratory animal biology)

研究实验动物的解剖及其生物学特性。

3.实验动物生态学(laboratory animal environmental ecology)

研究实验动物与外界环境的相互关系,主要包括理化因素、营养因素、栖居环境、生物因素等对实验动物的影响。重点关注实验动物生存环境与条件对实验动物健康的影响。

4.实验动物医学(laboratory animal medicine)

研究实验动物疾病的诊断、治疗和预防,以期达到控制和消灭实验动物疾病,实现对实验动物的微生物和寄生虫的质量监控。

5.比较医学(comparative medicine)

研究实验动物与人类的基本生命现象,特别是对各种人类疾病进行类比研究,建立各种实验动物模型和模型动物。包括用比较的方法研究不同物种或同一物种在不同时期疾病发生的原因、发生机制、发展规律以及疾病过程中机体的形态结构、功能代谢变化和病变转归。

用比较的方法研究不同物种之间以及生物体内部各器官生理功能特征相似和差异的学科称为比较病理学(comparative pathology);用比较的方法研究动物的形态结构差异,找出它们在进化发育过程中的关系,从而阐明进化途径和规律的学科称为比较解剖学(comparative anatomy)。

6.动物实验技术(animal experiment technique)

研究进行动物实验时的基本条件、实验方法和技术标准,也包括实验动物本身的饲养管理技术、培育技术和各种监测技术等。

在实验室内,为了获得有关生物学、医学等方面的新知识或解决具体问题而使用动物进行的科学研究称之为动物实验。在生物医学许多研究领域内,动物实验在目前和今后相当长时期内仍然是有效的研究手段。不论临床研究还是实验室研究均离不开实验动物。医学科学从“经验医学”发展到“实验医学阶段”,动物实验尤为重要。动物实验方法的采用及发展,促进了医学科学的迅速发展,解决了以往不能解决的实际问题和重大理论问题。

在动物实验研究中,除了常规品系动物外,模式动物(model animal)已经成为重要的实验工具。该类动物是指能从分子水平到整体水平模拟人类生命活动的一类用于科学研究的动物,通过对选定的物种进行科学研究,用于揭示某种具有普遍规律的生命现象,这种被选定的生物物种就是模式动物。该类动物是已经完成标准化、模式化,研究较为透彻的实验动物,包括小鼠、大鼠、斑马鱼、果蝇、线虫等。模式动物是用来研究生命基本现象和规律的一类实验动物,结构相对简单并易于研究。使用该类动物开展的动物实验,科学性、准确性和重复性更好。模式动物通常已经完成了基因组测序,建立了比较完善的相关数据库。利用模式动物基因组与人类基因组结构编码顺序和结构同源性,可克隆人类疾病基因,揭示基因功能和疾病分子机制,阐明物种进化关系等。同时,模式动物具有饲养简单、经济易得、方便观察等特点。

三、实验动物学的发展概况及趋势

人类使用动物进行实验研究已有近千年的历史,而作为一门具有独立、完整的知识体系的学科,实验动物学的确立却还只是近半个世纪的事情。实验动物学的发展一方面必须与生命科学、医药等学科需求相适应,不断积累实验动物和疾病动物模型资源;另一方面,实验动物模型研制技术和分析技术的进步推动着生命科学、医药等学科的发展。

(一)实验动物学发展概况

1909 年,美国杰克逊研究所的里特教授首次成功培育出了第一个近交系小鼠 DBA,揭开了现代实验动物科学发展的序幕。1944 年,美国纽约科学院会议将实验动物标准化提上了议事日程,专门讨论实验动物与生物医学发展的关系。本次会议的召开成为实验动物学发展的起点。20 世纪 50 年代,免疫缺陷动物的问世和无菌豚鼠的繁育成功,使实验动物学真正从普通动物学中分离出来,形成了一门独立学科。

第二次世界大战后的几十年,实验动物学得到了迅猛发展,出现了一系列对实验动物学本身乃至医学、生物学都有重大影响的事件。在实验动物科学发展历程中,近交系动物(1909 年)、无菌动物(1943 年)的成功培育和应用,以及免疫缺陷动物(1962 年)的问世都是实验动物学发展的里程碑事件。近年来,随着分子生物学技术和胚胎工程技术在实验动物领域的广泛应用,成功培育出了大量的遗传修饰动物,如:人工诱变、基因剔除和转基因动物。

1950 年美国成立实验动物管理小组,后改为美国实验动物科学协会(AALAS)。AALAS 目前已成为全美,甚至全世界都很有影响的实验动物科学学会。该学会出版的期刊 *Laboratory Animal Science*,刊有实验动物品系培育、微生物学及遗传学监测与研究、实验动物疾病、人类疾病动物模型与比较医学、实验动物新技术新方法等,基本上反映了国际实验动物的发展水平,成为该领域最具水准的杂志之一。

1961 年加拿大生物学联合会建立动物管理常务委员会,该委员会于 20 世纪 80 年代出版了《实验用动物管理与使用指南》，对实验动物标准、设施、各种实验动物特性及动物实验技术做了介绍，强调"正当的理由使用恰当的动物（the right animal for the right reasons）"，认为随着各种细胞培养法和微生物学方法，计算机模拟技术及其他高新技术的日益广泛应用，研究人员使用动物时应提倡"3R"原则，即"减少"（reduction）、"替代"（replacement）和"优化"（refinement）。

1957 年原西德成立中央实验动物研究所，1984 年被世界卫生组织（WHO）接纳为 WHO 的规范化实验动物协作中心。1952 年日本成立专门科研机构进行实验动物研究和标准化实验动物的生产。

1956 年联合国教科文组织、医疗科学国际组织及生物科学协会联合创立了国际实验动物科学委员会（ICLAS）。该学会每 3 年举办 1 次国际学术讨论会，对促进实验动物的发展起了良好的作用。现有会员国 40 余个，1988 年中国实验动物学会被接纳为会员。

目前世界上实验动物科学水平较高的国家都相继颁布了实验动物管理条例、法规或规范，并设立相应机构以规范实验动物的生产和使用，促进实验动物产业化的发展，实现了实验动物标准化、商品化和社会化，并且形成了完整的实验动物教学科研、繁育管理与实验应用体系。

（二）现代实验动物学的主要发展趋势

现代实验动物学作为生命科学研究的基础和重要支撑条件，日益受到世界各国政府和科学家们的重视，甚至将实验动物学研究水平视为衡量一个国家科学技术水平高低的标志之一。由于实验动物相关法律法规的完善，动物保护组织和福利组织的进一步全球化，加之人们对实验动物质量的要求越来越高，使得常规实验动物的生产和使用量大幅度降低，开发多元化的实验动物、发展人类疾病动物模型、以基因修饰动物取代常规实验动物将是全世界实验动物和动物实验发展的主流趋势。

1. 实验动物学的发展为生物医学发展开辟了广阔道路

具有鲜明人类疾病模型特征的动物品系已成为人类疾病研究的重要手段，通过动物模型研究和了解人类疾病发生、发展规律已成为比较医学研究的核心内容：①随着显微操作技术和基因打靶技术的不断发展，基因修饰动物为人类疾病致病机理研究和药物筛选研究奠定了良好的基础，逐渐成为后基因时代不可替代的重要研究工具及手段；②无菌与悉生生物学的发展为体内微生态研究提供可能，无菌动物的应用已形成有菌与无菌动物的比较、菌群移植、基因工程动物无菌化、无菌动物发育四种通用研究模式，研究模式的标准化将加大无菌动物研究应用规模和速度；③结合人类重大疾病、器官移植、新药创制等生物医药研究迫切需求为导向，开发利用新的实验动物资源，为选择易感及疾病抗性模型动物提供了丰富的资源。

2．实验动物科学发展趋势

世界范围内,实验动物使用总量下降,高质量的基因修饰动物、SPF 级实验动物使用量在不断增加。常用实验动物品种品系不断增加,小鼠品系达 250 个,小型实验猪达 15 个品种,豚鼠品种 30 个,大鼠品种 60 个,兔子品种 14 个,猴子品种 50 余个。标准化和法制化管理已成为推动实验动物质量建设的重要保障体系,实验动物标准主要关注实验动物遗传质量标准化、微生物质量标准化、环境标准化和营养标准化;法制化的管理包括了政府层面和行业的专业化管理,依法依规使用实验动物已成为实验动物行业的普遍共识。善待和关爱动物的观念和意识逐渐渗透到各个研究领域,实验动物福利和伦理已经成为关注的热点,人们积极倡导动物保护主义和替代物的研究,要实行人道主义,包括但不限于:严禁粗暴和虐待动物;动物笼器具大小适宜;实验后的动物实行安乐死方法等;小动物代替大动物,植物、水生物代替动物,昆虫代替动物等各方面的研究。在兼顾对动物利用的同时,考虑动物的福利状况。从事实验动物和动物实验的专业技术人员必须经过专业培训,应该充分发挥实验动物科研、教学、技术培训资源优势,开展实验动物科技和动物实验技术技能培训,建立多元化的人才培训考核机制。

3．我国实验动物科学的发展

根据我国国情,加大对实验动物研究开发和动物实验质量控制的力度,进一步健全和完善国家标准;按照普及清洁动物,重点发展 SPF 级动物的思路,精心培育形成我国实验动物产业结构和体系,实现我国实验动物的科学化、标准化、商品化和社会化;发挥我国动物资源丰富的优势、积极开展野生动物的实验动物化及新动物资源的开发,提高我国实验动物科学在国际上的地位,成功地走出一条具有中国特色的实验动物学发展道路,以不断满足社会主义市场经济条件下相关科学教育、科研和生产实践对高质量实验动物的需要;学习引进国际先进的技术和方法,以服务生物医学为出发点,着眼于现代生物医学高新技术研究对实验动物质量提出的新要求和新问题,加快我国实验动物科学新技术、新方法的应用与开发,从而使实验动物在高新技术研究和开发领域中占据独特的、不可替代的位置,更有效地推动生物医学的整体发展。

四、实验动物的标准化与法制化

实验动物标准化建设一直是实验动物学科发展的重点,质量管理是实验动物管理的核心和切入点。自 1988 年《实验动物管理条例》实施以来,我国实验动物行业实施统一的法制化、标准化管理体制。经过 30 多年的发展,已经建立了由中央政府主管部门和地方主管部门牵头管理的工作机制,形成了较为完善的组织机构体系、法规标准体系和质量保障体系。其中,国家标准是依法管理的科学依据,许可证制度是依法管理的主要措施,而质量监测则是国家标准能够得以落实、许可证制度得以实施的技术支撑。我国实验动物科学,尤其是实验动物监测技术体系经过多年发展,形成了一定的规模,并达到了一定的标准化水平,已经开始进入并达到国际标准。其中最重要的标志之一是实验动物及其质量监测标准化的逐步实现,实验动物质量监测能力和检测技术的不断提升与完善。实验动物微生物和寄生虫标准在 1994 年的基础上进行修订,并将寄生虫标准独立列出,目前实施的分别为 2001 年和 2011 年颁布的版本,2022 年完成了标准的再次修订。

实验动物法治化管理是以 1988 年国家颁布的《实验动物管理条例》为标志,陆续颁布实施了《实验动物质量管理办法》《实验动物许可证管理办法》以及各省市相关法规、政策等,这些法规、政策的颁布实施,确定了管理主体和管理体系,明确了管理措施和管理办法,使我国实验动物质量监管体系有了根本性的改变。由于实验动物微生物学、寄生虫学等级及监测是实验动物质量控制的最基础和最根本的保证,必须在国家标准中规定强制性内容,进而促进实验动物在国际交流、进出口贸易中立于不败之地,为我国药品、生物制品的评价提供优质实验动物,如果实验动物中微生物检测不强制实行,必将导致动物背景严重混乱,将对下游工作,如科研、药物和疫苗开发等,造成严重后果。从 2001 年版的强制性标准贯彻执行以来,确实大大提高了我国实验动物微生物控制水平。

第三节 实验动物在生物医学等领域的广泛应用

实验动物是生物医学研究的基础。在进行实验研究的四大基本要素 AEIR (A : animal 动物 , E : equipment 设备 , I : information 信息 , R : reagent 试剂) 中,实验动物居于非常重要的位置。许多具有里程碑意义的划时代研究成果,往往与实验动物和动物实验密切相关。例如:通过对牛、羊疾病的研究,发现了结核分枝杆菌;通过对家禽霍乱的研究,制造出了禽霍乱疫苗;利用犬研究消化功能,认识了糖尿病的本质;利用犬研究高级神经活动,提出了条件反射的概念;利用豚鼠进行白喉棒状杆菌的研究,发现了细菌毒素的作用,从而开启了抗毒素治疗的新时代。日本科学家还用沥青长期涂抹家兔耳朵,诱发出皮肤癌,从而证实了化学物质的诱癌作用。实验动物已成为生命科学研究的基础和重要支撑条件,在生命科学研究中,必须借助实验动物去探索生物的起源,揭开遗传的奥秘,研究各种疾病的机制;在医药研究、试验与生产中,实验动物作为人类的替身、承担安全评价和效果试验;在生命科学领域,绝大多数研究课题的确立、科研成果水平的高低,都与实验动物的质量息息相关。

实验动物学中新的实验动物种系的培育及模型的应用,不仅促进了自身学科的发展,而且为生物医学的发展开辟了广阔的道路。例如:转基因动物的成功培育与应用,为研究遗传基因与生长发育的关系和提高动物的生产力提供了新的方法和研究途径;无胸腺裸鼠的培育和免疫缺陷动物的广泛应用,为肿瘤学、免疫学、遗传学、微生物学以及临床医学的研究带来了生机;无菌动物的培育及应用,则为研究微生物与宿主的相互关系带来了崭新局面。

一、生物医学方面

在探索人类疾病发生、发展及防治机理的研究中,实验动物首先是人类的替代者,同时,通过实验动物进行比较医学的研究,从而多方位、多层次、更准确、更全面地了解人体各种疾病以及各种生命现象的本质。再者,在一些烈性传染病、放射病、毒气中毒实验中,由于动物繁殖周期短,从而可缩短研究时程,并可根据实验目的安排研究样本的时间、方式及样本量。生命科学研究中许多重大发现都与实验动物密切相关。下面我们以小鼠、兔、犬和非人灵长类为例叙述实验动物在相关重大发现中的作用。

(一)近交系小鼠与免疫学进展

1980 年美国的斯奈尔博士发现在同一纯种小鼠间组织移植不会发生排斥,而在同种不同纯系小鼠间做组织移植时则一定会排斥。引起该现象的关键物质是位于小鼠细胞表面的抗原。其中第 17 对染色体上的 H_2 基因是决定小鼠主要组织相容性抗原表达的基因。1960 年,美国杰克逊研究所的 George Snell 博士曾利用将肿瘤移植在不同近交系小鼠的方法,发现组织相容性复合体(MHC)是控制组织或脏器移植能否成功的主要因素。随后,科学家们照此方法发现人类也有类似基因。George Snell 博士因此获得了 1980 年诺贝尔生理学或医学奖。每个 B 淋巴细胞有合成一种抗体的基因,当机体受到抗原刺激后,多个被激活的 B 淋巴细胞分裂增殖形成多克隆,并合成有多种混合抗体的多克隆抗体。如果能够使制造一种专一抗体的 B 细胞分裂增殖形成单克隆,就能合成一种抗原决定簇的单克隆抗体。但 B 细胞没有增殖能力,剑桥大学的科勒尔和米尔斯坦将源于小鼠的骨髓瘤细胞与 B 淋巴细胞进行融合,形成杂交瘤细胞。用特异性抗原刺激,该细胞既能体外增殖又能持续产生专一抗体。骨髓瘤细胞系与获取 B 淋巴细胞的免疫动物均属于近交系 BALB/c 小鼠。科勒尔和米尔斯坦也因此获得了 1984 年的诺贝尔生理学或医学奖。

(二)免疫缺陷小鼠与肿瘤移植

1962 年英国格拉斯哥医院 Crist 在非近交系的小鼠中发现个别无毛小鼠,并伴有先天性胸腺发育不良,经过培育后形成独特的突变系——裸小鼠。该类小鼠仅有胸腺残基或异常上皮,不能使 T 细胞正常分化,免疫力低下,可接受人体肿瘤移植。该类小鼠为人体异种移植,特别是人体肿瘤移植提供了良好的实验工具。随后相继开发的 T、B 细胞联合免疫缺陷 SCID 小鼠和 T、B、NK 细胞重度联合免疫缺陷小鼠可以更好地接受人体组织移植物,为肿瘤学研究提供了更接近人类的动物模型。

（三）实验动物与医学进展

体外受精（*in vitro* fertilization，IVF）和胚胎移植是辅助生殖技术的关键环节。1951年华裔科学家张明觉与澳大利亚的奥斯丁博士同时发现只有在母兔生殖道停留一定时间的精子才能成功地与卵子融合，此过程被称为精子获能，1959年张明觉培育出世界上首例"试管动物"——试管兔，此后IVF在多种哺乳动物中获得成功，这就是著名的精子获能实验。1921年多伦多大学的班廷从一只实验犬的胰腺制备提取物，并对另一只因摘除胰腺而患上糖尿病的犬进行静脉注射，结果使已经昏迷的病犬情况好转，血糖和尿糖的含量下降，后来证实该类物质为胰岛素。脊髓灰质炎曾是全球广泛传播、危害极大的传染病，此前医学界普遍认为，除在神经组织外，不能体外培养脊髓灰质炎病毒。美国医学家恩德思发现脊髓灰质炎病毒虽然嗜神经，但可以在人和猴的各种非神经组织（如睾丸、肾脏等组织）中生长，这一发现对病毒的分离、鉴定和疫苗研究等具有重要意义。随后，采用恒河猴肾原代细胞进行病毒培养成为制备脊髓灰质炎疫苗的经典方法，以及1988年中国医学科学院医学生物学研究所利用棉顶狨猴原代肾细胞培养，生产出甲型肝炎的灭活疫苗和减毒疫苗，均有力促进了医学的发展。

二、制药与生物制品方面

新的药品必须通过大量的动物实验进行严格的安全性、有效性评价，其中包括动物急性、亚急性及慢性毒性实验，三致实验（致畸、致癌、致突变），以啮齿类动物、犬或猴等不同进化程度的动物进行实验，证明其对人体安全可靠后，方能提交到有关部门审批、申请生产批号。药品在正常生产过程中，也要借助动物实验进行致热原检查等安全性检验，以保证产品的安全性。制药化工等工业的劳动卫生措施，特别是各种职业性中毒（如铅、汞、锰、酸、一氧化碳、有机化合物等）的防治方法，都必须选用实验动物进行各种动物实验后才能确定。

实验动物也是医药工业上生产疫苗、诊断用血清、免疫血清等的重要材料。如从马体内制备白喉、破伤风或气性坏疽等免疫血清，以地鼠肾制备乙脑及狂犬疫苗，以猴肾制备小儿麻痹症疫苗，以SPF鸡胚制备麻疹疫苗，用兔生产各种免疫血清等。同时，实验动物不仅是生物制品生产的原料，也是其安全性、有效性评价的必备工具。

三、轻工业与食品工业方面

人们的吃穿用，包括食品、食品添加剂、皮毛及化学纤维、生活日用品，特别是化学制品有害成分对人的影响，都要用实验动物进行试验。各种化妆品、食用保健品、饮料等上市销售前，都需经国家指定的机构采用实验动物进行安全性评价，证明其对人体无急慢性毒性，且无致癌、致畸、致突变作用，以免发生类似化妆品毁容事件及儿童饮用保健饮品而导致性早熟等。

四、农业及畜牧业方面

在农业生产中,进行化肥、农药或残毒检测,评价粮食、经济作物品质的优劣,研究开发新的优良品种等,除了要做物理、化学方面的分析外,利用动物实验来进行鉴定是十分重要的。化肥和农药是提高农业生产的重要材料,能通过动物实验,对人体和动物没有危害的只占研发中极少一部分,其余都因发现对人的健康有危害而禁用。在畜牧业上,动物疫苗的制备和鉴定、生理试验、饲料营养分析、畜禽疾病防治等工作都要使用实验动物。在我国,曾发生过由于动物疫苗制备过程中动物质量不合标准,导致大量畜禽接种后死亡,造成巨大的经济损失的事件;也曾由于忽略了对进口农药进行动物安全性试验,当发现有环境污染及致癌作用时才不得不停用,但已造成了重大的经济损失。

五、国防和军事科学方面

在各种武器杀伤效果和防护研究中,以及在宇宙、航天科学试验中,实验动物都作为人类的替身而取得有价值的科学数据,为国防和军事科学事业做出特殊的贡献。当飞船首次遨游太空时,代替人类受试做生理实验的是实验动物。通过动物实验研究人体在太空失重、辐射对机体生理状况的影响。在核试验中,实验动物被预先放置在爆炸现场,以观察光辐射、冲击波和电离辐射对生物机体的损伤。因此,实验动物在军事医学研究中具有特殊的应用价值。

综上所述,实验动物在生物医学发展中起着重要的作用,实验动物学是生命科学研究的基础和重要支撑条件,随着生命科学的发展,实验动物学必将取得更大的成就。

第四节 实验动物的分类

地球上生存的动物种类繁多,已知的种数约 150 万种,若包括亚种在内,已定名的动物种类可能超过 200 万种,为了便于识别、研究和利用它们,必须按照一定的方法,对其进行分门别类的研究。

实验动物除可根据一般生物学分类原则,沿循界、门、纲、目、科、属、种,以及相应亚门、亚纲、亚目、亚科、亚属、亚种的生物等级制,进行分类至亚种水平外,多数情况下,还需根据不同的研究目的,继续进行亚种以下的分类,把实验动物进一步划分为不同品系、亚系和支系。

为保证动物实验结果的重复性、科学性及可靠性,须对实验动物实行一定品质标准的限定,即实验动物的标准化,它主要包括实验动物微生物学质量控制和遗传学质量控制。实验动物的分类主要按照微生物和遗传学的控制标准来进行,即人们通常所说的微生物学分类法、遗传学分类法。

一、实验动物的微生物学分类

即依照实验动物的微生物学控制标准,根据微生物的净化程度,对实验动物进行分类。照此原则,我国将实验动物分为普通级、清洁级、无特定病原体级和无菌级四个等级。

1. **普通级动物**(conventional animal,CV)

饲育于普通环境中,不携带所规定的对动物和/或人健康造成严重危害的人兽共患病病原和动物烈性传染病病原的实验动物,简称普通动物。此类动物在微生物学控制方面的品质标准最低。例如:小鼠应排除沙门菌、皮肤真菌、淋巴细胞性脉络丛脑膜炎病毒、流行性出血热病毒、鼠痘病毒、弓形虫及体外寄生虫。普通级动物是未经严格控制微生物的动物,允许存在一定种类的微生物和体内寄生虫,饲养在开放环境中。这种动物只用于教学示教、一般实验的预实验,不可用于科研性实验。

2. **清洁级动物**(clean animal,CL)

指动物来源于剖腹净化,饲育在屏障环境中,除普通级动物应排除的病原外,还要求不携带对动物危害大和对科学研究干扰大的病原,国际上普遍认为这类动物仅适合于短期、中期对带菌要求不严格以及免疫系统无抑制作用的实验研究。我国根据实际情况,认为这类动物的敏感性与重复性亦较好,目前可适用于大多数科研实验,是目前国内科研工作主要使用的等级动物。

3. **无特定病原体级动物**(specific pathogen free animal,SPF)

饲育于屏障以上环境中,除清洁级动物应排除的病原外,不携带对动物健康危害大和/或对科学研究干扰大的特定病原的实验动物,简称无特定病原体动物或 SPF 动物。国际上公认这类动物可适用于全部科研实验,是国际标准级别的实验动物。

4. **无菌级动物**(germ free animal,GF)**和悉生动物**(gnotobiotic animal,GN)

(1)无菌级动物 饲育于隔离环境中,动物体内无可检出任何生命体的实验动物,简称无菌动物。无菌动物是指用现有的检测技术在动物的体内外任何部位均检不出任何微生物和寄生虫的动物。这种动物在自然界是没有的,它是经人工剖宫产净化培育出来,通常放在无菌环境中经人工喂乳或无菌母代动物代乳发育而成的子代动物。这种动物主要用于某些特殊实验研究。无菌动物因为肠道内没有细菌,所以不能在肠内合成机体必需的某些维生素和氨基酸,必须由日常饲料补给,其生活力差,抵抗力差且饲养管理困难。

(2)悉生动物 是指在无菌动物体内植入已知寄生物的动物。例如,使大肠杆菌或双歧杆菌定居于无菌豚鼠体内,在进行微生物检测时,只能检测出大肠杆菌或双歧杆菌。一般根据投放菌种的种数,可分为单菌、双菌、三菌和多菌悉生动物。悉生动物由于体内具有某种或某几种特定的肠道细菌,抵抗力明显提高,且生活力增强,较易饲养和管理。

二、实验动物的遗传学分类

按照遗传学控制标准,即基因的纯化程度,可以将实验动物分为近交系、杂交群、封闭群和突变系四类。遗传学控制标准主要针对近交系动物,无论是微生物学分类中的普通级、清洁级还是 SPF 级、无菌级动物,只要是近交系动物,都要求没有基因污染和遗传突变。

1. 近交系动物（inbred strain animals）

至少经过连续 20 代的全同胞兄妹或亲代与子代交配培育而成,品系内所有个体都可追溯到起源于第 20 代或以后代数的一对共同祖先,整个品系称为近交系。在理论上,近交系内动物的近交纯合程度(近交系数)可达到99%以上。近交系动物是遗传上达到高度一致的一个动物群。近交系动物具有如下特点:具有相同的基因型,表现型一致,故对刺激的反应性是一致的,实验结果重复性及可比性极好,但由于长期近亲交配,导致近亲衰退,抵抗力下降,其饲养条件及营养要求增高。各品系均有其独特的特性,可根据不同的实验目的选用不同的品系做实验,国际分布广泛,不同国家的科研单位使用同一近交系动物所取得的结果具有可比性,便于学术交流。常用的近交系动物有 BALB/c、C3H、C57BL、TA1、TA2、615、DBA/2 小鼠,F344、SHR、LEW、ACI 大鼠等。

除上述的普通近交系外,还培育出了重组近交系（recombinant inbred strain）、同源突变近交系（coisogenic inbred strain）、同源导入近交系（congenic inbred strain）、嵌合体动物（chimaera）、单亲纯合二倍体动物（uniparental homozygous diplold animal）。

2. 杂交群动物（hybrid colony animals）

由不同的品系或种群之间杂交产生的后代称为杂交群。用于生物医学研究的杂交群动物,是由两个近交系动物间有计划地进行交配获得的第一代动物,又称杂交一代（F1 hybrid）,简称 F1 动物。由于双亲都是纯系,F1 动物从遗传上是异型结合体,具有两系双亲所有的遗传特性,子代个体间是杂合,但杂合程度一致,个体基本相同。F1 动物具有基因型相同、个体相同、表现型变异低、适应性强、反应敏感及分布广等特点,并具有双亲共同的遗传特性,用于实验的重复性及稳定性等同于近交系动物,故目前已广泛用于各种实验。但 F1 动物不能用来继续繁殖,主要因为其子二代会发生遗传上的性状分离。

3. 封闭群动物（closed colony or outbred strain animals）

以非近亲交配方式进行繁殖生产的一个实验动物种群,在不从其外部引入新个体的条件下,至少连续繁殖 4 代以上,称为一个封闭群或叫远交群。封闭群动物的关键是不从外部引进新的基因,并且在群内实行随机交配以免群内基因丢失,尽量避免近亲交配以保持群体基因遗传的一般性和杂合性。封闭群动物的特点是具有杂合性并避免了近交,故繁殖力较近交系强,遗传性能和反应性虽优于未经遗传限定的动物,但个体间反应的重复性和一致性没有近交系的好,故封闭群动物一般适用于药物筛选、毒理安全试验、教学示范等需要量较大的动物实验,常用的封闭群动物有昆明小鼠、ICR 小鼠、NIH 小鼠、Wistar 大鼠、SD 大鼠、新西兰兔等。

4.突变系动物(mutant strain animals)

具有特殊突变基因的品系动物,这种动物由于受各种内外因素的影响,染色体发生突变,并具有各种遗传缺陷,这种发生变异并被继续保持其遗传基因特性的品系动物,称为突变系动物。如无胸腺裸小鼠(nude mouse)、重度联合免疫缺陷(severe combined immune deficiency,SCID)小鼠等。

除了以上实验动物的遗传学分类外,人们又根据动物个体间遗传背景及基因型是否相同,将实验动物分为同基因型动物和不同基因型动物。同基因型动物包括近交系动物、重组近交系动物、同源突变近交系动物、同源导入近交系动物、嵌合体动物、单亲纯合二倍体动物、F1 动物、突变系动物;不同基因型动物则指封闭群动物。家畜(禽)或野生动物也属不同基因型动物,但因未实行实验动物遗传限定,故不在此列。

第五节　动物实验的管理

依法管理实验动物的科学研究、生产和使用,保证实验动物和动物实验的质量,是科技进步、经济社会发展和对外开放的需要,具有重大的现实意义。

一、动物实验的福利伦理审查

动物实验项目强调人道和伦理,必须专注于动物的人道,谨慎使用实验动物开展动物实验,并且必须包括有关动物实验的替代方案和伦理方面的信息。基于生物医学研究和法律规定动物实验项目的限制,只有在一系列严格的条件下,才能接受使用动物。在兼顾对动物利用的同时,必须考虑动物的福利状况,反对那些使用极端手段和方式进行动物实验。其中,动物实验必须由实验动物福利伦理委员会批准,并且必须由经过培训、具有动物实验能力的人员操作实施。

(一)成立实验动物福利伦理委员会

从事实验动物相关工作的单位应成立实验动物福利伦理委员会(Institutional Animal Care and Use Committee,IACUC),具体负责本单位有关实验动物的福利伦理审查和监督管理工作。根据正常管理程序,任何人进行动物实验研究时,都应到本单位或主管部门的实验动物福利伦理委员会领取"动物实验申请书"。动物实验申请的内容主要是关于动物实验研究计划,包括研究题目、动物实验内容、动物实验的理由、动物实验的方法、动物实验过程中动物是否疼痛或痛苦,如果有,用什么方法排除,采用何种方法麻醉,动物实验结束时如何对动物进行处置等。

根据实验动物有关法律、规定和技术标准，IACUC 负责各自管理权限范围内实验动物从业单位的实验动物相关的福利伦理审查和监督，受理相关的举报和投诉。每半年对实验动物从业单位的管理规范和执行情况进行检查；对项目的事前审查、实施过程中监督检查和项目结束时的终结审查；对违法违规现象进行调查。伦理审查的原则包括必要性原则、保护原则、福利原则、伦理原则、利益平衡原则、公正性原则、合法性原则、符合国情原则。伦理委员会至少由实验动物专家、动物医师、实验动物管理人员、使用动物的科研人员、公众代表等不同方面的人员组成。伦理委员会设主席 1 人，副主席和委员若干，副主席和委员数量根据审查工作实际需要决定。

（二）开展实验动物的许可管理

在实验动物使用与管理方面，美国、日本、加拿大、英国等国家都有规范化管理规定。如美国实验动物资源所制定了《实验动物饲养管理与使用手册》，目前已成为 AAALAC 认证指南。有些国家或地方政府也颁布了强制性法律、法规和标准，依法管理实验动物工作。也有在此基础上，以自愿遵守为原则，开展以行业为代表的认证与评估。中国的特点是以政府管理为主，而发达国家更注重行业自律。

我国的实验动物采用许可证管理方式。依据《实验动物许可证管理办法》，我国的实验动物许可证包括生产许可证和使用许可证。其主要思想是生产实验动物应当依照《实验动物管理条例》规定取得实验动物生产许可证。使用实验动物应当依照《实验动物管理条例》规定取得实验动物使用许可证。未取得实验动物使用许可证的研究单位，或者使用的实验动物及相关产品来自未取得生产许可证的单位或质量不合格的，所进行的动物实验结果将不予承认。未取得实验动物许可证的单位和个人，不得从事实验动物的生产和使用。申请实验动物许可证的单位和个人应当具备国家规定的条件，向省、自治区、直辖市科学技术行政部门提出申请，并提交相关材料。科技成果鉴定、产品检定检验以及其他科研和实验，应当使用合格的实验动物而未使用，或者注明使用实验动物实际而并未使用的，所得出的鉴定意见、实验结果将不予承认。实验动物的使用需在与实验动物级别相对应的环境设施内开展，比如，啮齿类动物不得在开放环境中使用。国家实验动物种子中心统一负责实验动物的国外引种和向国内用户供种。对擅自从国外引种的实验动物不予承认，不得向其他单位供种。

二、动物实验前的准备和过程管理

在动物实验开始之前和实施过程中需要重点关注以下三方面问题：

1. 动物实验开始之前必须设计好整个实验的程序，充分做好前期的准备工作。包括动物实验方案是否符合国家法律？比如：设计非人灵长类动物实验必须得到国家林业部门的批准，涉及病原学的动物实验必须在生物安全实验室完成。是否该机构是政府部门认可的有权进行动物实验的机构？实验单位是否获得科技部门颁发的实验动物使用许可证。是否该研究人员有资格设计或进行动物实验？实验人员必须进行岗前培训，获得实验动物从业证书。是否有足够的专业人员保证动物实验的顺利进行？实验过程中不仅需要动物饲养管理人员，还必须有专业的动物实验技术人员。实验动物的来源和饲养条件是否合法？动物必须来自具有实验动物生产许可证的单位。是否有适当的设备、试剂用于动物的麻醉和安乐死？动物的麻醉和处死必须符合福利伦理相关要求。研究计划的进行是否得到实验动物管理委员会许可？动物实验必须获得单位 IACUC 的审核和批准。是否记录了实验动物的使用，并保存了值班记录？所有的动物实验过程都应该有相应的实验记录。

2. 开始动物实验时必须安排好以下工作：包括必须留出足够的时间购买动物；根据每种动物的特点必须留出必要的检疫期以确定动物的健康状况；实验计划可能会因不可预料事件或动物的自然死亡而耽误，因此必须留出足够的时间来学习和掌握新技术；必须留出足够的时间来准备特殊的动物饲料；引进新技术时，小规模预实验是必要的；留出足够的时间得到实验动物管理委员会的许可；落实动物实验所必需的后勤资源保障，比如笼器具、笼位、饲料、垫料和饮水等。

3. 实验过程中要特别关注安全性问题：包括实验动物必须符合国家标准，没有影响人体健康、干扰实验结果的传染病；有些动物源性物质可能使部分人产生过敏；实验过程中需要关注实验动物的传染源（感染、诱发动物感染）、有害试剂（放射性同位素、致癌剂、细胞毒性物质）等；使用 SPF 动物及屏障设施，更能保障动物实验的安全性；当使用野生动物进行研究时，需要特别注意，有些严重动物源性传染病能通过野生动物传染给人；进行特殊动物实验可能需要特殊的动物实验设施等。

三、动物实验从业人员的技术培训

实验动物专业教育与技术培训是提高实验动物从业人员素质的有效途径和手段。我国政府在《实验动物管理条例》《实验动物质量管理办法》中明确要求从事实验动物生产和动物实验研究的专业人员必须经过省（直辖市）一级实验动物管理委员会组织培训、考试合格、取得相应的资格证书后，才能从事相应的工作。为加强我国实验动物从业人员专业队伍建设，规范实验动物技术人员从业行为，提高相关从业人员的职业能力和行业竞争力。中国实验动物学会设立实验动物技术人员专业水平评价和继续教育制度，面向会员和全社会提供实验动物技术人员专业水平评价服务。实验动物技术人员专业水平评价考试是评价申请者是否具备实验动物技术人员所必需的专业知识与技能的考试。中国实验动物学会为通过考试的人员颁发专业水平评价证书。该证书全国范围内通用，是从业人员岗位能力的证明，可作为岗位聘用、任职、定级和晋升职务的重要依据。

动物实验技术培训的目的在于：①学习实验动物学基础理论知识、掌握实验动物饲养管理和动物实验的基本技能;②通过培训使相关人员明确使用实验动物是生物医学研究所必须,目前没有其他方法能够完全替代动物实验;③动物实验带来的益处相对于动物所遭受的痛苦来说是利大于弊;④动物实验的设计和实施必须最大限度地保障动物的福利。

目前我国的实验动物学教育主要有三种方式:一是从业人员上岗前培训(上岗资格);二是从业人员专业技术培训(继续教育);三是实验动物专业教育(学历教育)。经过多年发展,中国的实验动物学教育已取得显著成绩,实验动物学相关人员的素质得到普遍提高,对实验动物法制化和标准化管理以及实验动物科学发展起到了极大推动作用。

(师长宏)

参考文献

[1] Jann Hau, Steven J. Schapiro, Jann Hau. Handbook of Laboratory Animal Science, Second Edition: Essential Principles and Practices, Volume I[M]. CRC Press, 2002.

[2] 施新猷, 顾为望, 王四旺, 等. 人类疾病动物模型[M]. 北京: 人民卫生出版社, 2008.

[3] 刘恩岐, 尹海林, 顾为望. 医学实验动物学[M]. 北京: 科学出版社, 2008.

[4] 刘恩岐, 李亮平, 师长宏. 人类疾病的动物模型[M]. 北京: 人民卫生出版社, 2014.

[5] 秦川. 医学实验动物学[M]. 第 3 版. 北京: 人民卫生出版社, 2021.

[6] Enqi Liu, Jianglin Fan. Fundamentals of Laboratory Animal Science[M]. CRC Press, 2017.

[7] 李垚, 陈学进. 医学实验动物学[M]. 上海: 上海交通大学出版社, 2019.

[8] 师长宏. 肿瘤患者来源的异种移植(PDX)模型[J]. 实验动物与比较医学, 2018, 38(03): 165 – 168.

[9] 郑亚伟, 郝莎, 胡林萍, 等. 免疫缺陷小鼠和人源化小鼠模型的发展及其在血液学研究中的应用[J]. 中华血液学杂志, 2015, 36(11): 966 – 971.

[10] 刘凤勇, 金孟珏, 贾兴红, 等. TA1、TA2 近交系小鼠 SPF 级标准化研究[J]. 天津医科大学学报, 2002, 8(4): 427 – 428.

[11] De La Rochere P, Guil – Luna S, Decaudin D, et al. Humanized Mice for the Study of Immuno – Oncology[J]. Trends Immunol, 2018, 39(9): 748 – 763.

[12] 邹移海. 实验动物学[M]. 第 2 版. 北京: 科学出版社, 2020.

[13] 国家科技基础条件平台中心. 中国实验动物资源调查与发展趋势[M]. 北京: 科学出版社, 2017.

第二章 2

常用实验动物特点及其在生物医学中的应用

对于动物实验人员来说,了解常用实验动物的饲养、生物学特点及其在生物医学中的应用是养好实验动物的基础以及做好动物实验的前提。正确选择实验动物是达到动物实验目的的重要前提,只有充分地了解实验动物的特点和应用,才能在日常的动物实验中采用科学化的饲养方式和管理方式,科学地选择动物进行实验,能够正确地对实验结果进行分析和处理,从而得到准确和可靠的实验数据和结论。常用的实验动物有小鼠、大鼠、豚鼠、地鼠(仓鼠)、兔、犬、猴、猪等。

第一节 小 鼠

小鼠(mouse, *Mus musculus*)在生物学上属脊索动物门、哺乳纲、啮齿目、鼠科、小鼠属、小家鼠种。它广泛分布于世界各地,经长期人工饲养繁育,已经形成1000多种近交系和独立的远交群,并广泛应用于生物学、医学和兽医学领域的教学、研究以及生物制品的研发。小鼠是目前生物医学领域中使用最多的哺乳类实验动物。

一、小鼠的生物学特性

(一)一般特性和生理学特点

1.面部尖突,两颊有触须,嘴脸部有19根触须,眼睛大而鲜红,四肢匀称,尾长和身长相等,成年鼠一般体长10～15 cm。小鼠有白色、黑色、褐色、白斑色等多种毛色。

2.体型小,是哺乳动物中体型较小的动物,出生时只有1.5 g,体长20 mm左右,在1～1.5月龄时体重可以达到18～22 g,2月龄时可以达到30 g左右。成年小鼠体重可达30～40 g,体长110 mm左右,雄性动物体型稍大一些。由于小鼠饲养空间小,易于饲养管理,适合大量生产繁殖。

3.新出生的小鼠赤裸无毛,皮肤呈现肉红色,两眼紧闭,但其味觉和嗅觉的功能已发育完成。小鼠出生3天时,仔鼠脐带脱落,皮肤由红色慢慢变成白色。4～6天时有听觉,此时被毛已经相当浓密。12～15天时小鼠开始慢慢睁眼,长出上门牙,并开始采食饮水。小鼠在3周时就可以离乳独立生活,4周雌鼠阴腔打开,5周雄鼠睾丸落至阴囊,开始生精。门齿终生不断生长,有20对染色体,寿命一般为2～3年。雄性小鼠具有分泌醋酸铵臭气的特性。

4. 生长发育迅速,性成熟早。雌鼠在35～50日龄、雄鼠在45～60日龄性发育成熟。雌鼠性周期为4～5天,妊娠期为19～21天,哺乳期为20～22天。雌鼠有产后发情的特点,繁殖力强,每胎产8～15只,一年可产6～10胎。生育期为一年。除繁殖笼外,一般要将雄鼠和雌鼠分笼饲养,且不能过分拥挤,否则会抑制小鼠的生长发育。

5. 体温一般为37℃～39℃;心率为328～780次/分,平均为600次/分;血压为81～113 mmHg;呼吸频率为84～230次/分,平均为163次/分。

6. 性情温顺,胆小怕惊,对外界环境的适应能力差。对环境的变化极为敏感,强光、噪音和不同气味的刺激均会导致其神经紊乱,哺乳期母鼠易受刺激,发生吃仔现象。对疾病的抵抗力差,不耐饥饿、冷和热,饲养温度过高(＞32℃)时抵抗力差,易患病死亡。

7. 喜居于光线暗淡的安静环境,习于昼伏夜动。夜间比白天活跃,其进食、交配、分娩活动大多数发生在夜间。一天内小鼠的活动高峰有两次,一次在傍晚后,另一次在黎明前。

8. 群居动物,群养比单笼饲养生长发育快。但是性成熟后非同窝的雄鼠容易发生互斗并咬伤,因此将雄性小鼠分笼后就不宜再次进行合笼。

9. 对多种病毒和细菌敏感,对流行性乙型脑炎、狂犬病、支原体等病原体尤为敏感。

(二)解剖学特点

1. 胃容量很小,约1～1.5 ml,功能较差,不耐饥饿,肠道短且盲肠不发达。

2. 有2个门齿和6个臼齿,门齿终生不断生长,因此需经常啃咬一些坚硬的物品用来维持门齿的适当长度。

3. 雌性小鼠的子宫为双角子宫型,呈"Y"字形状,出生时阴道关闭,从断奶后到性成熟期间才慢慢张开。雄性小鼠有一对睾丸,其生殖器中含有凝固腺,因此交配后的分泌物可凝固在雌鼠阴道和子宫颈内,形成阴道栓。阴道栓能够防止精液外漏,提高受精的能力。

4. 无汗腺,有褐色的脂肪组织,参与代谢和增加热能。尾部上面有四条明显的血管,腹侧有一条动脉,两侧及背侧各有一条静脉。尾巴能散热。

5. 有胆囊,无呕吐反应。

6. 小鼠的性别鉴定。成年雄鼠的阴囊明显,雌鼠阴道开口且有五对乳房;幼鼠主要从外生殖器与肛门的距离进行判断,近者为雌性,远者为雄性。

7. 骨髓为红骨髓,无黄骨髓且终身造血。

二、小鼠在生物医学中的应用

（一）在药理学及药物临床前研究评价中的应用

1. 各种药物的筛选性实验

常用于抗肿瘤药物、抗结核药物等药物的筛选。

2. 评价药物的效果及研究其副作用

利用小鼠的角膜和耳郭反射评价镇定药物的疗效。但小鼠对吗啡的效应表现为兴奋，与一般动物相反，在实验过程中应予以注意。

3. 毒性实验和安全分析

可用于急性、亚急性、慢性毒性实验和半数致死量（LD_{50}）的测定。异常毒性实验中，静脉注射 0.5 ml 药品观察 48 h 内小鼠有无死亡。还常用小鼠进行致癌、致畸、致突变（三致）实验来对新药进行安全性评价。

4. 血清、疫苗等生物制品的鉴定

5. 镇咳药物的研究及评价

咳嗽是一种保护性反射，轻微的咳嗽能够帮机体清除气管内的痰液及异物，会自然缓解，一般不需要服用止咳药物。但是，强烈且频繁的咳嗽，尤其是干咳，可影响休息和睡眠，病情加重可引起其他并发症，需要在针对病因治疗的同时使用止咳化痰药物缓解症状。小鼠对镇咳药敏感，在氢氧化铵雾剂刺激下会有咳嗽反应，可利用小鼠这一特点对镇咳药物进行研究。

（二）在肿瘤模型中的应用

1. 对肿瘤模型的复制

小鼠对致癌物质敏感，可以用于诱发多种肿瘤模型。如用二乙基亚硝胺可诱发小鼠肺癌、甲基胆蒽可诱发胃癌和宫颈癌、感染小鼠白血病病毒可诱发白血病、人类腺病毒可诱发肉瘤及淋巴瘤。

2. 移植性肿瘤模型

小鼠的生长速度一致，个体差异很小，接种肿瘤的存活率高，因此移植性肿瘤模型经常用于筛选抗肿瘤新药的研究。

将人类肿瘤细胞移植入先天性无胸腺的裸小鼠，不会发生排斥反应，是研究人类肿瘤生长、发育和治疗的理想动物模型。

（三）在传染性疾病研究中的应用

小鼠对多种病原体和毒素敏感，尤其对病毒极为敏感，因此适用于研究狂犬病、脊髓灰质炎、流感、脑炎、血吸虫病、疟疾、破伤风等传染病的发病机理、临床症状及其相对应的治疗。但小鼠对钩端螺旋体不敏感，不适宜进行钩端螺旋体的研究。

(四)在遗传学和遗传性疾病中的应用

1.具有遗传性疾病的突变系小鼠为研究人类遗传性疾病的病因、发病机理和治疗提供了良好的自然模型,可用来制备白化病、家族性肥胖、遗传性贫血、尿崩症、系统性红斑狼疮等遗传性疾病的模型。

2.转基因小鼠是指将相应的基因导入小鼠基因组中,可用于研究基因导入的作用,并在体内表达该基因的模型,用以研究目前还无法了解的遗传性疾病的遗传因子。

(五)在免疫学中应用

新西兰黑色小鼠(New Zealand black mice,NZB)是研究系统性红斑狼疮(systemic lupus erythematosus,SLE)极好的动物模型。BALB/c 小鼠免疫后的脾细胞与骨髓细胞融合,可进行单克隆抗体的制备和生产。SCID 小鼠(先天性 T 和 B 淋巴细胞联合免疫缺陷动物)可用来研究淋巴因子激活的杀伤细胞(lymphokine - activated killer cell,LAK)、巨噬细胞等细胞的功能。

(六)在老年病中的应用

由于小鼠寿命较短,常用于研究衰老的起因和机理。也多用于糖类、脂质、胶原和免疫等方面的研究。

(七)在内分泌疾病中的研究

小鼠的内分泌腺结构缺陷,如肾上腺皮质肥大造成肾上腺功能亢进,发生类似于人类的库欣综合征。因此,小鼠是内分泌系统疾病研究中的良好动物模型。

(八)在计划生育中的应用

为保证避孕药物或其他节育措施的有效和安全,必须首先在实验动物身上进行实验研究。小鼠因繁殖力强、性周期及排卵期短、生长发育快是计划生育研究中的首选模型动物,常被用于抗生育、抗着床、抗早孕、抗排卵等研究。

三、小鼠的主要品种、品系

小鼠的品种、品系众多,现将常用的品种、品系加以介绍。

(一)近交系

1.C57BL/6(B6)小鼠

颜色为黑色,是继人类之后第二个完成基因测序的哺乳动物(2002 年)。乳腺癌发病率低。对放射性物质耐受力强,眼畸形、口唇裂的发生率达 20%,淋巴细胞性白血病发病率为 6%。对结核杆菌、百日咳杆菌及组织胺等易感因子敏感。嗜酒精性高。是生理学、遗传学等研究常用品系,也是最常用的近交系小鼠。对 C57BL/6(B6)小鼠稍加食物的诱惑,就可产生食物诱导的肥胖和动脉粥样硬化。肿瘤的发生率并不高,因此常应用于心血管、发育、糖尿病、肥胖、遗传、免疫、神经生物学等众多领域。

2. C3H/He（C3）小鼠

颜色为野生色,乳腺癌发病率为97%。对致肝癌因素、狂犬病毒敏感,对炭疽杆菌有抵抗力,常用于肿瘤学、生理学、核医学、免疫学等方面的研究。

3. BALB/c（C）小鼠

白化品种,生产性能好,繁殖期长。乳腺肿瘤发生率低,但是对葡萄球菌、鼠麻风分枝杆菌和鼠痘病毒敏感,尤其对仙台病毒比较敏感。对放射性照射极为敏感,广泛应用于肿瘤学、生理学、免疫学、核医学和单克隆抗体等研究中。

4. DBA/2 小鼠

浅灰色,该品系小鼠很难通过食物诱惑产生动脉粥样硬化。在年轻时基因中 *asp* 突变易发生听源性障碍,年老时会得一种类似人类青光眼的疾病。对酒精和吗啡没有耐受力,主要用于肿瘤学、微生物学研究。

（二）封闭群

1. KM 小鼠

白化品种,从印度引入昆明。繁殖率高,抗病力强,适应力强,广泛应用于药理、毒理、微生物学的研究以及药品、生物制品的鉴定和安全性评价。

2. ICR 小鼠

白化品种,繁殖力强,产仔多,成活率高,抗病力强,适应性强,雄性好斗,是国际通用的封闭群小鼠,广泛应用于药理和毒理研究以及生物制品的制备和安全性评价。其外周血象和骨骼细胞有较好的稳定性,是血液学研究的良好实验动物。

（三）突变系小鼠

常见的突变系小鼠有无毛鼠（hairless,hr）、无胸腺裸小鼠（nude,nu）、肌萎缩症小鼠（dystrophiamuscularis,dy）、侏儒症小鼠（dwarf,dw）、糖尿病小鼠（diabetes,db）、肥胖症小鼠（obese,ob）、SCID 小鼠、白内障小鼠（cataract,Cat）。

四、小鼠的健康外观检查

健康小鼠的食欲旺盛,眼睛有神,反应敏捷;体毛光滑,活动有力;身体无伤痕,尾巴不弯曲;天然孔腔无分泌物。

第二节　大　　鼠

大鼠（rat,*Rattus norvegicus*）在生物学上属脊索动物门、哺乳纲、啮齿目、鼠科、大家鼠属、褐色鼠种。大鼠是野生褐家鼠的变种,是使用量仅次于小鼠的实验动物,起源于北美洲,18 世纪后期开始人工饲养,19 世纪美国 Wistar 研究所开发大鼠作为实验动物,目前世界上使用的许多大鼠品系均来源于此。

一、大鼠的生物学特性

(一)一般特性和生理学特点

1. 喜啃咬,白天喜欢挤在一起休息,夜间活动。尤其是在夜幕降临时,其活动最为旺盛,进食、交配等活动多在此期间进行。

2. 行动迟缓,性情较温顺,一般不会主动攻击人,抗病力强。喜欢安静环境,噪音和不适的光照会使其内分泌紊乱、性功能减退,发生吃仔和抽搐现象。

3. 雄鼠 2 月龄、雌鼠 2.5 月龄可达到性成熟,性周期一般为 4 ~ 5 天,妊娠期 19 ~ 21 天,哺乳期 21 天,平均每胎产仔 6 ~ 12 只,生育期为 1 年。体温 37℃ ~ 39℃,成年雄鼠 300 ~ 600 g,雌鼠 250 ~ 500 g。寿命一般为 3 ~ 4 年。

4. 对湿度要求严格,一般大鼠饲养空间内应保持相对湿度为 40% ~ 70%。如果湿度过低(<40%)可导致大鼠环尾症(干性坏疽),湿度过高则会引起呼吸系统疾病。

5. 视觉、嗅觉灵敏,对空气中的灰尘、氨气、硫化氢极为敏感。

6. 对新环境适应能力强,易接收多种感觉指令的训练。

7. 血压和血管阻力对药物反应灵敏,但对强心苷类的作用比猫的敏感性低 67 倍。

8. 对营养、维生素、氨基酸的缺乏十分敏感,可发生典型的缺乏症状。尤其是体内缺乏维生素 A 时,大鼠性情暴躁,易发生咬人现象。体内可合成维生素 C。

9. 垂体 - 肾上腺系统功能发达,应激反应灵敏。

10. 不耐高温,温度过高易中暑死亡。

(二)解剖学特点

1. 大鼠门齿终生不断生长,因此需经常啃咬坚硬的物品来维持门齿适当的长度。

2. 大鼠汗腺不发达,仅分布在爪垫上,主要通过尾巴散热,在高温环境中靠流出大量唾液来维持恒定体温。

3. 大鼠肝脏再生能力强,切除 60% ~ 70% 后仍具有再生能力。

4. 大鼠无胆囊,无呕吐反应。

5. 雌性大鼠的子宫为"Y"形双角子宫。

6. 雌性大鼠有六对乳头,胸部和下腹部各有三对乳头。

二、大鼠在生物医学中的应用

大鼠的体型大小适中、繁殖快、产仔多,畸胎发生率低。易于饲养,给药方便,行为多样化,在生物医学研究中应用广泛,仅次于小鼠,在实验动物中占 20%。

（一）在内分泌学中的应用

大鼠的垂体－肾上腺系统发达，应激反应灵敏，适宜做应激模型。内分泌腺容易摘除，因此大鼠常用来研究各种腺体对生理生化各种功能的调节作用等。因内分泌失调造成的疾病也可找到相应的自发性或诱发性大鼠模型，如尿崩症、糖尿病、甲状腺功能减退、甲状旁腺功能低下造成的新生儿强直性痉挛模型。

（二）在营养、代谢性疾病中的应用

大鼠对营养物质的缺乏十分敏感，可发生典型缺乏症，是营养研究中运用最早和最多的实验动物。如在研究维生素 A、B 和蛋白质缺乏等实验中常选用大鼠。

（三）在药物学研究中的应用

1. 在药物毒理学中，大鼠常作为药物亚急性实验动物，用来评价和确定最大给药量、药物排泄速率和蓄积倾向、药物致畸试验。在评价药物对副交感神经的抑制与刺激效应时，都可通过大鼠的一些体征表现出来。

2. 药物药效研究中，大鼠可用于神经病药物、心血管疾病药物及炎症药物等的筛选和评价。

（四）在肿瘤学中的研究

大鼠对化学致癌物质极其敏感，可制成各种肿瘤模型，是肿瘤实验研究中最常用的实验动物之一。可以用二乙基亚硝胺或者二甲基偶氮苯来复制大鼠的肝癌模型，用甲基苄基亚硝胺诱发复制食管癌模型及用 3－甲基胆蒽诱发肺鳞状上皮细胞癌和胸膜间皮瘤等模型。

（五）在微生物学中的应用

大鼠对多种细菌、病毒和寄生虫敏感，是研究支气管炎和副伤寒的重要实验动物，可以用幼年鼠进行流感病毒传代及厌氧菌培养等细菌实验。

（六）在肝胆研究中的应用

1. 大鼠肝再生能力很强，切除 60% ~70% 后仍有再生能力。库普弗（Kupffer）细胞（肝巨噬细胞）90% 有再生能力。

2. 在肝胆外科实验中常用大鼠，由于大鼠无胆囊，可以从胆管直接收集胆汁，因此可用于胆道疾患、消化功能及急性肝功能衰竭研究。

（七）在行为学研究中的应用

1. 大鼠行为表现多样，情绪反应灵敏，适应新环境能力强，探索性强，常用于研究各种行为和高级神经活动。

2. 神经系统反应方面与人有一定的相似性，可开展迷宫训练、奖励和惩罚效应等的研究。

3.对大鼠饲以酒精、鸦片,观察其药物效应后的行为。大鼠会产生依赖性,去掉酒精,大鼠会产生强直性痉挛样的症状,也可能出现死亡。

(八)在心血管疾病中的应用

对心血管药物反应敏感,已培育出的高血压大鼠,如自发性高血压大鼠(SHR)是研究高血压的首选动物。心电图各期间较明显且平稳,S-T段的缺失主要与动物种系有关,与心率快无关,适宜直接描述血压,进行降压药及心血管疾病的研究。

(九)在计划生育中的应用

大鼠性成熟早,体型较小鼠大,适宜做输卵管结扎、卵巢切除、卵巢功能测定、生殖器官的损伤修复、致畸试验及避孕药物筛选、避孕药物毒性测试等实验。

(十)在中医中药研究中的应用

可用来制备血虚、阴虚、阳虚、阴阳失调及血瘀等动物模型,例如可用大鼠进行中药复方治疗肝郁脾虚证研究以及利用体肠灌流模型进行中药研究等。

三、大鼠的主要品种、品系

(一)近交系

1.F344/N 大鼠

F344/N 大鼠为常用的近交系大鼠,白化品系,1920 年由哥伦比亚大学肿瘤研究所科尔提斯(Curtis)培育,我国从美国 NIH 引进。①寿命:10 周时雄鼠体重达到 190~280 g,雌鼠达 120~190 g。平均寿命雄鼠为 31 个月,雌鼠为 29 个月。②生化及生理学方面:原发性和继发性脾红细胞免疫反应性低,其 NADPH-细胞色素 C 还原酶的诱发力较 SD 大鼠为低,旋转运动性低;血清胰岛素含量低;肝结节状增生的发生率为 5%;雄鼠乙基吗啡和苯胺的肝代谢率高,可作苯丙酮尿症动物模型;对高血压蛋白质的产生有抵抗力;脑垂体较大,已烯雌酚吸收快且易引起死亡;戊巴比妥钠的 LD_{50} 低,为 70 mg/kg;肾脏疾病发生率低;可作为周边视网膜退化模型;对血吸虫的囊尾蚴易感。③肿瘤发生率:甲状腺癌为 22%,单核细胞白血病为 24%,乳腺癌发病率雄鼠为 23%、雌鼠 41%,脑垂体腺瘤雄鼠占 24%、雌鼠 36%,雄鼠睾丸间质细胞瘤为 85%,雌鼠乳腺纤维腺瘤为 9%,多发性子宫内膜肿瘤占 21%;移植性肿瘤:有肝癌(Dunning 氏肝癌、LC-18 肝癌、Novikoff 肝癌)、乳腺肿瘤(HMC 和 R-3230 乳腺癌、乳腺纤维瘤 F-609)、垂体肿瘤(MtT 和 MtTf4 脑垂体瘤)、肉瘤(Walker256 癌肉瘤、吉田肉瘤、肉瘤 IRS-9802 和 R-13259、纤维肉瘤 R-3244、R-3251 淋巴肉瘤)、白血病(Dunning 白血病,HLF1 白血病,IRC-741 和 R-3149、R-3323、3330、3399、3432 白血病)、子宫瘤 F-529 等。④主要用途:广泛用于毒理学、肿瘤学、生理学研究。

2. ACI 系

1926 年由哥伦比亚大学肿瘤研究所 Curtis 和 Dunning 培育。1945 年 Heston 繁殖 30 代,1950 年美国 NIH 繁殖 41 代,最后由 Dunning(或 NIH)育成。黑色被毛,但腹部和脚白色。①寿命:雄鼠平均存活时间 113 周,雌鼠 108 周。②生理及免疫学方面:血清甲状腺素含量低,收缩压低,雌鼠苯胺的肝脏代谢率高,戊巴比妥钠的 LD_{50} 值高(为 120 mg/kg);28% 雄鼠和 20% 雌鼠患有遗传缺陷病,有时一侧肾发育不全或肾囊肿,与子宫角缺陷或同侧睾丸萎缩有关。③肿瘤发生率:雄鼠自发性肿瘤类型中睾丸为 46%,肾上腺为 16%,脑垂体为 5%,皮肤和耳道以及其他类型为 6%;雄鼠自发性肿瘤类型中脑垂体为 21%,子宫为 13%,乳腺为 11%,肾上腺和其他类型为 6%;34 ~ 37 月龄老年雄性小鼠,自发性前列腺癌发生率为 17%;该品系小鼠可使 M - C961、970、R3234 肿瘤移植生长,吸收中等剂量的己烯雌酚后乳腺肿瘤增大。④生殖:繁殖力差,仔鼠矮小,胚胎死亡率高,取决于雄鼠基因型,早期胚胎死亡率 11%,先天性畸形发生率 10%,需长时间驯养,对新环境的适应时间也长。

3. AGUS 系

使用动物株(Sprague - Dawley)培育的无菌动物,1948 年繁殖 10 代,到 1968 年实验动物中心 Garshalton 繁殖 26 代,白化品系。对溶组织阿米巴的感染有相对抵抗力。尽管动物易受环境影响,但具有良好的繁殖能力。有 1% ~ 4% 无尾幼龄大鼠无繁殖力。

4. AS 系

1930 年 Otago 大学用从英国引入的 Wistar 大鼠培育,它可能是 GH 品系,因而具有组织相容性,白化品系。主要特性:血压不如 GH 品系那样高,但仍较正常血压要高。对自身免疫性肾小球肾炎敏感,这与其组织相容性有关。具有良好的繁殖力。

5. BN 系

1958 年由 Silvers 和 Billingham 用野生 Norway 大鼠培育的棕色突变型动物近交繁殖而来。棕色被毛。①寿命:该品系繁殖力低。雄鼠平均寿命 29 个月,雌鼠为 31 个月。②生理及免疫学特性:平均 31 月龄大鼠心内膜疾病的发生率为 7%,先天性高血压为 30%,对戊基巴比妥钠中度敏感,其 LD_{50} 为 90 mg/kg;对实验过敏性脑脊髓炎有抗力。对自身免疫性复合性肾小球肾炎也具抗力。③肿瘤发生率:雌雄大鼠上皮瘤的发生率分别为 28% 和 2%。雌鼠输尿管肿瘤 20%,雄鼠 6%。雄鼠膀胱癌自发率 35%,胰腺腺瘤 15%,脑垂体腺瘤 14%,淋巴网状组织肉瘤 14%,肾上腺皮质腺瘤 12%,髓质性甲状腺瘤 9%,肾上腺嗜铬细胞瘤 8%。雌鼠脑垂体腺瘤 26%,输尿管癌 22%,肾上腺皮质腺瘤 19%,子宫颈肉瘤 15%,乳腺纤维腺瘤 11%,胰腺腺瘤 11%。

(二)封闭群

1. Wistar 大鼠

Wistar 大鼠是我国使用最广泛、数量最多的品种。被毛白色,特点是头部较宽、耳朵较长、尾的长度小于身长。10 周龄时,雄性大鼠体重可达 280~400 g,雌性大鼠体重可达 170~260 g。性周期稳定,繁殖力强,产仔多,平均每胎产仔在 10 只左右。生长发育快,性情温顺。对传染病的抵抗力较强,自发性肿瘤发生率低,广泛应用于医学、药学、生物学、营养学和毒理学等方面的研究。

2. SD 大鼠

被毛白色,特点是头部狭长,尾长与身长接近,产仔多,生长发育较 Wistar 大鼠快。10 周龄时,雄性大鼠体重可达 300~400 g,雌性大鼠体重可达 180~270 g。性情较 Wistar 大鼠稍为凶猛。对疾病的抵抗力较强,尤其是对呼吸道疾病的抵抗力很强,自发性肿瘤的发生率较低。由于 SD 大鼠对性激素敏感及对呼吸道疾病有较强的抵抗力,因此被广泛应用于药理、毒理及药效实验。也常用于营养学、内分泌学研究。

(三)突变系

1. 高血压大鼠

高血压大鼠(spontaneously hypertension rat,SHR)为白化品系,又称为自发性高血压大鼠,雄鼠 10 周龄以后动脉收缩压为 200~350 mmHg(26.7~46.3 kPa),雌鼠为 180~200 mmHg(24.0~26.7 kPa)。特点是高血压发病率为 100%,心血管发病率较高,对降压药物有反应,可作为高血压动物模型对药物进行筛选。

2. 肥胖症大鼠

此品种的雌性大鼠不育,雄性大鼠偶有繁殖力。在 3 周时就会表现肥胖,到 40 周龄其体重几乎是正常鼠的一倍,此时,雄鼠重约 800 g,雌鼠约 500 g,而同窝正常雄鼠约为 500 g,正常雌鼠约为 300 g,是研究人类肥胖症较好的动物模型。

3. 尿崩症大鼠

患尿崩症的 Brettebor 大鼠是通过 Larg - Evems 大鼠后代选择交配产生的。这种下丘脑型尿崩症是由下丘脑神经垂体系统的病变,使加压素和抗利尿素分泌减少引起的。病鼠的特征表现为烦渴和多尿。正常大鼠每天的尿量通常减少体重的 10%,而尿崩症大鼠每 24 小时可排出量大约占体重 25%,甚至超出体重的尿液。下丘脑性尿崩症大鼠的垂体提取物中不含有加压素,下丘脑中没有或很少有加压素,这表明患这种类型尿崩症的大鼠都有遗传性合成加压素的缺陷。

第三节　豚鼠、地鼠和兔

实验动物中的豚鼠、地鼠和兔因其特有的生物学特征,在生物医学研究中的应用比例仅次于大、小鼠,也是常用的实验动物。

一、豚鼠

豚鼠(guinea pig,*Cavia porcellus*)又名天竺鼠、海猪、荷兰猪,属哺乳纲,啮齿目。产于南美洲,原为家养食用动物,16世纪逐渐传入世界各地。豚鼠按被毛长短可分为短毛豚鼠、长毛和刚毛豚鼠3种。一般实验研究用到的豚鼠多为短毛豚鼠,颜色为白色或三色。目前,豚鼠具有远交群30个,近交品系15个。我国常用的远交系豚鼠为1973年从英国引进DHP远交系豚鼠,另一种为Hartley。常用的近交系豚鼠为近交系2和近交系13。

(一)生物学特性

1.一般特性

豚鼠身体粗短,头大,四肢短小,全身被毛,无外尾,前足四趾,后足三趾,两眼明亮。豚鼠为草食性动物,食量大,胆小温顺,喜群居,喜安静环境,日夜采食,夜间少食少动。豚鼠染色体为32对,寿命4~5年,成年体重为350~600 g。

豚鼠对外界刺激极为敏感,听觉及嗅觉发达,易受惊,体温调节能力较差。对抗生素高度敏感,易引发肠炎及死亡。体内缺乏左旋葡萄糖内酯酶,自身不能合成维生素C。豚鼠易发生变态反应,产生大量补体。

豚鼠属于晚成熟动物,5月龄左右性成熟,性周期平均16天,孕期长达65~70天,一般产仔3~4只,哺乳期2~3周。性成熟早,雌鼠卵泡一般在14天开始发育,60天左右开始排卵;雄性豚鼠30天左右有性活动,但90天左右才有生殖能力的射精。

2.解剖学特点

豚鼠全身骨骼由头骨、躯干骨及四肢骨组成。齿式为1013/1013 = 20,门齿终身生长。淋巴系统发达,胸腺共2叶,肺共7叶(右肺4叶,左肺3叶),气管及支气管不发达。肝脏共5叶,呈黄褐色,分为内、外、左、右叶以及尾状叶。胃壁薄,盲肠发达。在胚胎期42~45天大脑发育成熟,没有明显回纹,只有原始深沟,属于平滑脑组织。雌性豚鼠具有两侧子宫角,一对乳头;阴道闭合膜在发情期张开,非发情期闭合。雄性豚鼠具有两侧阴囊,内含睾丸。

(二)豚鼠在生物医学中的应用

1.传染性疾病研究

豚鼠对多种致病菌及病毒比较敏感,是传染性疾病研究中的重要实验动物。豚鼠对结核分枝杆菌高度敏感,感染后产生的病变与人类的病变相似度极高,是结核分枝杆菌分离鉴别、疾病诊断及病理研究的最佳实验动物模型。

本次新冠疫情中,我国军科院军事医学研究院陈薇院士团队及康希诺生物团队在研发人复制缺陷腺病毒为载体的新冠疫苗过程中,使用的实验动物模型包括小鼠及豚鼠。该疫苗在小鼠和豚鼠模型上均具有良好的免疫原性,能在短时间内诱导机体产生强烈的细胞及体液免疫。

2. 免疫学疾病研究

豚鼠易过敏,注射马血清后易产生过敏性休克,特别是其迟发性超敏反应与人相似,是这方面研究的首选动物。常用实验动物对致敏物质的反应程度顺序为:豚鼠 > 家兔 > 犬 > 小鼠 > 猫 > 蛙。

豚鼠易引起变态反应,产生大量补体,是常用实验动物中血清补体含量最高的动物,多数用于免疫学研究的补体来源于豚鼠血清。

3. 药理学研究

豚鼠皮肤对毒物刺激反应灵敏,并近似于人类,可用于局部皮肤毒副作用的实验,如研究化妆品和外用药物对局部皮肤的刺激作用。

豚鼠因妊娠期长且胎儿发育完全,被用于胎儿致畸研究,适用于药物或毒物对胎儿后期发育的影响实验。

4. 药效评价研究

豚鼠对组胺类药物十分敏感,可引发支气管痉挛性哮喘,常用于平喘药和抗组胺药物药效测试。豚鼠吸入 7% 氨气、SO_2、柠檬酸均可引起咳嗽,因此常用于镇咳药物的药效评价。豚鼠对局部麻醉药也敏感,常用于测试局部麻醉药,如背部拔毛、皮肤灼伤、角膜擦伤、坐骨神经刺激等。

5. 耳科学研究

豚鼠耳壳大,易于进入中耳和内耳,耳蜗和血管伸至中耳内,可进行内耳循环的观察。豚鼠听觉神经对声波敏感,听力特别敏锐,常用于听觉和内耳疾病的研究,如噪声对听力的影响、药物对听神经的影响及耳毒性抗生素研究等。

6. 维生素 C 缺乏病研究

豚鼠因体内缺少左旋葡萄糖内酯酶,自身不能合成维生素 C,且对维生素 C 缺乏异常敏感,一旦缺乏则引起一系列维生素 C 缺乏病症状,是研究维生素 C 缺乏病的良好实验动物模型。

7. 其他方面研究

豚鼠切断颈部两侧迷走神经可引起肺水肿,复制典型的急性肺水肿动物模型,其症状比其他实验动物更明显。

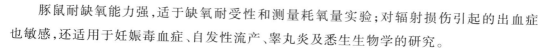

豚鼠耐缺氧能力强,适于缺氧耐受性和测量耗氧量实验;对辐射损伤引起的出血症也敏感,还适用于妊娠毒血症、自发性流产、睾丸炎及悉生生物学的研究。

二、地鼠

地鼠(hamster,*Phodopus sungorus*)又名仓鼠,属于哺乳纲,啮齿目,鼠科,帛鼠亚科,是由野生动物驯养后进入实验室的动物。目前,地鼠共 4 属 66 个变种或亚属,染色体 22 对,培育的近交品系 38 个。用于实验研究的主要品系包括 2 种:金黄地鼠和中国地鼠。金黄地鼠又称叙利亚地鼠,现有近交系 38 种,突变系 17 种,远交群 38 种,我国使用最多的为远交群金黄地鼠。中国地鼠又称黑线仓鼠,现已育有群、系 20 个,染色体 11 对且少而大,大多能相互鉴别,尤其 Y 染色体形态独特。

(一)生物学特性

1. 一般特性

地鼠属于杂食性动物,身体粗壮,呈椭圆形,尾短,昼伏夜行,行动迟缓,善于筑巢,有典型贮存食物的习性,可将食物存于颊囊内。有嗜睡习惯,熟睡时,全身松弛,如死亡状,不易弄醒,可能会被误认为死亡。性情凶猛好斗,雄鼠易被雌鼠咬伤,常互相厮打,很难成群饲养,雌鼠除发情时也不宜与雄鼠同居。温度低于 8℃ ~9℃时可出现冬眠。

地鼠生殖周期短,妊娠期为啮齿类动物最短的,平均 16 天,成熟期快,雌鼠 1 月已性成熟即可进行繁殖,雄鼠 2.5 月可交配。生长能力旺盛,每只雌鼠每年可产 7 ~8 胎,每胎产仔平均 7 只左右,幼仔生长发育快,4 日长毛,12 日可觅食,14 日睁眼,哺乳期 20 ~25 天。雌鼠有乳头 6 ~7 对,雄鼠睾丸重量为体重的 1/6 ~1/7。平均寿命 2 ~3 年。

2. 解剖学特点

地鼠头骨较长,臼齿呈三棱形,齿式为 1003/1003 = 16,门齿小且终生生长,脊椎为 43 ~44 节:颈椎 7 节、胸椎 13 节、腰椎 6 节、荐椎 4 节、尾椎 13 ~14 节。地鼠口腔内两侧各有一个深为 3.5 ~4.5 cm、直径 2 ~3 cm,由一层薄而透明的肌膜构成,一直延伸到耳后颈部的颊囊,颊囊容量可达 10 cm³,颊囊缺少腺体和完整的淋巴通路。地鼠肺共 5 叶,右肺 4 叶,左肺仅 1 叶,其中右肺的 4 叶分为上叶(尖叶)、中叶(心叶)、下叶(横膈叶)、中间叶。肝共 7 叶,左右各 3 叶,中间有一小中间叶。肾乳头突起很长,一直延伸到输尿管内。胃分前胃和腺胃,胃小弯极小。十二指肠和空肠较长,回肠较短,盲肠较大,结肠长,适宜水的储存。雄鼠的睾丸特大,为体重的 1/7 ~1/6,上端有两个积液囊。雌鼠有 6 ~7 对乳头。全身有 15 个淋巴中心,35 ~40 个淋巴结。

雄性动物具有发育良好的臀腺,呈暗黑色色素斑。该部位皮肤粗糙,腹侧区被毛的颜色暗淡。色素深度标志性激素活性的强弱,当雄鼠处于性兴奋状态时,臀腺表面的被毛变湿,并搔抓和摩擦腺斑区。而雌鼠臀腺发育不良,很难分辨。

(二)地鼠在生物医学中的应用

1.肿瘤学研究

地鼠具有颊囊这一能够外翻的器官,易于肿瘤的观察和切取,是肿瘤移植及筛选、肿瘤治疗、抗癌研究、致癌物质研究等最常用的实验动物模型之一。金黄地鼠没有原发性肺肿瘤,最适合诱发支气管肺癌及肺肿瘤。

2.生殖及生理学研究

地鼠具有性成熟早、妊娠期短、性周期准确和繁殖传代快等特点,人类精子可穿过地鼠卵子的透明带并完成受精过程,便于进行生殖生理及计划生育的研究。地鼠颊囊黏膜具有黏膜薄、色淡、透光性好、微血管致密、清晰等特点,适合观察淋巴细胞、血小板及血管反应性等变化,是进行血管生理学和微循环研究的良好实验动物模型。地鼠低温环境能诱发冬眠,可用于研究冬眠时的代谢特点,适合进行冬眠生理、药物致畸、免疫学等研究。

3.传染性疾病研究

地鼠自发感染疾病种类很少,但容易被实验因素诱发,所以可用于多种细菌、病毒和寄生虫研究,如小儿麻疹病毒、狂犬病毒、乙型脑炎病毒的研究及其疫苗的生产。地鼠对各种血清型的钩端螺旋体感受性强,病变典型,容易复制钩端螺旋体病模型,进行病原分离等研究。还可作为风湿症和病毒性胚胎病的模型。地鼠肾细胞可供脑炎、流感、腺病毒、立克次氏体原虫等分离用。地鼠的睾丸很大,是传染病研究的良好接种器官。

4.遗传学研究

中国地鼠染色体大,数量少,且易于相互鉴别,在小型哺乳类动物中少见,已在细胞遗传学、辐射遗传学等学科广泛应用,也是研究染色体畸变和复制机制的最佳动物模型。中国地鼠近交系易发生自发性遗传性糖尿病,血糖可高出正常 $2\sim8$ 倍,胰岛退化,β 细胞呈退行性变,可用于 I 型糖尿病研究。

三、兔

兔(rabbit, *Oryctolagus curiavlus*)属于哺乳纲,兔形目,兔科,穴兔属,穴兔种,是生物医学研究中最常用的实验动物之一,广泛应用于各种急性实验、内分泌实验、药理学研究等。目前实验用兔品系多达数十种,我国常用的品系有四个:日本大耳白兔、新西兰白兔、青紫蓝兔及中国白兔。

(一)生物学特性

1.一般特性

兔属于草食性动物,体型中等,四肢粗壮有力,性情温顺,胆小怕惊,昼伏夜行,群居性差,常发生斗殴咬伤。兔有食粪特性,在晚上排出含有较丰富的粗蛋白和维生素软粪,兔直接从肛门吞食软粪,但不吃落地或其他兔排泄的粪。哺乳期仔兔也有食母兔粪的习性,食粪可使其中所含的蛋白质和维生素 B 族等营养物质被重新吸收。兔听觉和嗅觉均十分灵敏。兔对环境影响很敏感,喜爱幽静和空气新鲜的环境,并喜干厌湿,当温度超过 30℃或湿度过高时,易引起母兔厌食、流产等,严重时诱发各种疾病的流行。

兔体温变化十分灵敏,正常体温在 38.0℃~39.6℃之间,对致热物质反应敏感,适于用作热源实验。兔眼球大,虹膜内有色素细胞,眼睛的颜色由该色素细胞决定,有特殊的血清型和唾液型。兔为反射性排卵的动物,染色体 22 对,生育年龄可达 5~6 年,平均寿命 8 年。

2. 解剖学特点

兔身体由头骨、椎骨、肋骨、胸骨和前后肢骨组成,共 275 块骨骼。齿式为 2（I2/1, C0/0, P3/2, M 3/3）= 28,门齿终生生长。兔口腔小,上唇分开,形成豁嘴,门齿外露。兔耳大,血管清晰,便于注射和采血。兔眼球巨大,虹膜内有色素细胞,眼睛的颜色就由该色素细胞决定的。白兔眼睛的虹膜完全缺乏色素,眼内由于血管内血色的透露,所以看起来是红色的。

兔颈部有降压神经独立分支,兔颈部神经血管有三根粗细不同的神经,粗且白色者为迷走神经,其神经末梢分布在主动脉弓血管壁内。兔胸腔内构造与其他动物不同,纵隔由隔胸膜和纵隔胸膜两层纵隔膜组成,胸腔中央由纵隔连于顶壁、底壁及后壁之间,将胸腔分为左右两部分,互不相通。肺被肋胸膜和肺胸膜隔开,心脏又被心包胸膜隔开。

（二）兔在生物医学中的应用

1. 免疫学研究

兔免疫反应灵敏,耳缘静脉明显,易于注射抗原和采取血清,产出的血清量大。免疫学研究中常用的各种免疫血清及诊断血清,大多数是采用兔来制备,并且制备的免疫血清效价高,特异性强。

2. 心血管疾病及肺心病的研究

兔颈部神经、血管和胸腔很适合做急性心血管实验,可复制心血管病和肺心病的动物模型,也可采用兔耳灌流、离体兔心等方法来研究药物对心血管的作用。

兔脂蛋白的特征与人相似,形成的高脂血症、主动脉粥样硬化斑块、冠状动脉粥样硬化等病变与人类的病变极其相似。兔还具有比较容易驯服、容易饲养管理、对致病胆固醇的敏感性高、造模时间短、成型快等优点,是目前研究人动脉粥样硬化应用最为广泛的动物模型之一。

3. 发热及热源研究

兔体温变化异常灵敏,易产生发热反应,且发热反应典型恒定,因此常选用兔进行发热及热源研究。兔注射细菌培养液和内毒素后,可引起感染性发热;注射化学药品或特异性蛋白后,可引起非感染性发热。另外,药品检定中热原质的检查均选用兔来进行相关实验。

4. 生殖生理学研究

兔属刺激性排卵,利用兔可诱发排卵的特点进行各种研究。雄兔的交配动作或注射促性腺激素均可诱发排卵,可准确检测排卵时间并容易取得胚胎材料,可用于避孕药和生殖生理研究。注射某些药物或黄体酮可抑制排卵,兔排卵数目可由卵巢表面带有鲜红色小突起个数计数。

5. 眼科学研究

兔的眼球甚大,几乎呈圆形,眼球体积约 $5 \sim 6 \ cm^3$,重约 $3 \sim 4 \ g$,便于进行手术操作和观察,也常用于眼科药物筛选和疗效研究。

6. 皮肤反应研究

兔和豚鼠皮肤对刺激反应敏感,其反应近似于人。常选用兔皮肤进行毒物和药物对皮肤局部作用的研究;兔耳朵内侧特别适宜作皮肤的研究,可用于实验性因素诱导的皮肤损伤和冻伤、烫伤相关研究。

第四节 犬 与 猫

犬作为实验研究中常用的实验动物,已被广泛用于生物化学、微生物学、病理学、病毒学、药理学以及肿瘤学(如癌症的病因学和癌症的治疗学等)等基础医学的研究工作中,特别是制药工业中的安全性评价,也常会用到犬类。猫作为人类的伴侣动物,自19世纪末开始被应用于实验,现在常用于神经学和药理学研究。

一、犬

犬(dog,*Canis familiaris*)属于脊椎动物门,哺乳纲,食肉目,犬科,犬属。犬与人类在漫长的进化过程中,共同生活相互依赖,已被驯养为家养动物,现广泛用于动物实验。生物医学研究中常用的品系包括:比格犬、四系杂交犬、狼犬、华北犬和西北犬。

(一)生物学特性

1. 一般特性

犬亲近人类,易于驯养,嗅觉及听觉灵敏,体型较大,大脑发达且好动,耐力较强,雄性好斗,具有群居性。犬能领会人的简单意图,可通过调教,很好地配合实验工作的需要,不合理的饲养及虐待,会恢复野性。犬对外环境的适应较强,习惯不停地活动,需要足够的运动场地。犬为肉食性动物,善食肉类,喜咬啃骨头磨牙;神经系统发达,可较快的建立条件反射;观察力和记忆力很强。健康犬鼻尖呈油状滋润,触摸有凉感,如发现鼻尖干燥,触摸不凉甚至有热感,说明该犬即将得病或已得病。犬的嗅脑、嗅觉器官和嗅神

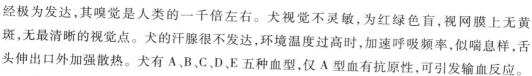

经极为发达,其嗅觉是人类的一千倍左右。犬视觉不灵敏,为红绿色盲,视网膜上无黄斑,无最清晰的视觉点。犬的汗腺很不发达,环境温度过高时,加速呼吸频率,似喘息样,舌头伸出口外加强散热。犬有 A、B、C、D、E 五种血型,仅 A 型血有抗原性,可引发输血反应。

犬在 280 ~ 400 天达到性成熟,雄犬适配年龄 1.5 ~ 2 岁,雌犬适配年龄 1 ~ 1.5 岁,发情期 8 ~ 14 天,妊娠期 60 天,每胎产仔 2 ~ 8 只(平均 6 只左右),哺乳期 60 天左右,寿命 10 ~ 20 年。正常体温为 38.5℃ ~ 39.5℃,染色体 39 对。

2.解剖学特点

犬无锁骨,其全身骨骼包括头骨、椎骨、胸骨、肋骨、前后肢骨及阴茎骨,其中阴茎骨为犬科动物特有骨骼。牙齿具备食肉目动物的特点,犬齿大而锐利,臼齿发达,撕咬能力强,咀嚼能力弱。幼犬生长到 1 岁半后犬齿方可坚实。鼻较长,鼻黏膜上布满嗅神经。犬胃较小,食道全由横纹肌构成。肠道较短,肠壁厚薄与人类相似。肝脏大,胰腺小且游离,易摘除。犬的心血管系统发达,胸廓大,汗腺主要集中于趾垫。雄犬无精囊腺和尿道球腺,附睾很大,前列腺极发达。雌犬为双角子宫,两侧卵巢完全包围在浆液性囊内,此囊与短小的输卵管直接相通,所以犬一般不会发生宫外孕。其乳头集中在腹部,一般为 4 ~ 5 对。

(二)犬在生物医学中的应用

1.实验外科学研究

犬的内脏与人类的生理结构相似度高,故被广泛地用于实验外科学的各方面研究中。临床医生在研究新的手术或麻醉方法时往往会选用犬进行实验,其中狼犬对麻醉药物较敏感。

2.基础医学研究

犬是目前基础医学研究和教学中最常用的动物之一。在解剖、生理、药理、病理、生理学等实验研究中经常被用到。因为犬的神经、血液循环系统发达,可用于研究失血性休克、动脉粥样硬化症等。

3.慢性实验研究

犬易于驯化,故可通过短期的训练达到较好的配合实验的效果,所以犬也常被用作慢性实验。如条件反射实验、慢性消化系统实验等。

4.药理学、毒理学研究

犬被应用于磺胺类药物代谢研究,以及各种新药上市前的非啮齿类动物临床毒性实验。

5.传染病研究

犬是病毒性肝炎、链球菌性心内膜炎、十二指肠钩虫、日本血吸虫等传染性疾病的理想动物模型,同时也是研究狂犬病的最佳动物。

6. 其他非传染性疾病研究

如进行先天性白内障、先天性心脏病、先天性淋巴水肿、家族性骨质疏松、遗传性耳聋、视网膜发育不全等研究。

7. 肿瘤学研究

犬癌症发病率是人类的 2 倍多,多为自然发病并具有遗传性。与大小鼠相比,犬与人类在许多癌症的病理与临床表现更为相似,所以犬是淋巴瘤等肿瘤研究的理想动物模型。

二、猫

猫(cat,*Felis catus*)属哺乳纲、食肉目、猫科、猫属动物,是世界范围内较广泛的宠物之一。自 19 世纪末开始应用于动物实验。但因其不易成群饲养,且容易产生心理学等问题,故在动物实验中应用不多。现较常用的实验猫均为短毛猫。

(一)生物学特性

1. 一般特性

猫是喜欢孤独、自由的动物,是天生的神经质,行为谨慎,对陌生人或者陌生环境多疑,喜欢舒适、明亮且干燥的环境,有洁癖,排泄后会立刻用土掩埋。对环境变化敏感,所以在用猫进行实验时,需要给其充足的时间调整适应。正常情况下,猫经调教后对人亲和,但遇到威胁或不安时,会弓背或反抗。猫的牙齿与爪子非常尖利,善攀登、捕捉等。一般在春夏与秋冬的交接时换毛,一年两次。

猫的正常体温在 38℃ ~ 39.5℃ 之间。幼猫略高。猫的寿命一般为 12 ~ 20 年。猫属季节性多次发情动物,雌性与雄性猫的性成熟均发生在 6 ~ 8 月龄,交配期在春季与冬季,交配后 24 小时才开始排卵。性周期为 14 天,孕期 60 ~ 70 天,哺乳期为 2 个月左右。

2. 解剖学特点

猫是肉食性动物,有三十颗恒齿,分门齿、锐利的犬齿和白齿,齿式为 3131/3121 = 30。猫的牙齿用于切断或撕裂肉类,而不是磨碎或咀嚼食物。幼猫一般于 14 日龄开始长乳齿,4 ~ 6 月龄时乳齿松动,以恒齿取代。猫舌上布满大量丝状乳头,有较厚的角质层,呈倒钩状,便于舔舐附着在骨上的肉或者梳理毛发。

猫头骨坚硬,由固定不动的上颚(即上颌骨)和关节活动的下颚(即下颌骨)这两部分共同组成。猫的身体由 7 块颈椎、13 块胸椎、7 块腰椎、3 块荐椎、21 块尾椎和 13 对肋骨构成,有阴茎骨。猫的骨骼结构轻,坚固且有弹性,比人类的骨骼数多出约 10%。爪发达且尖锐,呈三角倒钩状,一般都处于回缩状态。趾垫间有少量汗腺。

猫的瞳孔呈垂直状,能保护视网膜免受强光的侵害,可随光线的强弱进行调节,光线强时可收缩成线状,晚上光线弱时则变得很大。

猫的胸腔较小,腹腔较大。单室胃动物,肠道较短,肠壁厚,大网膜发达,将内脏连接起来,起固定和保护的作用。肝分五叶,肺分七叶。雄猫向后排尿,阴茎上布有刺状突起,可触发雌猫排卵。雌猫为双角子宫,腹部有 4 对乳头。

(二)猫在生物医学中的应用

1. 神经学研究

猫的神经系统极为敏感,其头盖骨和脑的形状固定,是研究脑神经生理的极佳动物模型。常被用于研究药物作用部位,或者血脑屏障的作用等。

2. 药理学研究

猫的血管壁坚韧,手术操作不易破裂,便于进行血管插管操作。心搏力强,血压恒定,血管对药物反应灵敏,且反应多与人类似,适用于观察药物对血压的影响,以及分析药物对交感神经和节后神经节的影响。是研究阿托品对毛果芸香碱拮抗作用的理想动物模型。

3. 其他实验研究

猫也可制作各种疾病动物模型,如白化病、耳聋症、脊柱裂、病毒引起的发育不良、急性幼儿死亡综合征、先天性心脏病、草酸尿、卟啉病、淋巴细胞白血病、先天性心脏病等动物模型。

第五节　猪　与　羊

猪,尤其是小型猪,已广泛用于生物医学的研究,包括皮肤、肿瘤、免疫学、心血管、糖尿病、牙科、骨科、外科手术及营养学等领域。而羊(山羊和绵羊)主要用于血清学诊断、营养学、微生物学、免疫学、泌乳生理学以及制备免疫血清等方面的研究。

一、小型猪

猪(pig,*Sus*),是一种杂食类哺乳动物,属偶蹄目,猪科。因其与人在解剖学、生理学上的极大相似性,故常被用于实验研究。目前,猪中的小型猪(minipig)是生物医学研究中应用最为广泛的非啮齿类大型实验动物之一。其中较常见的种类有家猪(*sus scrofa domestica*)、广西巴马小型猪、五指山小型猪、版纳小耳猪近交系、贵州小型香猪、明尼苏达 - 霍麦尔系小型猪、皮特奥 - 摩尔小型猪、格廷根系小型猪、美国辛克莱小型猪等。

(一)生物学特性

1. 一般特性

猪的性格温顺,体格较大,身体肥胖,头身比为 1∶6 ~ 1∶9。四肢短小,不善奔跑。鼻子口吻较长,嗅觉发达,仔猪在出生几小时后便可鉴定气味。听觉完善,能分辨声音的音调与节律。但猪的视觉不发达,无法看到稍远处的物体。

猪的平均寿命在 20 年。性成熟早,一般在 4~5 月龄,6~12 月龄可交配,妊娠期短,约为 4 个月。猪常年发情,一般 1 年能分娩 2 胎以上。母猪一个发情期内可排卵 20~30 个,平均一胎产仔 10 头。

2. 解剖学特征

猪有 17 块颈椎、14 块胸椎、14 块腰椎、21~23 块尾椎。拥有大块的肌肉。猪是杂食动物,有发达的门齿、犬齿及臼齿,齿式为 3143/3143 = 44。唾液腺发达,具有成对的腮腺、下颌腺和舌下腺。猪的鼻吻坚挺,好拱土。具有典型的单室混合胃,在近食管口端有一扁圆形的突起,为憩室。小肠位于腹腔右侧,长度一般在 16~20 m,为体长的 15 倍以上。猪对粗纤维的消化能力较差,靠盲肠中含有的少量微生物对其进行分解。肝分六叶,有胆囊。肺脏分叶明显,分别为顶叶、中叶、间叶及隔叶。雄性猪的阴囊与睾丸位于会阴区。雌性猪的生殖系统含有双角子宫,腹部有 12~14 对乳头。

(二)猪在生物医学中的应用

1. 皮肤反应研究

烧伤和烫伤是临床上常见的病例,由于猪的皮肤与人皮肤组织结构十分相似,包括体表毛发的疏密程度,以及烧伤后皮肤的体液变化与代谢机制,故猪常作为烧伤研究的首选实验动物。

2. 肿瘤学研究

美国辛克莱小型猪,绝大部分可发生自发性皮肤黑色素瘤,并且有与人黑色素瘤病变和传播方式完全相同的变化。该瘤细胞变化和临床表现很像人黑色素瘤从良性到恶性的变化过程,所以是研究人黑色素瘤的理想动物模型。

3. 免疫学研究

刚出生的仔猪,只可从母猪的初乳中得到抗体。所以,通过剖宫产手术所得的无菌仔猪,可将其视为体内没有任何抗体。一旦接触抗原,便能产生极好的免疫反应,可利用这个特点进行免疫学研究。

4. 心血管疾病及糖尿病的研究

猪的冠状动脉循环在解剖学、血流动力学等方面与人类极为相似,且幼猪和成年猪对高胆固醇食物的反应与人一样,在猪饲料中加入 10% 的乳脂即可自然地在两个月左右得到动脉粥样硬化的典型病灶。乌克兰小型猪可通过静脉注射水合阿脲产生典型的急性糖尿病。

5. 营养学研究

产期仔猪与新生婴儿的呼吸系统、泌尿系统、血液系统很相似,也容易患有营养不良症,如蛋白质、铁、铜和维生素 A 的缺乏症。因此,仔猪可广泛应用于儿科营养学以及婴儿食谱的研究。

6.牙科研究

猪的牙齿与人类的解剖结构是很相似的,给予致龋菌丛或致龋食物可产生与人类一样的龋损,是复制龋齿的良好动物模型。

7.外科手术研究

在猪腹壁安装拉链是可行的,且对猪正常生理机能无干扰,保留时间可达 40 天以上,这为解决治疗和科研中需进行反复手术的问题提供了较好方法。

8.组织器官移植

小型猪在解剖学、生理学等方面与人类似,可通过基因工程改造,克服免疫排斥反应,延长异种移植后器官的存活时间。目前,小型猪是人类异种移植的重要供体。

二、羊

羊是对羊亚科的统称,属哺乳纲、偶蹄目,属反刍动物,是最常见家畜之一。我国饲养的品种主要为山羊和绵羊。

(一)山羊

1.一般特性

山羊(goat,*Capra hirus*)雌雄皆有角,且向后弯曲呈弯刀状。不过雄性山羊的角更发达一些,角上有明显的横棱。山羊生性活泼,易驯养,喜干燥,怕雨淋。繁殖力强,6 月龄时达性成熟。山羊的寿命一般为 14 年,季节性发情,多集中在秋季,一般在发情 9 ~ 19 小时后排卵。最佳繁殖年龄为 3 ~ 5 岁,一般两年三产或三年两产。妊娠期约 150 天,哺乳期 90 天左右。

2.山羊在生物医学中的应用

(1)血液学及微生物学研究　山羊的颈静脉粗大且浅显,易于采血,可应用于血液学研究或制作微生物学中所需的血平板培养基。山羊还可用于微生物学、免疫学、营养学、泌乳生理学研究,也可用于放射生物学研究和进行实验外科手术、制作肺水肿模型等。

(2)产科学研究　奶山羊的乳腺发达,产奶量大,可用于泌乳学的研究。

(二)绵羊

1.一般特性

绵羊(sheep,*Ovis aries*)性情胆怯却温顺,灵活性与耐力较差,身体丰满,有厚重的白色毛皮,故耐冷不耐热,喜干燥怕潮湿,夏季要及时剪毛。雄性绵羊有螺旋状的角,雌羊一般没有角或角细小。唇薄,嘴尖,如兔唇状,门齿锐利,利于采食牧草及粗硬的麦秆。嗅觉灵敏,对有异味的饲料敏感。有四个胃,典型的反刍动物,消化能力强。对疾病的抵抗力强。

绵羊性成熟年龄为 7 ~ 8 月,寿命为 10 ~ 14 年,适龄繁殖期为 8 ~ 10 个月,性周期 16

天左右,发情持续时间 1.5 天左右,季节性(秋季)发情动物,发情后 12~18 小时排卵,妊娠期为 150 天左右,哺乳期为 4 个月,一般产仔 1~2 只,染色体 54 对。绵羊品种多样,可按照其尾型大小特征分为六种:短瘦尾羊、短脂尾羊、长瘦尾羊、长脂尾羊、肥臀尾羊以及无尾羊。

2.绵羊在生物医学中的应用

绵羊是免疫学研究中常用的实验动物模型。绵羊可用于制备抗正常人全血清的免疫血清,利用此免疫血清可以研究早期骨髓瘤、巨球蛋白血症和一些丙种球蛋白缺乏症。绵羊血也是用于制作微生物研究中血平板培养基的重要原料。绵羊的红细胞还是血清学补体结合试验必不可缺的主要实验材料。由于补体结合试验目前仍广泛应用于若干疾病的诊断,因而绵羊是微生物学教学及医疗检验工作不可缺少的实验动物。绵羊还适用于生理学实验和实验外科手术;怀孕 4~8 周母羊,如用活疫苗或免疫感染,其分娩的羔羊中约有 20% 发育畸形,如脑积水、小脑发育不足、脑回过多等,因此绵羊还能够用于脑积水研究。

第六节　猕　　猴

非人灵长类因其具有许多与人类相似的生物学特性,故被应用于较多生物医学研究中。根据其分布规律一般可分为新大陆猴与旧大陆猴两种。旧大陆猴中的猕猴属(*Macaca*)是最常用的非人灵长类实验动物。

猕猴是一种非人灵长类动物,属于哺乳纲,灵长目,猴科,猕猴属。

一、生物学特性

(一)一般特性

猕猴的颜面消瘦,两眼朝前,眼窝深陷,颊部有供临时储食的颊囊,鼻孔朝下,鼻间距较短。体型匀称,前肢略长于后肢。掌面有各种不同的指纹和掌纹,拇指能与其他四指相对,抓握东西灵活。其体重较大,成年猕猴一般体重约为 10 kg。体毛多棕色或棕黄色,胸腹部浅灰色,面部呈肉红色,头顶无毛漩,尾较长。

猕猴为热带、亚热带动物,主要分布于亚洲,喜群居,广泛栖息于草原、沼泽或接近水源的林区及草原上。

猕猴为杂食性动物,多以树叶、植物果实、昆虫、鸟卵等为食。其白天大多于地面活动,夜晚回到树上睡觉。主要通过四肢一起行走,有时也通过后肢走路或者奔跑。其大脑发达,有较高的智力,好奇心与模仿力均较强。

雄性猕猴的性成熟一般在 3 岁,雌性 2 岁。雄猴的适配年龄约为 4.5 岁,雌性约为

3.5 岁。猕猴的寿命一般为 20 ~ 30 年。

（二）解剖学特征

猕猴具有一般哺乳动物的共同特征。有 7 个颈椎、19 个胸椎及腰椎、2 个荐椎、13 ~ 15 个尾椎。有门齿、犬齿、臼齿及脱落更新的恒齿。乳齿式为 212/212 = 20，恒齿式为 2123/2123 = 32 个。四肢粗短，指上有扁平指甲。大脑发达。视觉较人类敏感，视网膜有黄斑。听觉、触觉和味觉灵敏，嗅觉不灵敏。猕猴为单室胃，呈梨形，盲肠发达，无蚓突。猕猴体内缺乏维生素 C 合成酶，故所需维生素 C 必须从食物中获得。肝分六叶，胆囊位于肝脏的右中央叶。肺叶不对称，左肺 2 ~ 3 叶，右肺 3 ~ 4 叶。雄猴阴茎下垂，睾丸在阴囊内，且不对称。雌猴胸部有两个乳房，单角子宫，双层胎盘。其在月经发生期间会发生乳腺肿大，经期后开始消退。在交配季节时，雌猴生殖器周围区域会发生肿胀，外阴、尾根部、后肢的后侧面、前额和脸部等处皮肤均会肿胀、发红，这种皮肤称为"性皮肤"。

二、猕猴在生物医学中的应用

猕猴作为灵长类动物，与人类具有许多极为相似的生物学特性，是生物医学研究中理想的高级实验动物。

（一）传染病学研究

猕猴是一些特定人类疾病的唯一易感动物。猕猴对脊髓灰质炎病毒极敏感，是制造及检定其疫苗的唯一实验动物。同时，猕猴也是研究麻疹、艾滋病、疱疹、新型冠状病毒肺炎等病毒性疾病的实验动物模型，也是研究痢疾、肺炎球菌性肺炎、沙门菌病等细菌性疾病的可靠动物模型。

（二）药理学与毒理学研究

猕猴与人对麻醉药的依赖性相似，所以猕猴实验是新麻醉剂或镇静剂进入临床前必需的步骤。雌性猕猴的生殖结构同人类非常接近，不仅能成为人类避孕药研究的理想实验动物，同时也可做宫颈发育不良、子宫肿瘤等生殖疾病的动物模型。

（三）口腔医学研究

猕猴是口腔医学研究的首选动物，在口腔矫正学和口腔内科学的研究更为常用。可用于对龋齿的病因、发病机理及治疗等方面研究。

（四）行为学和高级神经活动研究

动物的行为可分为非社会行为和社会行为两大类，其中社会行为是行为研究的重点。猕猴的社会行为包括亲密行为（比如相互梳理毛发、拥抱、近坐、拉手等增进相互关系的行为）、冲突行为（包括击打、示威等）、屈服行为、玩耍行为、交配行为、母婴行为等。猕猴还用于制备抑郁症、精神分裂症、药物引发的刻板行为等疾病模型。

(五)老年病研究

可用于老年性白内障、慢性支气管炎、肺气肿、耳聋、神经性病变等方面的研究。同时也可制作衰老过程的动物模型,以研究并减缓衰老的作用。

三、猕猴的常见种类

猕猴属共包括 22 种猕猴,我国存在其中的 5 种,用作实验的一般有三种,分别是恒河猴(*Macaca mulatta*)、食蟹猴(*Macaca fascicularis*)和豚尾猴(*Pigtail macaque*)。

(一)恒河猴

1. 一般特性

恒河猴毛色呈棕色或灰色,尾长 20 cm 左右,一般寿命为 25 岁。成年雄性恒河猴体重在 5.5 ~ 12 kg,雌性恒河猴则为 4.4 ~ 10.9 kg。恒河猴为季节性繁育动物,其繁育季节在 9 ~ 12 月,雄性性成熟为 6.5 岁,雌性 4.5 岁,月经周期为 28 天。雄性幼猴的睾丸会由阴囊进入腹腔,在 3 ~ 4 岁时再次返回阴囊。雌性幼猴在 2 ~ 3 岁开始,性皮肤会在排卵期时出现红肿。

2. 恒河猴在生物医学中的应用

一般用作药物安全性和有效性的研究,同时可用于研究免疫缺陷疾病的机制。恒河猴也适用于衰老、动脉粥样硬化等动物模型的建立。酗酒、糖尿病、癌症和心肌炎等病例也可在恒河猴身上体现。

(二)食蟹猴

1. 一般特性

食蟹猴的毛色为灰色或红棕色,尾长 50 cm 左右,寿命可达 30 岁。食蟹猴体型偏小,成年雄性食蟹猴体重在 4.7 ~ 8.3 kg,雌性食蟹猴则为 2.5 ~ 5.7 kg。食蟹猴的繁育无季节性,但高峰集中在夏末秋初。雄性性成熟为 5.5 岁,雌性 3.5 岁,月经周期为 28 天。

2. 食蟹猴在生物医学中的应用

一般用作药物安全性和有效性的研究。因食蟹猴有与人类相似度较高的生殖系统,所以食蟹猴也被用在生殖生物学研究。同时,食蟹猴对猴疱疹病毒易感,其与人类的单纯疱疹病毒感染变化相似,适宜对该病毒的研究。肿瘤、糖尿病、心血管疾病等相关病例也能在食蟹猴身上得到复制。传染性疾病,例如逆转录病毒的疾病,食蟹猴也是其优秀的动物模型。

(三)豚尾猴

1. 一般特性

豚尾猴通体毛色呈淡黄褐,唯背中线色较深暗,略呈"一"字形。豚尾猴寿命一般在

26 岁左右。成年雄性豚尾猴体重在 6.5 ~ 14 kg,雌性豚尾猴则为 4 ~ 11 kg。豚尾猴为季节性繁育动物,其繁育一般集中在秋冬季。雄性性成熟为 3 岁,雌性 2.5 ~ 3 岁,月经周期为 30 ~ 40 天,发情时,臀部和尾巴根部的皮肤会出现明显的肿胀和发红。

2. 豚尾猴在生物医学中的应用

一般用于 HIV 或人/猴嵌合免疫缺陷病毒(SHIV)的研究。同时,豚尾猴也是基因治疗、免疫研究领域的优秀动物模型。

(四)其他

1. 懒猴

因其拥有一双面向前方的大眼睛,所以适用于视觉生理的研究。

2. 夜猴

夜猴的眼睛很大,集光能力很强,所以也可用作视觉生理的研究。同时,夜猴对疟疾易感,故常用在人疟疾的研究上。

3. 狨猴

一般用于甲肝疫苗研发实验。

第七节　鸟类、鱼类和两栖类

鸡属鸟纲,鸡形目,作为鸟类的一员,主要用于疫苗的生产及鉴定、传染病研究、老年学研究、激素代谢研究和药物评价等领域。鱼类中的斑马鱼是脊椎动物发育生物学模式生物之一。两栖类中的蟾蜍和青蛙主要用于反射弧实验、兴奋传导实验、刺激与反应实验、期前收缩和代偿间歇实验等。

一、鸡

(一)生物学特性

鸡(chicken,*Gallus Domesticus*)体表覆盖丰盛的羽毛,无汗腺,通过呼吸散热。性情温顺,群居性强,抗干扰能力差。听觉敏锐,喜四处觅食。对色彩的感知较强,所以环境及声音的管理不良容易使鸡产生应激或异嗜癖。

鸡代谢旺盛,体温高,一般在 41.5℃,怕热。心率快,可达每分钟 160 ~ 170 次。鸡肺呈海绵状,紧贴于肋骨,无肺胸膜及隔膜。肺上的小气管直通气囊。消化道短,口腔无牙无法咀嚼食物。腺胃消化性差,只靠肌胃与沙粒磨碎食物。盲肠只可消化少量的粗纤维,所以鸡整体对粗纤维的消化率低,对食物的消化不完全。鸡无膀胱,输尿管直通泄殖腔,粪尿一起排出体外。法氏囊是禽类的重要免疫器官,位于泄殖腔上。成年鸡一般在秋冬季换羽,换羽期时母鸡多停止产蛋。

鸡的最长寿命可达到 13 年。蛋鸡一般在 110 日龄左右开始产蛋,每天需要 14~16 h 的光照,才能使产量达到高峰。

(二)鸡在生物医学研究中的应用

1. 疫苗的生产及鉴定

鸡卵是生物制品中的重要原料,常用于病毒的培养、传代和减毒,因此鸡胚也可用于病毒类疫苗生产鉴定和病毒学的研究。生产小儿麻疹、狂犬病和黄热病等疫苗的主要材料就是鸡胚。除了以上研究,鸡和鸡胚还可用于生产和检验鸡新城疫苗、鸡法氏囊疫苗、马力克疫苗、山羊传染性胸膜炎培养浓缩苗等。

2. 传染病研究

用于研究支原体感染而引起的肺炎或关节炎,同时也可用在链球菌感染,或细菌性内膜炎的研究上。

3. 营养学研究

适合研究 B 族维生素,特别是维生素 B_{12} 和维生素 D 缺乏症。其高代谢率适合于研究钙磷代谢的调节、嘌呤代谢调节。也可用于碘缺乏症研究。

4. 老年学研究

随着年龄的增长,鸡生殖功能明显随老化过程衰退,其产蛋量可作为研究老化的一个较客观的指标。

5. 环境污染研究

有机磷化合物对鸡的脱髓鞘作用可用于监测环境有机磷水平。鸡易通过空气感染疾病,可由此监测空气中微生物的污染水平。

6. 激素代谢研究

公鸡进行阉割后,会引起内分泌性行为改变,如斗殴少、性情温顺及啼鸣少等,利用这一特点,可以进行雄性激素、甲状腺功能减退及垂体前叶囊肿等内分泌性疾病研究。

7. 药物评价

鸡或鸡的离体器官可用于某些药物评价试验。1~7 日龄鸡膝关节和交叉神经反射可用于评价脊髓镇静药药效;6~14 日龄雏鸡可用于评估药物对血管功能的影响。此外,鸡离体直肠可以评价药物对血清素的影响。鸡还可用于筛选抗癌及抗寄生虫药等。

二、斑马鱼

(一)生物学特性

斑马鱼(zebrafish, *Danio rerio*)是应用广泛的重要脊椎类模式生物,属于脊椎动物门,辐鳍鱼纲,鲤形目,鲤科,鱼丹属。斑马鱼是一种热带淡水鱼,原产于喜马拉雅山南麓的印度、巴基斯坦、孟加拉和尼泊尔等南亚国家。成鱼体长 4~5 cm,略呈纺锤形,头小而稍尖,吻较短,身躯玲珑而纤细,因其体侧具有像斑马一样纵向的暗蓝色与银色相间的条纹而得名。

斑马鱼易在实验室中饲养,斑马鱼鱼卵受精后,3 天左右便可孵化出膜,5 天左右开始进食,2 个月左右可辨认雌雄,3 个月便达到性成熟,寿命可达 2 年以上。养殖温度一般为 23℃ ~31℃,但 15℃ 左右仍可存活,最佳养殖温度在 25℃ ~28℃ 之间。斑马鱼可常年产卵,繁殖周期 7 天左右,雌鱼产卵约 200 枚/次,且一生可产卵数千枚,斑马鱼卵透明,体外受精进行发育,整个胚胎发育在体外完成。斑马鱼鱼卵受精 24 h 后,胚胎发育快,大部分器官发育成熟,仔鱼期只有 1 个月。这就使得人们不仅可以很容易得到胚胎,而且还可以在显微镜下直接观察斑马鱼胚胎发育的过程,可用于研究脊椎动物的胚胎发育及人类疾病的研究。

斑马鱼雌雄易辨认,雄鱼鱼体修长,鱼鳍大,体侧蓝色条纹偏黄,间以柠檬色条纹;雌鱼鱼体丰满粗壮,鱼鳍小,体侧蓝色条纹偏蓝且鲜艳,间以银灰色条纹,臀鳍淡黄色,怀卵期鱼腹膨大明显。斑马鱼具有较为完整的消化道及泌尿系统,泌尿系统末端为尿生殖孔。斑马鱼只有一心房及一心室,无淋巴结,肝、脾及肾脏中存在巨噬细胞集聚。

(二)斑马鱼在生物医学中的应用

1. 发育生物学研究

斑马鱼受精卵发育早期具有细胞分裂速度快且胚体透明、特定细胞类型易辨认等优点,是脊椎动物中最适于进行发育生物学研究的实验动物模型。可利用斑马鱼开展胚胎发育研究,主要包括胚体分化诱导、轴体形成机制研究、神经发育研究及器官形成研究等。

2. 免疫学研究

斑马鱼具有先天性免疫系统及获得性免疫系统,且功能与人极为相似。因此,斑马鱼也应用于免疫相关疾病研究中。斑马鱼作为免疫学新模式生物的优点在于:①体型小,子代数量多,培育要求低,易于养殖,饲养成本低,便于开展大规模研究;②胚体发育在透明状态完成,可较为完整的观察整个心血管系统发育过程,尤其是免疫系统个体发育相关实验;③早前斑马鱼遗传学研究积累的丰富突变库也为研究免疫相关基因的功能提供有利条件;④鱼类是目前最早具备获得性免疫系统的纲,使得对斑马鱼免疫系统的研究成为人们了解非特异性免疫系统和获得性免疫系统进化与功能相互关系的重要工具,并且斑马鱼成体可在没有胸腺及淋巴细胞生成的情况下存活传代。

3. 药物研发相关研究

临床前研究模式的传统药物主要包括两个部分:体外试验和体内试验。体外实验(包括细胞实验、生化实验、微生物实验等)优点在于快速高效,但其结果与人体实验结果的可比性差。因而,需要开展体内实验再加以验证。斑马鱼模型不仅具有体外实验快速、高效、费用低等优势,还具有实验预测性强及可比度高的优点,为药物研发提供有利模型。

4. 毒性研究

在 20 世纪 80 年代,国际标准化组织就因鱼类在毒性研究上的应用优势,推荐斑马鱼作为毒性试验的标准实验用鱼。斑马鱼是检测健康毒性、工业水体污染及环境毒性的标准鱼类之一。

5. 人类疾病研究

斑马鱼的许多基因与人类存在——对应的关系。在分子水平上,斑马鱼的神经中枢系统、内脏器官、血液以及视觉系统与人类相似,尤其是心血管系统的早期发育与人类极为相似,可较为完整的观察整个心血管系统发育过程,故斑马鱼是研究心血管疾病基因的最佳模式生物。目前,斑马鱼一般应用于肿瘤、器官再生及药物筛选等方面的研究。

三、蟾蜍或青蛙

(一)生物学特性

青蛙(frog, *Rana nigromaculata*)和蟾蜍(toad, *Bufo gargarizans*)均属两栖纲、无尾目。一般来说,蛙类双眼突出,后足强壮有蹼,擅长游泳及跳跃。皮肤潮湿、光滑。蟾蜍的皮肤粗糙,有大大小小的皮脂腺,有些可以分泌毒液。青蛙与蟾蜍多生活在田间、池塘边等潮湿环境中,以昆虫等幼小动物为食。通常在淡水中繁殖,体外受精,交配时雌雄抱合。产下的卵多发育为蝌蚪,形似小鱼,用鳃呼吸,经变态发育后长成成体,尾巴消失,在陆地上生活。但也有极少数的种类可直接产出小型蛙。

蛙类的平均寿命为 10 岁,有些可活到 20 岁。发情期为 4 天至 4 周,每年在冬末春初发情,发情后 4~7 月排卵,产仔量根据种类有所不同,有些可达 4000 个。

(二)蟾蜍或青蛙在生物医学中的应用

1. 神经生理学

蛙类的神经系统结构较高等生物简单,其腓肠肌与坐骨神经可用来直接观察外周神经的生理功能,以及药物对神经、横纹肌的影响作用。

2. 神经反射学

蛙因为其生理结构的简单被用于脊椎休克、脊椎反射或神经反射弧的研究。

3. 心脏生理学

蛙的心脏可在离体的情况下继续有节奏地波动很久,所以可用来做心脏的生理功能,或者药物对心脏作用的研究等。

(孟 寒 赵 亚 雷静玉)

参考文献

[1]邵义祥.实验动物学基础[M].南京:东南大学出版社,2018.

[2]刘恩岐,尹海林,顾为望.医学实验动物学[M].北京:科学出版社,2008.

[3]魏琳琳,孙建云.卫生毒理学动物实验基本操作指南[M].兰州:甘肃科学技术出版社,2017.

[4]郑子修,钟金颜.免疫缺陷模型动物及其在生物医学研究的应用[J].动物学杂志,1994(01):54－58.

[5]陈艳珍.动物生物学实验指导[M].北京:科学出版社,2019.

[6]李垚,陈学进.医学实验动物学[M].上海:上海交通大学出版社,2019.

[7]姚林.医学实验动物学[M].天津:天津科学技术出版社,2019.

[8]朱雪敏,位兰,张子强.动物解剖学实验指导[M].郑州:郑州大学出版社,2018.

[9]张金龙.实验动物解剖学[M].第2版.北京:中国农业出版社,2020.

[10]邵义祥.医学实验动物学教程[M].第3版.南京:东南大学出版社,2020.

第三章
3

实验动物微生物学和遗传学质量控制

随着生命科学的飞速发展,研究人员对实验动物质量也提出了更高的要求,实验动物不仅关系着生命科学的研究成果,还是生物医学、药学研究的重要支撑条件,在现代科学的发展进程中发挥着不可或缺的作用。所以,强化实验动物的质量管理和控制十分重要。

实验动物质量控制是实验动物科学重要的研究内容之一,主要研究实验动物微生物学和寄生虫学质量控制、遗传学质量控制、环境生态学质量控制和营养学质量控制等。

第一节 实验动物微生物学等级及分类

一、实验动物微生物学等级及分类

按照实验动物病原微生物控制标准及生物净化的程度,以及现行国家标准(GB 14922.1 - 2001《实验动物——寄生虫等级及监测》、GB 14922.2 - 2011《实验动物——微生物学等级及监测》)的规定,实验动物按微生物和寄生虫的控制程度划分为普通级动物(CV)动物、清洁级(CL)动物、无特定病原体级(SPF)动物和无菌级(GF)动物四个等级,其分类原则见表3-1。国家标准 GB 14922.2 - 2011《实验动物——微生物学等级及监测》中规定:小鼠和大鼠分为清洁级、SPF 级和无菌级;豚鼠、地鼠和兔分为普通级、清洁级、SPF 级和无菌级;犬和猴分为普通级和 SPF 级。

表 3 - 1　实验动物分类原则(崔淑芳,2021)

种　类	饲养环境	说　明	备　注
普通动物(CV)	普通环境	不明确所带的微生物和寄生虫的动物,但不得带有人畜共患的传染病病原体	微生物携带情况不明
清洁动物(CL)	屏障环境	不携带对动物危害大和对科研干扰大的病原微生物的动物	确知不带有的病原微生物

种类	饲养环境	说明	备注
无特定病原体动物（SPF）	屏障环境	不携带指定的致病性病原微生物和寄生虫的动物	确知不带有的病原微生物
悉生动物（GN）	隔离环境	确知所带有的微生物并经特殊饲养的动物	确知所带有的微生物
无菌动物（GF）	隔离环境	由无菌技术取得，现有方法不能检出任何微生物和寄生虫的动物	无法检出任何生命体

（一）普通级动物

普通级动物是饲养于普通环境中的实验动物，在微生物学控制上要求最低，仅要求不携带人兽共患病和动物烈性传染病的病原。普通级动物应具有健康的外貌、正常的饮食，粪便与尿液的外观符合健康动物排泄物的外形与气味，毛发有光泽，行动无异常，头、脑、四肢无肿胀，无弓背拖腹现象，体表淋巴结不肿大，皮肤光滑有弹性，无伤痕及缺损，眼角与鼻孔周围无分泌物附着，呼吸平稳，无气喘和咳嗽，肛门及后躯清洁无污物。解剖时动物的肝、肺淋巴结正常，心、肝、脾、肺、肾、生殖器等无肉眼可见病灶。

普通级动物在普通环境下饲养，必然会受到自然界微生物和寄生虫的侵袭，一般都携带细菌、病毒和寄生虫等病原体，并患有某些疾病。因此，用普通级动物进行实验研究，实验结果的敏感性、反应一致性、重复性等较差。但普通级动物具有繁殖力强、产量大的优点，可满足需求量大但对实验动物质量要求不高的示范性实验，可用于教学活动、某些科学研究的预实验，不可用于正式的科研、生产和检定中。

（二）清洁级动物

清洁级动物是指除普通级动物应排除的病原体外，还不能携带对动物健康危害大和对科学研究干扰较大的病原的动物，如不得含有鼠肝炎病毒、仙台病毒、体外寄生虫等。清洁级动物比 SPF 动物要求排除的微生物和寄生虫少，除肉眼观察无病理症状外，尸体解剖时，主要的脏器组织无论是肉眼观还是病理组织切片检查均应无病变。清洁级动物饲养于温度恒定的洁净度为万级的屏障环境中，其所用的饲料、垫料、笼（器）具等都必须经过消毒灭菌处理，饮用水需高压灭菌，工作人员需更换无菌的工作服、鞋、帽、口罩等方可进入动物室进行操作。

清洁级动物仅适合于短期或部分科学实验，根据国外的实验动物发展状况及国内的具体条件，清洁动物近年来在我国得到广泛的应用。它较普通级动物健康，又较 SPF 动物更易达到质量标准，在动物实验中可免受动物疾病的干扰，其敏感性与重复性亦较好。

（三）无特定病原体动物

无特定病原体级动物是指不携带主要人兽共患病病原和动物烈性传染病的病原，也不携带对动物危害大、具有潜在感染、条件致病和对科学研究干扰大的病原体的实验动物，简称无特定病原体动物，或称 SPF 动物。

SPF 动物排除了传染病病原和寄生虫，避免了病原体的隐性感染或潜伏感染及某些条件性致病的病原体对实验结果的影响，动物实验结果准确可靠。国际上公认 SPF 动物适用于所有科研实验，是目前国际标准级别的实验动物，其中以小鼠使用最广，用量最多。疫苗生产必须应用 SPF 动物或 SPF 生物材料，如利用 SPF 鸡胚生产麻疹－流行性腮腺炎二联活疫苗、抗轮状病毒卵黄免疫球蛋白、抗大肠杆菌 O157∶H7 鸡卵黄抗体等。

（四）无菌级动物

无菌级动物是指经剖腹取胎后，转移到无菌条件下饲养，动物体内的任何部位均不能检测出任何活的微生物和寄生虫。无菌级动物在自然界中并不存在，是通过人为方法培育而成的。无菌级动物饲养在无菌隔离器内，进入隔离器的一切物品（包括饮水、垫料、饲料、塑料盒等）均经高压灭菌消毒，进入隔离器的空气也经高效过滤，以防止细菌、病毒和寄生虫的污染。无菌级动物必须定期进行无菌实验检查，以确保无菌的饲养状态。无菌级动物从 19 世纪开始已培育出无菌兔、豚鼠、鸡、大鼠、小鼠、猫、犬、猴、猪等。

无菌级动物在生物医学研究中具有独特的作用，特别是微生物生态学的研究。无菌级动物可提供组织培养的无菌组织，可提供带有某一种菌的已知菌动物，进行微生物拮抗作用的研究，以建立理想的生物屏障，尤其是细菌学研究。如对肠道正常菌丛细胞间的相互拮抗及细胞和宿主关系的研究，用无菌级动物实验得到了进一步阐明；无菌动物血液中无特异性抗体，很适合于免疫学研究。

悉生动物也称已知菌动物或已知菌丛动物，是体内带有确知微生物的动物。此动物原是无菌动物，系人为将指定的微生物移植入体内，饲养环境与无菌动物一样（隔离器内饲养）。无菌动物接种一种已知菌为单菌动物，接种两种已知菌为双细菌动物，以此类推。

悉生动物可弥补无菌动物的某些弱点，如无菌动物抵抗力弱，饲养管理难度大等，但使无菌动物感染某种细菌成为悉生动物后，其抵抗力明显增强。在免疫学研究中，无菌动物不能发生迟发性过敏反应，而感染一种大肠菌的悉生动物就可发生反应。用悉生动物进行研究其准确性与无菌动物是一样高的，可排除动物体内各种不明确的细菌对实验结果的干扰。悉生动物常用于微生物与宿主动物之间的关系研究，并可按研究目的选择某种微生物，只有选用悉生动物才有可能了解到单一微生物和机体之间的关系。多种微生物存在于同一动物体内，可以观察微生物之间及其与动物机体之间相互作用关系和菌群失调的现象,当对某种悉生动物施加物理、化学等其他致病因素时,则可研究机体、微生物、致病因子三方面相互作用的关系。

二、不同等级动物的选择

无菌和悉生动物在隔离环境中饲养,管理复杂,无菌状态的保持难、产量低、价格高,实际应用有限。悉生动物是用于研究微生物与微生物、微生物与宿主间相互关系的动物模型。SPF 动物在屏障环境中饲养,易管理、产量大、价格低,因其不携带特定病原体,可保证实验结果的准确性和可靠性。清洁级动物近年来在我国得到了广泛的应用,它较普通级动物健康,又较 SPF 动物更易达到质量标准,在动物实验研究中可免受动物疾病的干扰,其敏感性及重复性亦较好,可应用于生物医学研究的多个领域。不同微生物学等级的实验动物比较见表 3－2。

表 3－2　不同微生物学等级的实验动物比较 (刘恩岐,2008)

类别	无菌动物	SPF 动物	清洁动物	普通动物
传染病、寄生虫	无	无	无	有或可能有
动物数、结果	少量、明确	少量、明确	较少、明确	多、有疑问
统计价值、长期实验	很好、可能好	可能好	较好、可能好	不准确、困难
长期实验存活率	约 100%	约 90%	约 80%	约 40%
实验标准设计	可能	可能	可能	不可能
结果讨论价值	很高	高	较高	有疑问

对于实验动物的微生物学等级选择,应根据各级动物的特点、应用范围及课题的研究水平高低,选用与之相匹配的微生物学等级的实验动物(表 3－3)。一般而言,教学示范选用普通级动物;清洁级动物是国内科研工作要求的标准动物,适合于大多数科研课题;SPF 动物则是国际标准的实验动物,对于一些具有国际交流意义的重大课题,最好选用 SPF 动物;无菌及悉生动物为非常规动物,仅在特殊课题需要时才选用。

表 3－3　不同微生物学等级的动物在医学研究中的选择 (刘恩岐,2008)

研究领域	无菌动物		悉生和 SPF 动物		清洁动物		普通动物
	短期实验	长期实验	短期实验	长期实验	短期实验	长期实验	
老年学	-	+	-	+	-	-	×
微生物学	+	+	+	+	-	-	×
病理学	+	+	+	+	+	-	×

研究领域	无菌动物		悉生和 SPF 动物		清洁动物		普通动物
	短期实验	长期实验	短期实验	长期实验	短期实验	长期实验	
肿瘤学	+	+	+	+	-	-	×
免疫学	+	+	-	-	-	-	×
药理学		+	+	+	+	-	×
生物化学	+	+	+	+	+	-	-
生理学	+	+	+	+	+		×
营养生理学	+	+	+	+	-		×
遗传学		+		+	+		
病理学器官移植	+	+	+	+	+		
实验外科学		+		+	+	-	

第二节　实验动物微生物和寄生虫质量控制

一、微生物和寄生虫质量控制的原因

实验动物如受到病原微生物、寄生虫的侵袭,可导致其正常生理状态的平衡遭到破坏,从而降低动物的生产效率及动物质量,给动物的生产及动物实验带来严重影响。

(一)引起实验动物发生疾病和死亡

实验动物遗传背景不同,对某种病原微生物的易感性也不同。某些烈性传染病如鼠痘、兔出血症、犬细小病毒性肠炎等的流行,可导致动物大批死亡或质量下降,严重影响动物的生产和动物实验的进行。

(二)干扰动物实验结果

实验动物的微生物和寄生虫感染可不同程度干扰动物实验结果,从而影响研究工作的准确性和可靠性,甚至得出错误的结论。隐性感染常导致动物生理生化指标的改变,使动物实验得不到应有的结果。当对动物施加实验因素处理后,实验动物抵抗力下降,使微生物的隐性感染呈显性化,从而导致动物疾病的发生,进而影响动物实验的结果。

(三)人兽共患病的威胁

许多实验动物的传染病为人兽共患性疾病,这些传染病可在人与动物之间传播流行,因而也对饲养人员和研究人员的健康造成威胁。特别是那些在动物体内呈隐性感染,而对人类呈致死性感染的病原微生物(如流行性出血热病毒),应引起科研人员的高度重视。

(四)影响生物制品的质量

用在人类健康的血清、疫苗和其他生物制品必须是安全的、无污染的。如病原微生物污染了细胞培养物、肿瘤移植物或以动物组织和细胞为生产原料的生物制品,不仅干扰实验,而且还可将病原扩散,以至危害人类的健康。如果实验动物是用于生产生物制品,其来源必须摆脱大量的能引发人类潜在人兽共患病的、带有特别病原体的动物群体。

(五)寄生虫感染的影响

实验动物感染寄生虫后,干扰动物的正常行为与作息,掠夺宿主的营养,对宿主机体产生机械性损伤,影响动物健康。同时对宿主可产生毒性作用,使动物机体的生理、生化及免疫学指标发生改变,从而影响动物实验的结果。

二、微生物和寄生虫感染的基本要素

传染源、传播途径和易感动物是传染病传播的三个基本环节,缺少任何一个环节,新的传染病就不可能发生,也不可能造成传染病在实验动物中的流行。而当传染病流行已经形成时,切断任何一个环节,流行即可终止。

传染源:体内已有病原体生存、繁殖,并能将病原体排出体外的人和动物,包括病人、病原携带者和受感染的动物。

传播途径:病原体由传染源排出后,经一定的方式再侵入其他易感动物所经的途径称为传播途径。传播途径可分两大类:一是水平传播,即健康动物与患病动物(包括携带病原体动物)直接接触而感染,水平传播途径包括消化道、呼吸道黏膜或皮肤创伤感染等。如沙门菌常经消化道传播;仙台病毒常经呼吸道传播;布鲁氏菌常由直接接触传播。二是垂直传播,即由母体通过胎盘将病原体传给胎儿,例如支原体、细小病毒等。研究传染病传播途径的目的在于切断病原体继续传播的途径,防止易感动物受传染,这是防止实验动物传染病进一步扩散的重要环节之一。

易感动物:指对某种病原体高度易感的动物。

实验动物群体中易感个体所占的百分率,直接影响到传染病的传播流行以及疫情的严重程度。实验动物易感性的高低虽与病原体的种类和毒力强弱有关,但主要还是由实验动物的遗传特征等内在因素、特异免疫状态决定的。外界环境条件如气候、饲料、饲养管理、卫生条件等因素都有可能影响到动物群体的易感性和病原体的传播。

三、实验动物常见感染性疾病

(一)重要的人兽共患病

1.流行性出血热

流行性出血热又称肾综合征出血热,是由汉坦病毒(流行性出血热病毒)引起的以发热、出血、充血、低血压休克及肾脏损害为主要临床表现的自然疫源性疾病。易感动物主要是包括野鼠及家鼠在内的小型啮齿类动物,病毒能够通过感染动物的血液、唾液、尿液及粪便排出体外,野鼠与人的直接接触传播是人类感染的重要途径。人群普遍易感,一般青壮年发病率高,病后有持久免疫力。该病的潜伏期为2~3周,主要表现为感染性病毒血症和全身毛细血管损害引起的症状,如发热、头痛、腰痛、眼眶痛及恶心呕吐、胸闷等。

汉坦病毒主要感染大鼠,大鼠感染后无症状、不死亡,但多数动物可发生病毒血症。感染后大鼠可终生排毒,污染环境,从而危及动物饲养管理和动物实验人员的健康。脂质溶剂如酒精及漂白剂可将汉坦病毒消灭。平时要加强饲养管理和定期检测,一旦发现问题立即采取动物全部淘汰灭菌处理,环境、设备和物品等彻底消毒灭菌等措施。

2.弓形虫病

弓形虫是一种人畜共患的寄生虫,小鼠、大鼠、地鼠、豚鼠、家兔和非人灵长类实验动物及猫、牛、羊、猪等都能感染。在感染动物的肉、内脏、血液、渗出液和排泄物中均有弓形虫,甚至从乳汁中也能分离出弓形虫,可引起动物感染。弓形虫是细胞内寄生虫,根据不同发育阶段分为五型:滋养体和包囊出现在中间宿主体内,裂殖体、配子体和卵囊只出现在终末宿主猫的体内。

小鼠感染后会影响妊娠期胎儿发育,严重影响动物实验的结果。感染弓形虫可引起肠黏膜和肠系膜淋巴、心、眼、肾上腺、脾、脑、肺、肝、胎盘及肌肉组织的坏死和损伤。

预防弓形虫感染的措施:实验动物设施内要保持清洁、定期消毒,严格阻断猫及其排泄物对设施、饲料、垫料和饮水的污染;实验动物设施内消灭野鼠、驱走野猫、不得饲养一切宠物。

3.淋巴细胞脉络丛脑膜炎

淋巴细胞脉络丛脑膜炎系淋巴细胞脉络丛脑膜炎病毒感染所致的急性传染病,野生小鼠、实验鼠、豚鼠为重要感染源。病毒有可能出现在血液、脑脊液、尿液、鼻咽分泌物、粪便和被感染的天然宿主及人体标本中。人类感染在经过1~3周的潜伏期后会有类似流行性感冒一样的症状,如发烧、肌肉疼痛、头痛和身体不适。酒精、含氯消毒剂等可将病毒消灭,同时,加强饲养管理和定期检测,一旦发现感染立即将动物全部淘汰,并对环境设施、设备和物品等彻底消毒灭菌。

4.沙门菌病

实验动物的沙门菌感染主要发生于小鼠和豚鼠,是由鼠伤寒沙门菌和肠炎沙门菌引起的以肠炎、败血症为特征的一种细菌性传染病,该菌经消化道或眼结膜感染,幼龄动物较成年动物更为敏感。预防措施主要是加强饲养管理,防止野鼠进入屏障设施内。对发病动物应立即淘汰,环境、设备和物品等彻底消毒灭菌,以免引起饲养和研究人员的感染。

5. 狂犬病

狂犬病又称恐水症,是由狂犬病病毒感染引起的以极度兴奋、狂躁不安、流涎、攻击人兽为特征的一种高度接触性人畜共患病。病毒通过患病犬或带毒犬的咬伤而传给正常动物或人,也可通过消化道和呼吸道及损伤的皮肤、黏膜感染。日常管理中对实验犬要定期接种疫苗,人被犬或其他动物咬伤后应立即接种疫苗。发现病犬应立即处死,饲养设备、物品等灭菌处理,设施环境进行彻底消毒。

6. 猴 B 病毒感染

B 病毒又称疱疹病毒,猴是 B 病毒的自然宿主,感染率可达 10% ~ 100%。猴感染 B 病毒后多数情况下呈良性经过,仅在口腔黏膜出现疱疹和溃疡,之后病毒可长期潜伏在呼吸道和(或)泌尿生殖器官附近的神经节。人类感染后主要表现脑脊髓炎症状,多数患者发生死亡。饲养的猴应定期进行检疫,淘汰抗体阳性的猴,确认无 B 病毒感染后方可用于实验。

7. 猴结核病

结核病是由分枝杆菌属结核杆菌引起的人畜共患病。结核患者和患病猴是本病的传染源,尤其是开放性结核患者。该病主要通过空气传播,也可通过患病动物排出的粪、尿等排泄物污染饲料和饮水而感染其他动物。日常管理中对新引进的动物实行严格的检疫,防止结核杆菌传入猴群。对确诊结核病的猴只应立即处死,并对饲养环境以及用具进行彻底消毒,以防感染其他动物和人。

(二)常见的微生物和寄生虫感染

1. 鼠肝炎病毒感染

鼠肝炎病毒属于冠状病毒科冠状病毒属,与人冠状病毒、大鼠冠状病毒、大鼠唾液腺病毒同属 RNA 病毒,有多种毒株,呈世界范围性分布,发病无明显的季节性差异。肝炎病毒是实验小鼠最重要的病毒感染之一,多数情况下是亚临床感染或慢性感染,临床表现为肝炎、脑炎和肠炎。鼠肝炎病毒传播方式有空气传播和接触传播,实验动物中小鼠是唯一能自然感染鼠肝炎病毒的宿主动物。通过脑内接种,可人工感染棉鼠、大鼠和地鼠,但兔和豚鼠无反应。鼠肝炎病毒是实验小鼠难以清除的病毒之一,唯有对小鼠进行微生物净化技术(剖宫产或体外受精、胚胎移植)可清除该病毒。

定期检测有利于及时发现屏障环境内鼠群中鼠肝炎病毒的感染,一旦发现应及时淘汰被感染的鼠群,对环境、设备和物品等彻底消毒灭菌后重新引进符合质量标准的种群。

不能处死的实验动物,可用微生物净化技术重建繁殖群。

2. 仙台病毒感染

仙台病毒属于副黏病毒科副粘病毒属,是大、小鼠群中常见的病毒之一,急性感染多见于断乳小鼠。大多数情况是隐性感染,在饲养条件恶化、气温骤变或并发呼吸道细菌感染时常见急性爆发,造成呼吸道疾病的流行。直接接触感染和空气传播是仙台病毒主要的传播和扩散方式。急性型常有临床症状,感染鼠表现为被毛粗乱、弓背、呼吸困难、眼角有分泌物、发育不良、消瘦等,怀孕母鼠妊娠期延长,新生乳鼠死亡率增高;慢性型临床症状较轻,病鼠在较短时间即可自愈,使得病毒在鼠群中长期存在,常呈地方性流行。不同品系大、小鼠对仙台病毒感染的易感性和敏感性明显不同,较易感的品系有 NIH、SSB、129/ReJ、1293、Swiss 裸鼠、DBA/2、C3H/Bi 等;抵抗力较强的品系有 SJL/J、RF/J、C57BL/6、Swiss、AKR/J、BALB/CJ 等。

凡新引进的动物必须经 8 周检疫(检查引入动物和"哨兵"动物的病毒抗体),一旦在屏障环境内的鼠群中检出仙台病毒抗体阳性动物,若不及时清除所有被感染动物,将导致屏障设施内整个动物群大规模感染。防控主要通过消灭已感染鼠群,重新引进符合标准的种鼠或通过微生物净化技术重建繁殖群。

3. 鼠痘病毒感染

鼠痘是由鼠痘病毒感染实验小鼠引起的一种烈性传染病,该病多呈爆发性流行,致死率较高,常造成小鼠全群淘汰,危害极大。临床表现以小鼠四肢、尾和头部肿胀、溃烂、坏死甚至脚趾脱落为特征,故又称为传染性脱脚病。本病毒的自然宿主为小鼠,不同品系小鼠的易感性差异很大。病鼠和隐性带毒鼠是主要传染源,病鼠经皮肤病灶和粪尿向外排毒,污染周围环境。病毒可经皮肤伤口侵入机体,也可经呼吸道和消化道感染,饲养人员和节肢动物均可成为本病的传播媒介。

鼠痘目前没有有效的治疗办法,一旦鼠群被感染,容易发生持续性、隐性感染,很难清除。所以第一时间要将感染鼠群全部淘汰,污染的饲养室、器具及感染鼠接触过的实验用具均需用甲醛、次氯酸钠等消毒或高压灭菌。待整个设施完全消毒后重新引入新的无病种群,完善饲养管理,严格执行检疫制度,定期进行血清学检查,使用敏感哨兵动物是监测鼠痘病毒感染实验动物群的一个基本措施。

4. 鼠肺支原体病

肺支原体通常定居于小鼠的口腔、呼吸道中,是大、小鼠最易感、危害最大的一种慢性呼吸道传染病。该病可引起动物呼吸道感染,表现为呼吸急促、弓背、鼻炎和支气管肺炎等。一般呈慢性经过,经常同其他病原体协同作用,使呼吸道症状加剧,引起死亡率增高。防治本病的主要措施为加强饲养管理,做好日常性消毒工作,对引进的动物实行严格的检疫,防止传入鼠群。

5.嗜肺巴斯德杆菌病

嗜肺巴斯德杆菌是一种条件致病菌,是实验动物中感染率最高的病原菌之一,多呈隐性感染,对小鼠、大鼠和豚鼠的危害较大。该菌也是人兽共患病病原,人感染此菌多数情况是被带菌动物抓伤、咬伤后受到感染,不同年龄和性别的人均可感染,引起局部或全身感染,临床症状包括关节炎、脓肿,严重者出现发热、盗汗、明显消瘦和菌血症。饮水、饲料、垫料的灭菌和环境消毒是控制本病的主要措施。

6.小鼠呼肠孤病毒Ⅲ型感染

该病是由呼肠孤病毒Ⅲ型引起的小鼠、豚鼠、仓鼠感染的传染病,小鼠发生感染时,急性病例主要见于新生乳鼠和断乳小鼠,慢性病例见于28日龄以上的小鼠。小鼠不同品系之间易感性略有差异,NIH小鼠、BALB/c、KM小鼠易感性较高,微生物净化技术是控制和净化鼠群中该病毒感染的重要措施。呼肠孤病毒Ⅲ型可通过蚊子等昆虫传播,因此,应严格采取隔离措施,保持设施的内环境控制。

7.球虫病

球虫病是由艾美耳属的多种球虫寄生于兔的小肠或胆管上皮细胞内引起的。各种品种和不同年龄的兔都可感染,但以1～3月龄的兔最为易感,病情严重且死亡率高。成年兔发病轻微,多为带虫者,成为重要的传染源。本病感染途径是经口食入含有孢子化卵囊的水或饲料,饲养员、工具、苍蝇等可携带球虫卵囊而传播本病。本病发病季节多在春暖多雨时节,此时兔饲养设施内经常保持在10℃以上,随时可能发病。防治原则:加强兔饲养设施管理,成年兔和小兔分开饲养,断乳后的幼兔要立即分群,单独饲养。保证饲料新鲜及清洁卫生,饲料应避免粪便污染,每天清扫兔笼及运动场上的粪便,定期消毒。

8.犬细小病毒感染

犬是犬细小病毒的主要自然宿主,其他犬科动物,如郊狼、丛林狼等也可感染。病犬是主要的传染源,感染后7～14天可通过粪便向外排毒,急性发病期的呕吐物和唾液中均含有病毒。该病主要是由于病犬和健康犬直接接触或经污染的饲料和饮水通过消化道感染。感染后主要有肠炎型和心肌炎型两种症状,肠炎型发生在成年犬类和大于3个月的幼犬身上,病毒会入侵肠黏膜,导致患病犬食欲不振、呕吐、血便和体温上升;心肌炎型通常发生在幼犬身上,病毒会侵入心脏的肌肉,通常72小时内就会导致死亡。疫苗免疫接种是预防本病的有效措施,为了减少接种手续,国内多使用六联弱毒疫苗和五联弱毒疫苗进行预防接种,同时严格犬的检疫制度,污染的病犬舍、器具需在彻底消毒并空闲1个月后方可重新启用。

9.犬瘟热

犬瘟热是由犬瘟热病毒引起的一种犬高度接触性传染病,传染性强,死亡率可高达80%以上。犬瘟热主要感染犬科动物,主要通过与病犬直接接触传染,也可通过空气或食物传染。犬瘟热症状初期犬的体温高达 39.5℃~41℃,食欲不振、精神沉郁、眼鼻流出水样分泌物、打喷嚏、腹泻等症状。在之后 2~14 天内再次出现体温升高、咳嗽、有脓性鼻涕、脓性眼屎的症状,此时已是犬瘟中期了,同时继发胃肠道疾病,出现呕吐、拉稀、食欲废绝、精神高度沉郁、嗜睡等症状。犬瘟热发病后期就会出现典型的神经症状,口吐白沫、抽搐等,此时比较难治,主要是对症治疗,缓解症状。

犬瘟热的防治主要是加强兽医卫生防疫措施,易感犬要做好疫苗免疫接种工作。各养殖场应尽量做到自繁自养,在本病流行季节,严禁将个人养的犬带到犬集结的地方。污染的病犬舍、犬窝需在彻底消毒后方可再次使用。

10. 绿脓杆菌感染

绿脓杆菌是动物和人类胃肠道的一种常居菌,常在小鼠的口咽部和肠道中发现。该菌可导致封闭群小鼠和近交系小鼠产生斜颈和转圈症状,被看作是小鼠此类疾病的主要细菌性病原。实验动物可经口咽和胃肠途径感染。对免疫受损害或抑制的宿主,绿脓杆菌可穿过局部淋巴环境和血管环境,导致致死性败血症。绿脓杆菌主要来源于饮水器或由工作人员带入屏障环境,要预防绿脓杆菌,就必须定期对 SPF 小鼠进行微生物学监测,及时淘汰被感染的鼠群。通过酸化(pH = 2.5)、氯化(10 ppm)饮用水来预防饮水器对 SPF 小鼠的感染。对屏障环境的淋浴、更衣室要定期进行彻底打扫、消毒灭菌,并要求进入屏障环境的工作人员严格执行操作规程和个人防护用品的穿戴。

11. 金黄色葡萄球菌

在小鼠皮肤和黏膜上常检测到致病的金黄色葡萄球菌和一般不致病的表皮葡萄球菌,虽然金黄色葡萄球菌还没有被广泛看作是实验小鼠的原发性疾病,但有些文献中报道了其作为皮肤感染、淋巴感染或黏膜感染病原学因子。小鼠自发性葡萄球菌感染与小鼠品系、营养及屏障环境的操作管理有关,幼鼠比成鼠易感,无胸腺裸小鼠因缺少保护性被毛并缺乏 T 细胞免疫而经常发生皮肤和眼窝的葡萄球菌感染。SPF 设施内的细菌学监测发现,从健康 SPF 级小鼠分离的金黄色葡萄球菌的噬菌体型常与从动物管理员体表分离的品系一致。金黄色葡萄球菌不易根除,预防措施主要是定期检测及时淘汰患鼠,饮用酸化水,将饲料和垫料高压灭菌,经常更换垫料,饲养人员和实验人员严格执行隔离措施和操作细则等。

12. 肺炎克雷伯菌

克雷伯菌是人和动物的肠道常居菌,条件性感染人和动物泌尿和呼吸道而引发相应的疾病,小鼠自发的疾病症状有食欲不振、弓背、被毛粗乱、打喷嚏和呼吸深快等。为了从受感染的小鼠中清除这种病原体,需要进行微生物净化和执行严格的屏障环境管理和实验操作规范。

第三节　实验动物微生物和寄生虫质量监测

实施实验动物微生物与寄生虫质量监测,是保证实验动物质量及标准化的必要手段。通过日常监测可实时掌握动物群中病毒、细菌、寄生虫的流行情况,及时诊断感染性疾病,发现并控制其传播,以保证实验动物的健康和质量,从而确保动物实验结果的准确性和可靠性。

一、微生物和寄生虫质量监测目的

1. 通过实验动物质量监测可实时掌握实验动物群中病毒、细菌、寄生虫的流行情况,及时诊断感染性疾病,发现并控制其传播,排除危害实验动物的常见病、多发病,确保实验动物种群的质量,为生命科学研究提供质量合格的标准化实验动物。

2. 排除实验动物人兽共患病的发生,确保不危害从事实验动物生产的饲养人员和动物实验的科研或教学人员的身体健康。

3. 定期对生产繁殖的实验动物种群进行抽样检测,及时了解实验动物生产群体中微生物学和寄生虫学质量,必要时进行淘汰或降级处理。

4. 当实验动物种群发生传染病流行时,及时查找传染源和传播途径,提出控制或预防传染扩散的具体措施。

5. 对实验动物生产或实验设施进行静态和动态监测,及时掌握实验动物环境条件,了解是否符合国家标准的要求。

6. 确保用于药品和生物制品质量检测的实验动物质量稳定,保证进行动物实验的科学研究成果和各种动物实验结果的可靠性、准确性和重复性。

二、微生物和寄生虫质量检测方法的确立

检测方法的确立原则:国内外通用,技术方法成熟可靠,便于相互交流;可操作性强,检测结果易判断,敏感性和特异性较高;易实现标准化和规范化,便于推广应用。

国家标准 GB 14922.1 – 2001 和 GB 14922.2 – 2011 对不同级别实验动物的寄生虫和微生物监测内容做出了详细规定。目前,我国对实验动物病毒学检测通常采用血清学方法,包括酶联免疫吸附实验(ELISA)、免疫荧光实验(IFA)、免疫酶染色实验(IEA)和血球凝集(HA)和血球凝集抑制(HI)实验。实验动物细菌学检测方法通常采用细菌分离、培养方法,根据鉴别培养基上菌落特征,将分离到的可疑菌落做生化鉴定。实验动物寄生虫学检测通常在光学显微镜下查找寄生虫的虫体、虫卵或孢子。对人兽共患的弓形虫,则采用血清学的方法(如 ELISA)进行检测。

详细步骤参见国家推荐性标准:GB/T 14926.1 ~ 14926.64 – 2001《实验动物——微

生物学检测方法》和 GB/T18448.1 ~ 18448.10 - 2001《实验动物——寄生虫学检测方法》各分项进行。

三、微生物学和寄生虫学质量检测

(一)检测频率

病原体刚侵入实验动物群体时,较易分离到病原体,而当流行趋于平静时可能分离不到病原体,但特异性抗体的检出率会持续上升,通常在 2 ~ 3 个月内,抗体检出率不会下降太大。随着时间的推移,某些个体的抗体效价水平会下降,以及新生的非感染动物增加,使抗体阳性动物的检出率大大减少。

在实验动物的国家标准中,普通级动物、清洁级动物、无特定病原体级动物要求至少每 3 个月进行一次质量检测;无菌级动物要求每年进行一次质量检测,每 2 ~ 4 周检测一次动物的生活环境标本和粪便标本。

(二)取样要求

1. 应选用成年动物并根据国标要求选取数量

通常对于动物群体中感染率高的病原体,只需少量采样就能检出;而当感染动物比例低时,若不增加取样数量,就可能漏检。因此,可根据实验动物群体中病原体的感染率决定取样数量,如病原体感染率为 1%,要检出感染动物至少应取样 100 只。达标的实验动物须排除的病原体感染率应为"0",取样数量须达 60% 甚至 90% 以上,其检测结果的可信度方可达到 95% ~ 99%。而啮齿类实验动物采样,通常都牺牲被检测动物,且实验动物寄生虫学质量检测通常与微生物学质量检测同时进行,而病原体的感染率不可能相同。因此,在标准中采用的取样数量和取样方法,将适当参考实验动物群体大小,兼顾绝大多数病原体的感染率,以决定取样数量;并规定取样点。

2. 取样位置

虽然国标中要求在动物繁殖单元不同方位(例如四角和中央)选取动物,每个方位选取至少 4 个采样点,但实际取样中,每个生产繁殖单元的结构不尽相同,而且设施内部笼架摆放也不尽相同,在基本原则确定的情况下,具体抽样方式可以相应的调整。

3. 样本运输要求

送检活体动物时,应按实验动物相应等级标准进行包装、编号并注明动物品种、品系、等级、数量、检测项目;运输时装箱(笼)密度应符合实验动物生理、生态要求;不同品种、品系、性别和等级的实验动物不得混合装运,以防止相互干扰;长途运输(一般超过 4 小时以上)时应供给动物充足的、含水量丰富的营养性食料,避免使用饮水瓶,以防洒漏;高温、雨雪和寒冷等恶劣天气运输实验动物时,应对实验动物采取有效的防护措施。

4. 大型动物取样

无特殊要求时,兔、犬和猴的活体取样,可在生产繁殖单元取样(表 3 – 4)。

表 3 – 4 实验动物不同生产群体取样数(GB 14922.2 – 2011)

群体规模(只)	取样数量(只)
< 100	> 5
100 ~ 500	> 10
> 500	> 20

注:每只隔离器检测 2 只。

(三)检测项目分类

必须检测项目:指在进行实验动物质量评价时必须检测的项目。

必要检测项目:指在国外引进实验动物时;怀疑有本病流行时;申请实验动物生产许可证时和实验动物质量合格证时必须检测的项目。

小鼠、大鼠常见病原微生物检测项目见表 3 – 5、表 3 – 6 所示:

表 3 – 5 小鼠、大鼠病原菌检测项目(GB 14922.2 – 2011)

动物等级			病　　原　　菌	动物种类	
				小鼠	大鼠
无菌动物	无特定病原体动物	清洁动物	沙门菌(*Salmonella spp.*)	●	●
			假结核耶尔森菌(*Yersinsa pseudotuberculosis*)	○	○
			小肠结核炎耶尔森菌(*Yesinia enterocolitica*)	○	○
			皮肤病原真菌(*Pathogenic dermal fungi*)	○	○
			念珠状链杆菌(*Streptobacillus moniliformis*)	○	○
			支气管鲍特杆菌(*Bordetella bronchiseptica*)		●
			支原体(*Mycoplasma spp.*)	●	●
			鼠棒状杆菌(*Corynebacterium kutscheri*)	●	●
			泰泽病原体(*Tyzzer's organism*)	●	●
			大肠杆菌 O115a,C,K(B)[*Escherichia coli O115 a. C,K(B)*]	○	
			嗜肺巴斯德杆菌(*Pasteurella pneumotropica*)	●	●
			肺炎克雷伯菌(*Klebsiella pneumoniae*)	●	●
			金黄色葡萄球菌(*Staphylococcus aureus*)	●	●
			肺炎链球菌(*Streptococcus pnemoniae*)	○	○
			乙型溶血性链球菌(*β – hemolyticstre ptococcus*)	○	○
			绿脓杆菌(*Pseudomonas aeruginosa*)	●	●
			无任何可查到的病菌	●	●

注:●必须检测项目,要求阴性;○必要时检查项目,要求阴性。

表 3－6　小鼠、大鼠病毒检测项目（GB 14922.2－2011）

动物等级			病　毒	小鼠	大鼠
无菌动物	无特定病原体动物	清洁动物	淋巴细胞脉络丛脑膜炎病毒（*Lymphocytic choriomeningitis Virus*，LCMV）	○	
			汉坦病毒（*Hantavirus*，HV）	○	●
			鼠痘病毒（*Ectromelia Virus*，ECTV）	●	
			小鼠肝炎病毒（*Mouse Hepatitis Virus*，MHV）	●	
			仙台病毒（*Sendai Virus*，SV）	●	●
			小鼠肺炎病毒（*Pneurnonia Virus of Mice*，PVM）	●	●
			呼肠孤病毒Ⅲ型（*Reovirus type* Ⅲ，Reo－3）	●	●
			小鼠细小病毒（*Minute Virus of Mice*，MVM）	●	
			小鼠脑脊髓炎病毒（*Theiler's Mouse Encephalomyelitis Virus*，TMEV）	○	
			小鼠腺病毒（*Mouse Adenovirus*，MAd）	○	
			多瘤病毒（*Polyoma Virus*，POLY）	○	
			大鼠细小病毒 RV 株（*Rat Parvovirus*，KRV）		●
			大鼠细小病毒 H－1 株（*Rat Parvovirus*，H－1）		●
			大鼠冠状病毒/大鼠涎泪腺炎病毒［*Rat Coronavirus*（RCV）/*Sialodacryondenitis Virus*（SDAV）］		●
		无任何可查到的病毒		●	●

注：●必须检测项目，要求阴性；○必要时检查项目，要求阴性。

（四）检验程序

实验动物病原微生物检测程序见图 3－1 所示：

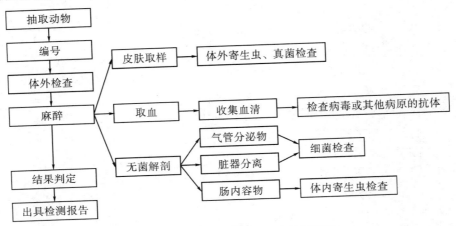

图 3－1　实验动物病原微生物检测程序

（五）检测结果判定

国家标准 GB 14922.1－2001 和 GB 14922.2－2011 规定了实验动物质量判定原则为：经检测，如有一项指标不符合该级别标准要求，则判为不符合该级别标准。根据检验结果，由检验人员及其负责人签发检测报告。

四、实验动物的卫生防疫与隔离措施

实验动物（除大型或稀有实验动物）不应采取疫苗接种或药物治疗，主要采取预防为主的疾病防治策略，这是因为：①应用疫苗或治疗制剂可能干扰实验结果，而使实验无效。如使用抗生素或磺胺类药物可使动物的肝、胆、肾等脏器组织产生毒性损伤，影响实验结果。②经过治疗或免疫的动物，外表健康，但仍带菌或带毒，从而成为潜在的传染源。如沙门菌即使采取药物治疗，也不能使其从动物群中彻底根除；又如小鼠肝炎病毒，虽用疫苗免疫可以产生免疫力，但有些小鼠仍可带毒，使其在小鼠群中长期存在。③对小型实验动物采取治疗措施，尤其是需用特殊药物的个体治疗，经济上也不合算。

（一）实验动物的防疫原则

1．隔离饲养

不同种类动物要分开饲养，严禁混养，以防止交叉感染。

2．新引进动物要严格检疫

依据国家检测标准，应当从具有实验动物质量合格证的单位引进动物，并执行严格的隔离检疫制度。

3．坚持卫生消毒制度

定期对动物设施环境和饲养用具进行消毒，杜绝各种微生物的侵入和繁殖。

4．饲养管理人员

饲养管理人员要定期进行健康检查，有人畜共患病者，应及时调离与动物接触的工作岗位。

5．动物生产单位

动物生产单位要对生产繁殖的动物定期进行质量检测，发现感染性疾病应及时淘汰并更新种群。

6．免疫接种

对国标要求必须实施预防接种的实验动物要定期进行免疫接种并进行接种后免疫效果的评价（抗体检测）。

7．无害化处理

严格防止野生动物侵入实验动物环境设施，对死亡的动物尸体和动物实验材料等必须进行无害化处理。

(二)日常预防措施

(1)饲养人员应严格遵守不同等级实验动物的饲养管理、卫生防疫制度和操作规程,认真做好各项记录,发现情况,及时报告。

(2)实验动物设施周围应无传染源,不得饲养非实验用家畜、家禽,防止昆虫及野生动物侵入。

(3)坚持日常卫生消毒制度,降低环境设施中的病原体含量。

(4)不从疫区引进实验动物。

(5)各类动物应分室饲养,以防交叉感染。饲养室严禁人员互串和非饲养人员出入,购买或领用动物者不得进入饲养室内。

(6)饲料和垫料库房应保持干燥、通风、无虫、无鼠,饲料的质量应达到相应的国家标准。

(7)饲养人员和兽医技术人员应每年进行健康检查,患有传染性疾病的人员不应从事实验动物相关工作。

(三)应对疫病措施

(1)及时发现、诊断和上报上级管理部门和防疫部门,并通知邻近单位做好预防工作。

(2)迅速隔离患病动物,对污染的环境和器具进行紧急消毒。

(3)若发生危害性大的疫病,如鼠痘、流行性出血热等应采取封锁等综合性措施,疫情扑灭并经消毒处理一个月后方可解除封锁。

(4)病死和淘汰动物应采取焚烧等措施进行无害化处理。

(四)消毒措施

防疫消毒是用物理或化学方法消灭停留在不同传播媒介物上的病原体,防止病原体播散到周围环境中,以切断传播途径,阻止和控制传染的发生。依据其目的不同可以分为以下三种方式:

1.随时消毒

发生传染病时,为了及时消灭刚从患病动物体内排出的病原体而采取的消毒措施称为随时消毒。消毒的对象包括患病动物所在的房舍、隔离场所以及被患病动物分泌物、排泄物污染和可能污染的一切场所、笼具等。通常在解除封锁前,每天对非饲养区域或未感染动物圈舍进行彻底消毒,患病动物隔离舍应每天进行多次消毒。

2.预防性消毒

预防性消毒是指未发现传染源情况下,结合平时的饲养管理,定期对可能被病原体污染的实验动物房、笼架具、饮水等进行定期消毒的措施,以达到预防一般传染病的目的。

3. 终末消毒

终末消毒是指在患病动物解除隔离、痊愈或死亡后，或者在疫区解除封锁之前，为了消灭疫区内可能残留的病原体所进行的全面彻底的大消毒。

（五）隔离措施

隔离患病动物和可疑感染的动物是防治传染病的重要措施之一，隔离是为了控制传染源，防止健康动物继续受到传染，以便将疫情控制在最小范围内就地予以扑灭。隔离时应选择不易散播病原体、消毒处理方便的地方或房舍进行。如患病动物数目较多，可集中隔离在原来的动物房内。

隔离场所禁止闲杂人员和动物出入和接近，工作人员出入应遵守消毒制度。隔离区内的用具、饲料、粪便等，未经彻底消毒处理，不得运出。对于发生烈性人兽共患病（如流行性出血热等）的动物群，应及时采取有效措施，全群扑杀，严格消毒，防止疫情进一步扩散。

（六）实验动物饲养中的生物安全

生物安全是指针对生物医学专业或现代生物技术的开发和应用过程中，造成对人体健康和生态环境的潜在威胁，而采取的一系列有效预防和控制的措施。

1. 饲养管理控制

饮用水：清洁级及其以上级别的实验动物其饮用水必须经过高温高压灭菌处理，给水设备必须按各级别实验动物的管理要求定期清洗消毒。

垫料：经常更换垫料保持笼盒的清洁、干爽，如发现笼盒有动物死亡，应及时更换笼盒，清理出来的垫料要焚烧处理。

消毒：落实卫生清洁及消毒制度，动物笼架、笼盒、饮水瓶等使用前要消毒，定期更换清洗。常用的灭菌方法有热灭菌法、^{60}Co辐照灭菌法等；消毒方法有化学药液浸泡、清洗、熏蒸等。

防虫：设计时要考虑动物房昆虫和野鼠的防控，配备防虫防鼠设备。

2. 生物安全措施

门禁制度：生物安全实验室的门应向内开启，并设有自动闭锁装置。特定的感染性病原的研究项目，实验室负责人应制定相应的规定，进入人员应作相应的检查或疫苗接种，在实验室出入口设置国际通用的生物安全符号。

个人卫生和防护衣着：每次接触培养物和实验动物后或是离开实验室或进入动物房之前均应彻底洗手，对感染性动物进行饲喂、供水、捕捉或搬动等操作时，以及皮肤不可避免要接触感染性材料的情况下，均应戴手套。进入动物房的人员都必须戴口罩，以减少接触应变原或可能有感染性的气溶胶，穿戴防护服有助于保护个人的服装不落上气溶胶微粒，或者直接接触被污染的表面和材料所引起的污染。

工作结束后,操作台面有感染性材料溅洒时,操作台面必须用适宜的消毒液清洗,应用消毒液擦拭实验室地面和门把手等表面区域。动物笼具和使用后的器材应先消毒后清洗,污物、一次性物品须放入医疗废物专用垃圾袋中,经高压灭菌后方可拿出实验室。动物尸体用双层医疗废物专用垃圾袋包裹后,放入标有动物尸体专用的容器内,用消毒液喷雾容器表面后运至解剖区域剖检。

第四节　实验动物遗传学分类

实验动物遗传学主要是揭示并按需要改变和维持实验动物特定的遗传结构,从而减少或避免遗传因素对实验结果的干扰,甚至通过改变实验动物的遗传结构,使某些特定实验能顺利开展。实验动物的遗传学质量控制是实验动物标准化的主要内容之一。实验动物按照遗传学控制标准,主要分为近交系动物、封闭群动物和杂交群动物。

一、近交系动物

近交,即近亲繁殖,是指在某一群体中有目的地选用遗传学上血缘关系较近的雌雄个体,即有共同祖先的个体,进行交配。近交是培养近交系动物的必须手段,通过近交使一个种群遗传基因达到接近完全纯合程度,即所有同源染色体的相对位置都具有相同基因的状态。

(一)近交系

近交系(inbred strain)是经过至少连续 20 代的全同胞兄妹交配培育而成,品系内所有个体都可以追溯到起源于第 20 代或以后的一对共同祖先。近交系的近交系数应当大于 98.6%。近交系动物有以下特点:

1. 遗传基因位点纯合性

近交系动物经 20 代以上近交培育后基因纯合性增加,其任何一个基因点上的纯合率高达 98.6% 以上,基因位点由杂合子变为纯合子,动物群体不再携带未知的隐性基因,遗传组成相同,品系将会保留和表现所有的遗传性状,后代保持纯合子状态,无暗藏的隐性基因,动物表现型趋向一致。因此,采用近交系动物进行实验时,不会因为隐性基因的暴露而影响实验结果,同时有利于开展对纯合子基因型生物作用的研究。

2. 遗传稳定性

近交系虽然在遗传上并不是绝对的稳定,但是其遗传组成不受选择、近交和遗传漂变的影响,并且能导致遗传上发生变化的因素易受人为控制(遗传污染),而且出现的概率很低(残余杂合性和突变)。近交系由于遗传组成的高度纯合性和同源性,使其具有长期遗传稳定的特征。

3. 同源性

一个近交系内,所有动物都可追溯到其原始的一对共同祖先,即同一品系内具有基本相同的遗传组成和遗传特点。

遗传同源性的特点使近交系有以下三个重要特征:①品系内个体间可接受组织移植;②对品系内单个个体的监测可得知品系整体的基因类型;③从一个群体内可以很容易分离出许多遗传上相同的亚群体。遗传同源性使近交系广泛地应用于涉及器官、组织和细胞移植的研究领域。

4. 表型均一性

由于遗传上的同源性,在相同的环境因素下,近交系品系内个体在表现型也是均一的,尤其是那些高度由遗传决定的生物学特征。近交系表型上的一致性使得使用较少量的动物即可达到统计学的精确程度。

5. 遗传组成的独特性

近交系培育完成后,每个品系从动物和整个基因库只获得极少部分基因,这些基因的组合构成了品系的遗传组成。因此,每个品系在遗传组成上是独一无二的,具有独特的表型特征。这些遗传和表型的独特性使各个近交品系之间的差异相当大,容易成为模型动物广泛地应用于生理、形态和行为研究。在某些情况下,品系间的差异显示在量上,而不在质上,这一点在研究上非常有用。因此,可在众多的近交系中筛选出对某些因子敏感和非敏感的品系,以达到不同的实验目的。

6. 可分辨性

近交系群体一旦培育成功,动物群体内几乎不再存在遗传的多态性,每个位点只有一种基因类型,而不存在其他的等位基因,通过对各个位点进行遗传监测,可以建立每个品系标准的遗传概貌,得知每个位点的基因类型,此后采用相同的遗传监测方法,对动物品系随时随地进行辨认,以确定其在遗传上的可靠性。

7. 分布的广泛性

近交系动物个体具备品系的全能性,任何个体均可携带该品系全部基因库,引种非常方便,仅需 1～2 对动物。目前,大部分近交系动物分布世界各地,不同国家和地区的研究者可能饲养和使用在遗传上完全相同的标准近交系动物,这从理论上保障了不同地区、不同国家科学家可能重复和验证已取得的数据,提高了实验结果的可比性。

8. 对外界因素敏感性

近交系由于高度近交而降低其在某些生理过程中的稳定性,使其对外界因素的变化更为敏感。近交系的这一特征,使其更容易为研究所用。但这一特征的缺点是在饲养和实验过程中,由于很难控制外界因素对每只动物都完全相同,从而导致对实验处理反应不同。另外,在近交品系的维持保种过程中,一些未知或难以控制的外界因素常常使动物的生活力和生育力下降,甚至断种。因此需要在环境因素和饲料营养方面更好地加以控制。

9. 背景资料的可查性

近交系动物由于培育和保种的过程中都有详细的记录,加之这些动物分布广泛,经常使用,已有相当数量的文献记载各个品系的生物学特性。另外,对任何近交系的每一项研究又增加了该品系的应用档案,这些基本数据对于设计新实验和解释实验结果提供了有价值的参考资料。

10. 繁殖力低下

近亲交配所产生的后代常常出现生长、成活、生育、抗病、适应环境等能力的减退,其主要缘由是隐性有害基因暴露和多基因平衡的破坏。近交系较低的生育力和生活力给品系的维持、保种和繁殖生产带来极大的不利。同时这一特征也使动物不能接受剧烈的实验处理,如大剂量的毒性实验等。

(二)亚系

亚系(substrain or sublines)是由同一个近交系分离出来的具有各不相同的特性的品系,是由于残杂遗传组成(杂合性)和突变而导致部分遗传组成的改变。一般基因遗传背景越复杂,亚系区分的越多,代数越早分支,产生亚系的机会就越大。对于育成的近交品系,引种时间越长(3~5年以上),由于遗传病变、基因突变等原因,使得现存的品系已不完全是原来引种时的品系,它已分化成一个亚系。所以,对近交系动物引种5年后就得重新引种。

亚系形成的途径:①在同一研究室里,从近交系中分离出来,从兄妹交配繁殖达8~19代之后分开饲养,不与其他品系混交,再兄妹交配12代以上;②一个近交系从一个研究机构或研究者转送另一机构或研究者,经相当代数的饲养并与其他品系混交者;③当发现有某种基因变异时,可培育成具有某些特殊性状的亚系动物。

(三)同类系

同类系(congenic animal)也叫同源株(congenic stock),是在一个近交品系内发生了一个重要的单个基因突变,或者通过一系列的多次杂交和回交把一个基因导入一个近交背景品系内部形成与原株相对应的同源株。

同类系是同源导入近交和异单基因近交的通称,为亚系内的小分类。同源导入近交系(congenic inbred strain)是将一个基因导入到一个近交系(通过多次回交)而培育成新的近交系,也称同类近交系。异单基因近交系(colsognic inbred strain)是相同近交品系的动物内,如果发生了单个基因的突变,而培育成的新的近交品系称异单基因近交系。

同类系动物个体之间遗传背景是一致的。如C57BL/KSJ是C57BL/6J的同类系,该小鼠第17号染色体上的H-2遗传结构与C57BL/6J有差异,其余遗传背景均一致。就是该同类系的产生是人为导入另外一个品系的(H-2)基因,再采取连续回交(一般到第10代)方可育成其遗传背景均一,只有H-2位点遗传结构不同的同类系。

(四)重组近交系

重组近交系(recombinant inbred strain)是以两个无关的高度近交的品系进行交配,产生后代后,再行全同胞交配20代以上而育成的近交系动物。其特征既具有双亲品系的特性,又具有重组后一组内和每个重组近交系的特点。

(五)近交系动物的命名

自1952年以来,近交系小鼠由国际标准遗传命名委员会(International Committee on Standardized Genetic Nomenclature for Mice)制定命名法,并由该组织对各国培育的新品系做鉴定和认可。并对公认的已命名近交系小鼠进行介绍,包括各个系或种的历史、来源、独特的生物学特性的介绍,以及人名、单位名的规定写法和遗传背景、基因组成、缩写符号及其相应品系的标准命名等。近交系、亚系和支系的命名按照下面的原则进行:

1.以1~4个大写英文字母表示,如A、AE、DBA、AKR等。

2.两个大写字母间加入1~2个阿拉伯数字,书写时与英文字母平等,不可用下标形式,规范书写格式如C3H、C57BL。

3.有一些品系以阿拉伯数字命名,虽非正规命名,但为国际所认可,仍保留沿用。如"615""129""101"等。

4.以近交代数命名,在品系符号后加括号写上F(filial)及代数表示,如A(F78)即A系实验动物繁殖78代;外界引入的近交系或亚系又经自己实验室繁殖若干代,其表示方法是在F后先标明引入时的子代数,再加自己实验室繁殖的代数,如C57BL/Jnga(F73+26),即表示该亚系是73代引入,又经自己培育了26代。

5.受精卵转输(ovary transfer)或卵巢移植(ovary transplantation)是在两雌性品系之间,用"e"(egg)或"o"(ovary)表示。如AeB,即A品系的受精卵转输到B品系(C57BL系缩写)雌鼠的子宫。

一般在研究论文和报告中,正规书写近交系品系的命名符号应使用全称,不可随便缩写。如只写C57BL系,其中包括几个特征不同的亚系(C57BL/1、C57BL/6J、C57BL/6N、C57BL/10J等);同样只写CBA,其中也包括各个特征不同的亚系,如CBA/J亚系具有视网膜退变等基因,而另一个亚系CBA/ca则无此基因,而且两者对射线的敏感性及组织相容性均不相同。

国际公认并已公布的品系缩写有:AKR-AK、BALB/c-C、C3H-C3、CBA-CB、C57BL-B、C57BL/6-B6、C57BL/10-B10、C57BR-BR、C57L-L、DBA/1-D-D1、DBA/2-D2、HRS/J-HR、RⅢ-R3等。

近交系实验动物综合表示法,可以明确该近交系的来源、遗传背景及培育过程。如

DBA/15LACA/1LAC,其 DBA 为近交系小鼠的名称,"1"为亚系;"f"代乳;"LACA"雌鼠;"LAC"是英国实验动物中心培育机构名称。同样,C57BL/6J 其"C"代表 Cold Spring Harbor Laboratory;"57"为第 57 号雌鼠;"BL"为 BLACK(黑色)缩写;"6"亚系数字;"J"(Jackson Laboratory)。

二、杂交群动物

两个近交系动物之间进行有计划交配所获得的第一代动物,称为杂交群动物(hybrid strain),简称 F1 动物,如 AKR 与 DBA/2 小鼠交配产生的 AKD2F1。杂交 F1 动物不是一个品系物或品种,因为它具有的特性不能遗传给下一代,即不能自群繁殖成与杂交 F1 代相同基因型的动物。子一代带有许多杂合位点,在子二代时,会发生遗传上的性状分离和基因重组,繁殖时只能由两个亲本近交系杂交获得。

两个用于生产杂交一代的近交系称为亲本品系(parental strain),提供的雄性为父系(paternal strain),提供的雌性为母系(maternal strain)。杂交一代的遗传组成均等地来自两个亲本品系,即每个基因位点上的两个等位基因分别来自父系和母系。如果亲本品系某个基因位点上的基因相同,则杂交一代在这个位点就为纯合基因,相反,如果不同相同,则为杂合基因。尽管杂交一代携带许多杂合位点,但其在个体遗传上是一致的。

一般遗传学 F1 与实验动物 F1 的区别:一般遗传学中 F1 是杂交,其个体之间差异很大,因为亲本本身就是杂交,即经随意交配繁殖的动物;实验动物中的 F1,虽然也是杂交,但个体之间却很均一,从遗传类型上看是异型结合体,它们个体之间杂合的一致,所以个体之间基本是相同的,且有非常清楚的遗传背景和两个亲体的特征。所以,杂交群动物虽然遗传型是杂合的,但个体之间的遗传型和表型是一致的,从而符合作为实验动物的基本要求,在实验研究的应用中能获得正确的实验结果。

在 F1 代动物生产中,两个亲体的互交情况则表达所用品系的性别。虽然是用同一样的两个近交系杂交,由于所用的雌雄不同,而出现差异。虽然同样都是采用两只鼠骨髓瘤细胞系,一般都采用 BALB/c 品系小鼠,由此获得的杂交瘤细胞注入该小鼠腹腔后,即可产生肿瘤,同时产生高效价抗体的腹水。若 BALB/c 小鼠对一特定抗原不产生最适免疫应答反应时,也可改用 C57BL/6 或 NEB 等品系小鼠。

(一)杂交群动物的特点

杂交群动物在生活力、抗病力以及对慢性实验的耐受性都较好,对环境差异的适应能力也较强,而且也较容易繁殖和饲养。杂交一代有许多优点,在某些方面比近交系更适用于研究。

1. 杂交优势

经过杂交,从一个亲代获得的隐性有害基因与从另一亲代获得的显性有利基因组成杂合子,因显性有利基因的作用掩盖隐性有害基因的作用,而呈现杂交优势。杂交一代具有较强的生命力,对疾病的抵抗力强,寿命较长,容易饲养,在很大程度上可以克服因近交繁殖所引起的各种近交衰退现象。对长期实验的耐受能力也较强,适用于携带保存某些有害基因和长时间的慢性致死实验。而且由于环境因素所引起变异的可能性也较纯系小,也可作为代乳动物以及卵、胚胎和卵巢移植的受体。

2．遗传和表型上的一致性

虽然杂交一代的基因不是纯合子,但是遗传稳定性表现一致,就某些生物学的特征而言,杂交一代比近交系动物具有更高的一致性,不容易受环境因素变化的影响,广泛地适用于营养、药物、病原和激素的生物评价。

3．具有同基因性

杂交 F1 虽然具有杂合的遗传组成,其基因型是整齐一致的,具有亲代双亲的特点,可接受不同个体乃至接受两个亲本品系的细胞、组织、器官和肿瘤的移植,适用于免疫学和发育生物学等领域的研究。

4．国际上广泛分布,用于各类实验研究

实验结果便于在国际上进行重复和交流。

(二)杂交群动物的命名及要求

杂交动物的命名是以两个近交的名称为基础进行的,命名书写时习惯把雌本品系写在前,雄本品系写在后,以"×"连接,再写上 F1。例如,C57BL/6 × DBA/2F1 是表示 C57BL/6 系的雌性和 DBA/2 系的雄性杂交后生的 F1。近交系小鼠常用的品系有一些缩写标记,也可将两个亲本近交品系的缩写按雌雄的顺序写在一起,再加"F1"即为 F1 代动物的标准命名,因此 C57BL/6 × DBA/2F1,也可缩写成 B6D2F1。

当用两个近交系来生产杂交一代时,可产生两个杂交一代,取决母系或父系的不同。如用 C57BL/6 和 DBA/2 来生产杂交一代,就有两种情况:C57BL/6 ♀ × DBA/2 ♂ 产生的 B6D2F1 和 DBA/2 ♀ × C57BL/6 ♂ 产生的 D2B6F1。这两种杂交一代的区别在于,①染色体:B6D2F1 的雄性携带来自 DBA/2 的 Y 染色体。而 D2B6F1 携带来自 C57BL/6 的 Y 染色体;②母性因素:包括细胞质成分、子宫环境和母乳等,B6D2F1 是从 C57BL/6 接受这些因素,而 D2B6F1 则是从 DBA/2 接受这些因素。

杂交一代本身不能进一步繁殖而同时保持其遗传组成不变。杂交一代带有许多杂合位点,进一步交配繁殖,杂交二代(F2)就会出现遗传分离和基因重组,个体间的一致性也随之消失。如果要生产杂交一代动物,只能维持两个亲本近交系的存在。作为亲本品系近交系的选择主要取决于实验研究对杂交一代遗传组成的要求。在这个前提下,可以选择在遗传上差异较大且具有较强亲合力及较大异质差异的品系进行杂交以提高杂交优势的程度。

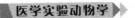

(三)常用杂交群小鼠

常用的杂交群小鼠 F1 动物见表 3－7。

表 3－7　常用的 F1 动物(秦川,2015)

序号	F1	♀×♂	序号	F1	♀×♂
1	AKD2F1	AKR × DBA/2	10	CBA－T6D2F1	CBA－T6 × DBA/2
2	BA2CF1	C57BL × A2G	11	CB6F1	BALB/c × C57BL/6
3	BCF1	C57BL × BALB/c	12	CCBA－T6F1	BALB/c × CBA－T6
4	BCBAF1	C57BL × CBA	13	CC3F1	BALB/c × C3H
5	B6AF1	C57BL/6 × A	14	CD2F1	BALB/c × DBA/2
6	BC3F1	C57BL × C3H	15	CLF1	BALB/c × C57BL/6
7	B6D1F1	C57BL/6 × DBA/1	16	C3BF1	C3H × C57BL
8	CAF1	BALB/c × A	17	C3D2F1	C3H × DBA/2
9	CAKF1	BALB/c × AKR	18	C3LF1	C3H × C57L

(四)杂交群小鼠的应用

由于 F1 动物具有与纯系动物基本相同的遗传均质性,又克服了纯系动物因近交繁殖所引起的近交衰退,所以受到科学工作者的欢迎,在医学生物学中得到广泛应用。

1.干细胞的研究

外周血中的干细胞是组织学中的老问题,大部分人认为大淋巴细胞或原淋巴细胞相当于造血干细胞。但在某些动物中,尽管在外周循环中发现了大淋巴细胞,一般也不认为有干细胞的存在。根据目前的研究,可以清楚地表明,来自 F1 小鼠正常的外周血的白细胞能够在受到致死性照射的父母或非常接近的同种动物中种植和繁殖,使动物存活和产生供体型的淋巴细胞、粒细胞和红细胞,这证明小鼠外周血中存在干细胞。因此,F1 动物是研究外周血中干细胞的重要实验材料。

2.移植免疫的研究

F1 动物是进行移植物抗宿主反应(graft versus host reaction,GVHR)良好的实验材料。可以鉴定出免疫活性细胞去除是否完全。如 CBA 小鼠亲代脾脏细胞经一定培养液孵育后,注入 CDF1(CBA × DBA/2)小鼠的脚掌,对侧作为对照,如 CBA 亲代小鼠免疫活性细胞去除干净时,则不会产生 GVHR,否则相反。它可采用 C57BL/6 脾脏细胞悬液,经一定培养液孵育后注入 BCF1(C57BL × BALB/C)小鼠脾脏,观察脾/体比值,或用 2 月龄 DBA/2 小鼠脾脏细胞经一定培养液孵育后注入 CDF1 小鼠脾腔,测定其死亡率,鉴定免疫活性细胞的去除情况。

3.细胞动力学研究

如选用 BCF1(C57BL × BALB/C)小鼠做小肠隐窝细胞繁殖周期实验;选用 CDF1

（CBA×DBA/2）小鼠作小肠隐窝细胞剂量存活曲线,选用 DBF1（DBA/2×C57BL/6J）受体小鼠观察移植不同数量的同种正常骨髓细胞与脾脏表面生成的脾结节数之间的关系等。

4.单克隆抗体研究

杂交瘤合成单克隆抗体是生物医学中一项重大的突破,采用的小鼠骨髓瘤细胞系,一般都采自 BALB/c 品系小鼠,由此获得的杂交瘤细胞注入该小鼠腹腔后,即可产生肿瘤,同时产生高效价抗体的腹水。若 BALB/c 小鼠对某一特定抗原不产生最适免疫应答反应时,也可改用 C57BL/6 或 NEB 等品系小鼠。英国目前大多数采用 BALB/c 和 CBA 杂交 F1 代小鼠作单克隆抗体研究,比单独用 BALB/c 小鼠要好,其 F1 代小鼠的脾脏比同日龄的 BALB/c 小鼠的脾脏要大。

5.作为某些疾病研究的模型

例如 NZB×NZWF1 是自身免疫缺陷的模型,C3H×IF1 是肥胖病和糖尿病的模型。

三、封闭群动物

以非近亲交配方式进行繁殖生产的一个实验动物种群,是在不从其他外部引入新个体的条件下,至少繁殖 4 代以上的群体称为封闭群,也称远交系。在封闭条件下,群内动物随机交配繁殖,且符合远交系遗传特征。封闭群动物不论来自近交系或非近交系,其繁殖方式均采用随机交配,以保持动物群体基因杂合性,这样封闭群动物的生产力、生育力均会超过近交系。

（一）封闭群动物的特点

1.保持一定的杂合性

封闭群动物不从外部引进新基因,同时进行随机交配,不让群体内基因丢失,以保持封闭群一定的杂合性。因此,个体间对实验刺激的反应性具有差异,个体间的重复性和一致性没有近交系、杂交群动物好。

2.保持相对稳定的一般遗传特征

封闭状态和随机交配使群体的基因频率基本保持稳定不变,从而使群体保持了一般遗传特征,但是个体间又具有杂合性。

3.具有较强的繁殖力和生产力

封闭群动物不论来自近交系或非近交系,其繁殖方式均采用随机交配,避免了近交带来的近交衰退现象出现。因此,封闭群动物的繁殖力和抵抗力均超过近交系。

4.群体中存在有模型价值的突变基因

封闭群中存在个别突变基因的突变种,这些突变可能以纯合或杂合的形式存在于群体中,应注意研究突变基因在封闭群中的保存和遗传规律。

5. 群体内个体差异取决于祖代

若祖代为一般杂交动物,则个体间差异较大;若祖代来自近交系动物,则差异较小。

(二)封闭群的命名

封闭群中远交系的命名除了一些由于历史原因已广泛使用的名称之外,如 New Zealand 兔、Dunkin Hartley 豚鼠、Wistar 大鼠、ddy 小鼠等,一般用 2～4 个大写罗马字母进行命名,如 NIH 小鼠和 ICR 小鼠。在大写字母之前加上由一个大写字母和 1～3 个小写字母构成的培养者或者保持者的符号,并且与品系名称用冒号隔开,如 N:NIH 是由美国国立卫生研究院保持的 NIH 小鼠,Han:NMRI 是由德国实验动物繁育中心研究所保持的 NMRI 小鼠,Lac:LACA 是由英国实验动物中心保持的 LACA 小鼠。

封闭群中突变系的命名是在远交系命名的基础上加上适当的基因符号,并且用连字号相连。基因符号应该用斜体字,N:NIH - *nu/nu*,表示美国国立卫生研究院保存的带有纯合 nu 基因的 NIH 小鼠。La:LACA - *Dh/f*,表示英国实验动物中心保存的带有杂合半肢畸形基因的 LACA 小鼠。

把保持者的缩写名称放在种群名称的前面,二者之间用冒号分开是封闭群动物与近交系动物命名中最显著的区别。除此之外,近交系命名中的规则及符号也适用于封闭群动物的命名。

(三)封闭群动物的应用

目前,国内外在医药、农业、化工等部门的生产单位使用的实验动物基本上均是封闭群动物,从使用量上看,封闭群也远远超过近交系。这是因为近交系品系繁多,又不易大量生产,往往仅适用于设备条件较好的研究机构和科研上使用,这就大大限制了其使用范围。而封闭群则不然,因具有与人类群体相似的遗传异质性,在生物医学研究中具有不可替代的作用。

就整体而言,由于封闭群状态没有引进新的血缘,其遗传特性以及其他反应能保持相对稳定。就群体内个体而言,因其有杂合性,所以个体间的反应性具有差异,某些个体反应性强,某些个体反应较弱。因此,个体间的重复性和一致性没有近交系、杂交群动物好,在遗传中可作为选择实验的基础群体,用于对某些遗传性状的研究。同时因其携带大量的隐性有害突变基因,可用于估计群体是自发或诱发突变的遗传负荷能力。另外,封闭群有类似于人类群体的遗传异质性,在人类遗传研究、药物筛选、毒物实验、生物制品和化学制品的鉴定等方面发挥着不可替代的作用。

封闭群动物的随机交配避免了近交衰退的出现,表现为每胎产仔多、胎间隔短、仔代死亡率低、生产快、成熟早、对疾病抵抗力强、寿命长。饲养繁殖无须详细谱系记录。封闭群动物容易生产、成本低,因而广泛应用于预实验、教学和一般实验研究中。

封闭群中突变种所携带的突变基因通常导致动物在某方面异常,从而可成为生理学、胚胎学和医学生物学研究的模型。目前,常用的封闭群动物有:昆明(KM)小鼠、NIH小鼠、LACA 小鼠、ICR 小鼠、Wister 大鼠、SD(Sprague-Dawey)大鼠、Dunkin Hartly 豚鼠、大耳白兔、青紫蓝兔、New Zealand 兔等。国内昆明小鼠最常用,其祖先可能是 Swiss 小鼠,1946 年从印度引入我国昆明,以后又分送到我国各地,因此得名"昆明小鼠"。

迄今为止,对于封闭群的研究,无论理论上还是实践上,无论国内或国外,都远远落后于近交系,其原因在于封闭群是属于群体遗传学理论范畴,群体遗传产生较晚,因而不能机械地套用近交系理论。对封闭群动物所进行的研究工作目前大多只限于大鼠、小鼠、豚鼠和家兔,而且研究报告甚少,预计短时间内不会出现大的改观。

第五节　实验动物遗传学质量控制

实验动物是具有明确遗传背景并严格进行遗传控制的动物,遗传因素不仅会对实验结果造成干扰,甚至可以通过改变实验动物的遗传结构来使得某些特定实验能够顺利开展。很多生命科学的研究也要求实验动物的遗传结构具有较高的同一性、稳定性和纯合度来完成科学实验,这就提出了实验动物的遗传质量控制的问题。

一、实验动物遗传学质量控制的内容

实验动物的遗传学质量控制主要包括两个方面:

一是科学地进行引种、繁殖和生产,即对生产过程进行控制,定期进行动物的遗传质量监测,确保实验动物遗传背景清楚。

二是建立定期的遗传监测制度,健全实验动物遗传质量标准,进而对产品的质量进行控制,保证其遗传质量及生物学特性的稳定性。同时为其品系注册登记提供遗传背景技术资料,保证其标准化动物在生命科学中的连续稳定应用。

二、近交系动物和封闭群动物的繁殖

(一)近交系动物的繁殖

原则:选择近交系动物繁殖方法的原则是保持近交系动物的同基因性及其基因纯合性。

引种:作为繁殖用原种的近交系动物必须遗传背景明确,来源清楚,有较完整的资料(包括品系名称、近交代数、遗传基因特点及主要生物学特征等)。引种动物应来自近交系的基础群。

基础群:目的是保持近交系自身的传代繁衍和提供种源。基础群严格以同胞兄妹交配方式进行繁殖。基础群应设动物个体记录卡(包括品系名称、近交代数、动物编号、出生日期、双亲编号、离乳日期、交配日期、生育记录)和繁殖系谱。

血缘扩大群:种源动物来自基础群;以全同胞兄妹交配方式进行繁殖;动物应设个体繁殖记录卡;动物不超过 5 ~ 7 代都应能追溯到其在基础群的一对共同祖先。

生产群:目的是生产供应动物,种源动物来自基础群或血缘扩大群;一般以随机交配方式进行繁殖;设繁殖记录卡;随机交配繁殖代数一般不超过 4 代。

(二)封闭群动物的繁殖

原则:尽量保持封闭群动物的基因异质性及多态性,避免近交系数随繁殖代数增加而过快上升。

引种:引种动物数量要足够多,小型啮齿类动物引种数目一般不少于 25 对。

繁殖:封闭群应足够大,尽量避免近亲交配。每代近交系数上升不超过 1%。

三、实验动物遗传质量监测方法

从理论上讲,凡是由遗传决定的动物性状都可能成为遗传监测的指标。但是考虑到性状的稳定性以及监测方法的准确和方便,研究者逐渐建立了一些遗传监测的常规方法。因为每种方法只涉及基因组内有限的一部分位点,所以需要几种方法同时使用,才能对品系的遗传组成有全面地了解。常用的方法有(表 3 - 8):

1. 统计学方法

统计学方法旨在监测动物的生长发育、繁殖性状参数。如体重、体长、窝产仔数、离乳数等。

2. 免疫学方法

免疫学方法侧重于监测动物的免疫标志,如皮肤移植法、混合淋巴细胞培养法、肿瘤移植法、血清反应法等。

3. 生物化学方法

生物化学方法主要监测动物体内生化酶的生化标记位点,即通过电泳检测各种同工酶,如脂酶、过氧化氢酶等生化标记。

4. 形态学方法

形态学方法主要是监测动物的毛色及肢体外形特征,如毛色基因测试法、下颌骨测定法等。

5. 细胞遗传学方法

细胞遗传学方法则主要监测动物体内单个细胞的染色体带型,如 C 带、G 带等。

6. 分子生物学方法

分子生物学方法是通过一系列的分子生物学实验分析遗传物质 DNA 的排列特征,如 RFLP、STR、RAPD、SNP、DNA 指纹等。

表 3 - 8　实验动物遗传监测常用方法

遗传性状	学科分类	常用方法
质量遗传性状	形态学	毛色基因测试法
	生物化学	生化标记检测法
	免疫学	免疫标记检测法、皮肤移植法、混合淋巴细胞培养法、肿瘤移植法、血清反应法
	细胞遗传学	染色体带型（C 带、G 带）
	分子生物学	RFLP、STR、DNA、RAPD、SNP、DNA 指纹等
数量遗传性状	数量遗传学	下颌骨测定法、生物学特性监测法
其他性状	病理生理学	对应性状的检测如 SHR 大鼠的高血压、糖尿病模型的血糖值、SCID 小鼠的渗漏率等

以上方法都是直接或间接监测动物体内某些基因的变化,但仅是其中很少一部分,不能反映遗传组成全貌,由于检测内容不同,各种方法可以相互补充。我国自 1994 年发布第一个实验动物标准,其中国标 GB 14927 规定了遗传检测的生化标记检测法和免疫标记检测法,这也是国际上常用的方法。该标准在 2001 年进行了修订,只是对个别位点做了调整;2008 年对生化标记法又增加了小鼠的肽酶、大鼠的血红蛋白和碱性磷酸酶,对免疫标记检测法增加了微量细胞毒检测方法,使遗传检测技术更加科学完善。具体操作方法详见国家标准 GB 14923 - 2010《实验动物——哺乳类实验动物的遗传质量控制》、GB/T 14927.1 - 2008《实验动物——近交系小鼠、大鼠生化标记检测方法》、GB/T 14927.1 - 2008《实验动物——近交系小鼠、大鼠皮肤移植法》。

四、遗传质量监测要求

遗传质量监测是定期对动物品系进行遗传检测的一种质量管理制度,其依据是实验动物的遗传学质量标准,检测方法为生化标记检测法和免疫标记检测法。近交系动物每年至少检测一次,封闭群动物也应定期进行检测,具体实施要求见 GB 14923 - 2010《实验动物——哺乳类实验动物的遗传质量控制》。

遗传监测制度作为实验动物质量控制的根本制度,必须严格执行。只有实施定期检测,才能确保动物遗传质量符合要求,动物实验结果科学、可靠。否则动物遗传特性的改变,可导致实验动物质的变化和实验数据的不可靠,影响实验研究结果的可信度。

（一）近交系动物的遗传质量

近交系动物必须符合以下要求:

1. 具有明确的品系背景资料,包括品系名称、近交代数、遗传组成、主要生物学特性等,并能充分表明新培育的或引种的近交系动物符合近交系定义的规定。

2. 用于近交系保种及生产的繁殖谱系及记录卡应清楚完整,繁殖方法科学合理。

3. 经遗传质量检测(生化标记基因检测法、皮肤移植法、免疫标记基因检测法等)质量合格。

(二)近交系小鼠、大鼠遗传检测方法

1. 生化标记检测

基础群:凡子代作为种鼠的双亲动物都应进行检测。

生产群:按下表(表3-9)要求随机抽取成年动物进行检测。

表3-9 近交系小鼠、大鼠遗传检测随机抽样原则(GB 14923-2010)

生产群中雌性种鼠数量	抽取数目
100 只以下	6 只
100 只以上	≥6%

生化标记基因的选择:近交系小鼠选择位于10条染色体上的14个生化位点,近交系大鼠选择位于6条染色体上的11个生化位点。结果判定见下表(表3-10):

表3-10 生化标记检测结果判定(GB 14923-2010)

检测结果	判断	处理
与标准遗传概貌完全一致	未发现遗传变异,遗传质量合格	——
有一个位点的标记基因与标准遗传概貌不一致	可疑	增加检测位点数目和增加检测方法后重检,确定只有一个标记基因改变可命名为同源突变系
两个或两个以上位点的标记基因与标准遗传概貌不一致	不合格	淘汰,重新引种

2. 免疫标记检测

皮肤移植法:每个品系随机抽取至少10只相同性别的成年动物,进行同系异体皮肤移植。移植全部成功者为合格,发生非手术原因引起的移植物的排斥判为不合格。

3. 微量细胞毒法

按抽样原则随机抽取检测数量,检测小鼠 H-2 单倍体,结果符合标准遗传概貌的为合格,否则为不合格。

4. 检测时间间隔

近交系动物生产群每年至少进行一次遗传检测。

5. 生化基因位点检测流程

常见生化基因位点检测流程如图3-2所示:

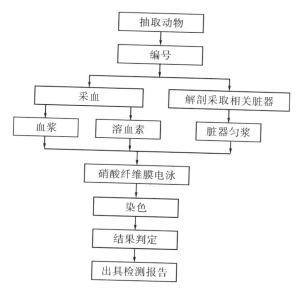

图 3 - 2 常见生化基因位点检测流程

(三)封闭群动物的遗传质量标准

由于封闭群动物的遗传组成不如近交系稳定,目前尚没有统一的质量标准,但基本要求如下:

1. 具有明确的遗传背景资料,来源清楚,有较完整的资料(包括种群名称、来源、遗传基因特点等);

2. 繁殖方法科学合理:以非近亲交配方式进行繁殖,每代近交系数上升不超过 1%;

3. 保持动物的基因异质性及多态性,避免近交系数随繁殖代数增加而过快上升;

4. 经遗传检测(生化标记基因检测、DNA 多态性分析等)基因频率稳定,下颌骨测量法判定为相同群体;

5. 具有一定的种群规模,保持封闭群的主要生物学特性。

(四)封闭群动物小鼠、大鼠遗传检测方法

1. 生化标记基因检测

抽样原则:随机抽取雌雄各 25 只以上动物进行基因型检测。

生化标记基因的选择:选择代表种群特点的生化标记基因,如小鼠选择位于 10 条染色体上的 14 个生化位点,大鼠选择位于 6 条染色体上的 11 个生化位点。

群体评价:按照哈代 - 温伯格(Hardy - Weinberg)定律,无选择的随机交配群体的基因频率保持不变,处于平衡状态。根据各位点的等位基因数计算封闭群体的基因频率,进行 χ^2 检验,判定是否处于平衡状态。处于非平衡状态的群体应加强繁殖管理,避免近交。

2. 其他方法

还可选用其他方法进行群体遗传质量检测,如下颌骨测量法、DNA 多态性检测法及统计学分析法等,统计项目包括生长发育、繁殖性状、血液生理和生化指标等多种参数,通过连续监测把握群体的正常范围。

3.检测时间间隔

封闭群动物每年至少进行一次遗传质量检测。

(五)杂交群动物的遗传质量检测

由于 F1 代动物遗传特性均一,不进行繁殖而直接用于实验,一般不对这些动物进行遗传质量检测,需要时参照近交系的检测方法进行质量检测。

(吴朋朋)

参考文献

[1]秦川.医学实验动物学[M].第 3 版.北京:人民卫生出版社,2021.

[2]崔淑芳.实验动物学[M].第 5 版.上海:第二军医大学出版社,2021.

[3]孙靖.实验动物学基础[M].北京:北京科学技术出版社,2005.

[4]刘恩岐,尹海林,顾为望.医学实验动物学[M].北京:科学出版社,2008.

[5]秦川,魏泓.实验动物学[M].第 2 版.北京:人民卫生出版社,2015.

[6]田克恭,贺争鸣,刘群,等.实验动物疫病学[M].北京:中国农业出版社,2015.

[7]卢静.实验动物寄生虫学[M].北京:中国农业大学出版社,2010.

[8]方喜业,邢瑞昌,贺争鸣.实验动物质量控制[M].北京:中国标准出版社,2008.

[9]李根平,邵军石,李学勇,等.实验动物管理与使用手册[M].北京:中国农业大学出版社,2010.

[10]中华人民共和国国家质量监督检验检疫总局,中国国家标准化委员会.实验动物——寄生虫学学等级及监测:GB14922.1-2001[S].北京:中国标准出版社,2004.

[11]中华人民共和国国家质量监督检验检疫总局,中国国家标准化委员会.实验动物——微生物学等级及监测:GB14922.2-2011[S].北京:中国标准出版社,2011.

[12]国家科学技术委员会.实验动物管理条例[S].北京:中国标准出版社,1988.

[13]中华人民共和国国家质量监督检验检疫总局,中国国家标准化委员会.实验动物——微生物学检测方法:GB/T 14926.1~14926.24-2001[S].北京:中国标准出版社,2004.

[14]中华人民共和国国家质量监督检验检疫总局,中国国家标准化委员会.实验动物——寄生虫学的检测方法:GB/T 18448.1~18448.10-2001[S].北京:中国标准出版社,2004.

[15]刘恩岐.实验动物育种学[M].兰州:甘肃民族出版社,2002.

[16]中华人民共和国国家质量监督检验检疫总局,中国国家标准化委员会.实验动物——哺乳类动物的遗传质量控制:GB 14923-2001[S].北京:中国标准出版社,2004.

第四章 实验动物的环境与设施

　　实验动物是生命科学发展的基石,在生命科学和医学领域发展中起着关键作用,位列四大科技支撑条件(动物、设备、试剂、信息)之首。实验动物的标准化是确保实验结果可重复性、准确性、科学性的基本前提,而实验动物环境及设施的标准化是实验动物及动物实验标准化的基本要求。

　　我国从 20 世纪 80 年代开始逐步实现实验动物标准化,并建立健全了各项法规,使实验动物工作有了较大发展。作为一种涉及多个学科的综合高技术设施,实验动物设施及其相关领域的发展为实验动物标准化提供了必要条件,为实验动物的科学发展奠定了良好的基础。目前现行的实验动物环境及设施国家标准(GB 14925 - 2010),是结合了中国的具体情况,总结各部门、各地方实验动物工作的经验,并吸收先进国家实验动物科技成果,具有可行性,且反映了国际实验动物科学技术的前沿水平。

第一节　实验动物环境设施的分类及影响实验动物的环境因素

一、实验动物环境设施分类

　　根据功能及使用目的不同,国家标准将实验动物设施分为实验动物繁育生产设施和动物实验设施两类。实验动物繁育生产设施(laboratory animal facility)是指用于实验动物繁育生产的建筑物、设备以及运营管理在内的总和。动物实验设施(animal experimental facility)是指以研究、试验、教学、生物制品及药品生产等为目的,进行实验动物饲育、试验所需要的建筑物、设备及运营管理在内的总和。

　　实验动物繁育生产设施和动物实验设施在环境要求及设施管理上是基本一致的,只有这样,才能尽量使实验动物的生理与心理保持稳定,保证实验结果的可靠。根据实验动物环境与设施国家标准(GB 14925 - 2010),实验动物设施分为普通环境、屏障环境和隔离环境。

(一)普通环境

普通环境(open system)设施符合动物居住的基本要求,不能完全控制传染因子,适用于饲育教学等用途的普通级实验动物。设施可以不是密闭的,环境内可不采用对人、物、动物、气流单向流动的控制措施。设施内外气体交流可以有多条空气通道,设施可以不设空气净化装置。饲料及饮水要符合卫生要求,垫料要消毒,饲养室内要有防鼠、防昆虫等措施。普通环境对微生物的控制能力差,要求的环境指标有较大的变动范围。普通环境的构造和功能因饲养不同的动物品种而有一定的区别。

(二)屏障环境

1. 屏障环境(barrier system)

屏障环境是实验动物质量控制中的一项基本要求。屏障由不同范围的预防措施组成,范围的大小取决于对实验动物微生物的要求。设施适用于饲育清洁级实验动物及SPF级实验动物。实验动物的生存环境与外界相对隔离。进入屏障环境内的空气经过初效、中效、高效三级过滤,空气的洁净度应达到万级。进入屏障环境内的人、动物和物品(如饲料、水、垫料及实验用品等)均需严格的微生物控制。利用空调送风系统形成清洁走廊、动物房、污物走廊及室外的静压差梯度,以防止空气逆向流动形成的污染。屏障环境设施内人和动物尽量减少直接接触。工作人员要走专门通道,工作时应戴消毒手套,穿着灭菌工作服等防护用品。

屏障环境设施建筑设计应严格遵守国家和地方关于建筑要求的有关法律、法规和规定,符合城市规划布局、消防安全、环境保护、卫生防疫、建筑规范等各方面的要求,并充分考虑到发生各种自然灾害状态下对建筑的特殊要求。总体设计还应考虑近期打算和远期规划对建筑标准、结构、面积等改变时的连续性,做到眼前利益与长远打算相结合。着重考虑使用时人流、物流和气流均应单向循环,避免交叉。选址应避开自然疫源地,考虑周围环境条件及建筑朝向和通风因素,远离粉尘作业区和交通干线、码头等有严重空气污染、振动和噪音干扰的区域,并且要远离居民区。

屏障环境设施工艺平面布局依据场地条件、建筑面积,饲养实验动物的目的、品种和数量、管理水平等条件的不同而变动,不可能以一个统一的平面工艺布局模式来指导所有设施的建设。在屏障环境设施设计中最大的难题是设施内必须包含哪些结构(功能单元),各单元所占面积、比例。

2. 独立通风笼(individually ventilated cages, IVC)

IVC是小型啮齿类实验动物屏障级净化通风的饲养设备,为动物提供了一个相对密封的生活环境。IVC系统既能保护动物免受空气中微生物的污染,又能保护工作人员的安全。它是一种低成本、高效率的改良SPF屏障设备,每套动物IVC系统配备高效空气过滤器,可以实现对尘埃粒子99.999%的过滤效率。

（1）IVC 适用范围 IVC 笼内微环境技术指标符合实验动物屏障设施国家标准。适合清洁级或 SPF 级实验动物繁育、保种。短期的各类动物实验、室内动物感染实验应用负压 IVC 饲养动物。

（2）IVC 系统优缺点 优点：①节省空间，具有良好的隔离与防护功能。在屏障动物实验室，单一动物房只能饲养单一品系动物或进行单个动物实验项目，浪费空间和能源，不能够同时满足多项研究工作需要。而且，一旦有一只动物发生污染，其他动物很容易发生交叉感染，造成极大的损失。而 IVC 系统的每个笼盒都是相对独立的，可以避免笼盒之间的交叉污染，同时也能有效地利用设施内的空间，增加饲养效率。②提供较低的气流。IVC 系统可以有效控制笼盒内的气流速度（0.1 m/s 左右），有利于实验动物的培育和饲养。③气流平稳。IVC 系统能够均匀分配笼架内的空气流量，每个动物笼盒内的空气流量均衡，从而为所有的动物提供稳定一致的饲养条件。④噪声低。通过降低噪声处理，无论是独立送风系统还是集中送风系统，都可以有效控制笼盒内噪声，这对于听觉灵敏尤其对高频率敏感的啮齿类动物极为重要。房间内 IVC 进排风主机噪声也较低，对工作人员不会产生不良影响。⑤安全性好。优良的密封工艺可以有效保证 IVC 笼盒与外界的隔离，从根本上保护操作者免受动物产生的过敏原等其他有害物质的影响；保护笼盒内饲养的实验动物免受外界环境污染物的影响和相互间的交叉污染；保护实验环境不受动物饲养所产生的特殊物质的影响。⑥节能。相对于应用开放式笼盒饲养动物的屏障设施，IVC 系统的笼盒总容积仅为实验室房间容积的几十分之一，虽然 IVC 笼盒换气次数比开放式饲养的动物实验室高，但是同一时间内总气体流量仍为实验室房间总气体流量很少一部分。低气体流量及气流速度减少动力的需求，运行成本也相应减少。缺点：①人员工作量明显增大。笼盒更换时间增多，清洁消毒工作量加大。②需要持续通风。若发生停电或者机械故障时，失去通风能力容易导致动物死亡，因此需加装不间断电源（uninterruptible power supply，ups）系统，保证持续供电。

（3）IVC 使用要求 IVC 系统的使用环境：IVC 系统需要安装在屏障设施内部，不建议安装在普通设施内。理由是 IVC 笼具的鼠盒不同于层流架的鼠盒，它们是暴露在外环境中的，如果是普通环境，则鼠盒外侧的污染不可避免，即使是在超净台上换盒，也难保盒内安全。而且随着操作时间的推移，操作台内部的细菌数量增多，动物污染概率也随之增加。这种情况在我国北方地区尤为突出。

IVC 系统的配置：IVC 系统需要配套安装超净工作台，可用于定期进行的笼盒更换，动物实验操作也可以在超净工作台内进行。

（三）隔离环境

隔离环境（isolation system）设施采用无菌隔离装置以保持无菌或无外来污染的状态。工作人员通过隔离器上组装的无菌手套进行操作，不直接接触动物。隔离装置内的空气、饲料、垫料、水及实验用品的动态传递须经过特殊的传递系统。空气洁净度应达到百级,饲料、垫料、水及其他实验用品要先进行灭菌处理。该系统既能保证与外环境的绝对隔离,又能满足转运动物时保持内环境一致。该环境设施适用于饲育 SPF 级动物、悉生动物及无菌级动物,可用于特殊动物的保种、动物的繁殖及实验、动物的检疫隔离等。

二、实验动物环境设施布局

为了达到相应等级实验动物微生物学和寄生虫学控制标准,同时适应原有设施的建筑结构和条件,实验动物设施的平面布局常见的有:无走廊式、单走廊式、双走廊式和三走廊式。

1. 无走廊式

无走廊动物设施一般用来饲养普通级动物,该类设施简陋,只设置缓冲间,在运营中很难实现微生物和寄生虫控制标准,已被逐步淘汰。

2. 单走廊式

普通环境、屏障环境都可以这样布局,小型的屏障环境一般采用这种方式。由于清洁走廊和污染走道共用一条通道,该类设施动物房压力需高于走廊压力,在运营中容易造成环境设施污染。

3. 双走廊式

该类设施将清洁区和污染区分开,避免交叉感染,长期实验及动物生产单位可以采用这种方式。

4. 三走廊式

一般是一个清洁走廊,两个污染走廊。具有双走廊的优势,便于人流、物流、气流的单向流动。缺陷是如果设计不合理,会浪费设施有效饲养空间。

三、影响实验动物的环境因素

(一)温度和湿度

环境温度是动物体热平衡和调节的决定因素之一,环境温度过高或者过低,都会影响动物的体热平衡和调节,使动物感到不舒适。恒温动物维持体温恒定的环境温度范围叫等热区,等热区有上限和下限,上限称上限临界温度,下限称下限临界温度。动物处在上限临界温度时,必须通过物理调节来保持体温恒定;动物处于下限临界温度时,必须提高代谢率增加热量,通过化学调节来维持体温恒定。在舒适区温度内,环境对动物的影响小,动物的基础代谢低、抗病力强、生产力高,有利于动物的繁殖和质量提高。不同种类的动物舒适区温度各不相同,同种动物在发育的不同阶段舒适区温度也不相同。根据有限资料报道,几种常用实验动物的体温、舒适区温度和临界温度见表4-1。实验动物体温是恒定的,但是环境温度的变化也会引起动物体温波动,从而影响实验动物生理功能,导致生理指标出现异常。动物的生理指标是判断动物状态和选择合格动物的标准,也是病理学、毒理学研究的重要参考值。

表 4－1　几种常用实验动物的体温、舒适区温度和临界温度(王增禄,2004)

动物种类	体温(℃)	舒适区温度(℃)	临界温度(℃)	
			下限	上限
小鼠	37～39	21～25	10	37
大鼠	38.5～39.5	21～25	−10	32
豚鼠	38.2～38.9	18～22	−20	32
家兔	37～39	16～23	−29	32
犬	38～39	17～20	−80	40
猕猴	36～39	18～25	−38	
猪	38～40	18～25	−30	

各种动物,甚至同种动物不同品系间,最适宜温度都有差别。环境温度应保持在各种动物最适宜温度 ±3℃ 范围内。一般常用的几种实验动物对 20℃～27℃ 的温度范围都能适应。灵长类实验动物尤以南美产的猿猴、绒猴,无胸腺裸鼠,要求较高的环境温度,而家兔、犬和猫要求低一些,各国给出的实验动物最适温度也不尽相同,但相差并不悬殊。表 4－2 给出了小鼠等 7 种实验动物的最适温度。

表 4－2　中国等几个国家主要实验动物最适温度(℃)(王增禄,2004)

动物种类	中国	英国	Lane－Petter 氏(1970)	IHVE 指南书(1971)	"欧洲"手册(西德1971)	日本
小鼠	15～20	20～22	22～24	21～23	22±2	22～24
大鼠	18～22	18.3～22.0	22～24	21～23	22±2	23
豚鼠	15～20	17～20	18～20	17～20	22±2	21～25
家兔	15～20	15.5	18～20	16～19	18±2	23
猫	15～20	21～22	19	18～21	22±2	24
犬	15～20	22以下	19以下	12～18	18±2	24
灵长类	20～24	20～22	27		22±2	24

1. 实验动物设施的温、湿度标准

国家标准(GB 14925－2010)规定实验动物环境控制温度在 16℃～26℃(普通环境设施)、20℃～26℃(屏障环境设施),相对湿度 40%～70%。

2. 环境温度对实验动物繁殖及生长的影响

动物的生长发育要求在一定的温度范围内,低于某一温度,动物会停止生长发育,高于这一温度,动物才开始生长发育。在一定的温度范围内,动物生长发育的速度与温度成正比。一般来说,胚胎发育的后期比前期对温度要敏感一些。当环境温度在适宜范围时,动物体内的生理生化反应会随着温度的升高而加快,代谢活动加强,从而加快生长发育速度。当温度高于适宜温度后,参与生理生化反应的酶系统就会受到影响,从而使代谢活动受阻,影响动物正常的生长发育。所以当环境温度过低或过高时,动物会受到严重危害,甚至死亡。

当温度过低时,会导致动物性周期的推迟。长期低温对动物的损害很大,如果温度低于一定的限度,动物便会因低温而受到伤害,如冻疮或冻死。尤其对那些喜温动物而言,在低温条件下,ATP 会减少,酶活性会大大降低。酶系统紊乱导致动物各种生理功能降低,彼此之间的协调关系受到破坏,从而导致机体发生疾病甚至死亡。例如,当温度低于 18℃时,金黄地鼠可发生食仔现象;低于 13℃时,可引起幼鼠死亡;临近 4℃时,经短时间即可进入冬眠。在低温环境下,动物的新陈代谢旺盛,这对动物的脏器重量会产生很大的影响,小鼠的心脏、肝脏、肾脏在低温下重量较大,表明它们与环境温度间有着显著的负相关,大鼠也有相同的现象。

动物对高温的耐受能力因种类而异。温度超过动物适宜温度的上限后就会对动物产生有害影响,温度越高对动物的伤害作用就越大。高温对动物的影响主要表现为破坏动物体内的酶活性,使蛋白质凝固变性,氧供应不足,排泄器官功能失调以及神经系统麻痹等。而当温度超过 30℃时,雄性动物出现睾丸萎缩或形成精子的能力下降,雌性动物出现性周期的紊乱,泌乳能力降低或拒绝哺乳等。此外,温度过高或过低不但影响动物的产仔率、离乳率、初生动物的存活率,而且会导致其机体抵抗力降低而患病。

同时,温度对动物的繁殖活动也有制约作用。对大多数动物而言,温度除影响交配活动外,还影响其产卵数目以及卵的孵化率。

对变温动物来说,通常是在较低温度下生活的动物寿命较长,随着温度的升高,动物的平均寿命缩短。对恒温动物来说,通常是在适宜温度条件下生活的动物寿命较长,偏离最适温度,无论是升高还是降低,都会使寿命缩短。

3. 湿度对实验动物的影响

湿度是指大气中的水分含量,按每立方米空气中实际含水量表示时称为绝对湿度;空气中含水量占同等温度下饱和水量的百分比值则称为相对湿度。

与温度对动物的影响相同,湿度也有舒适区,在舒适区范围内,动物不会有难受和不舒服的感觉,而且生长发育良好。大多数动物比较适宜的湿度在 50% 左右。但只要温度适宜,湿度相对恒定,动物可耐受 30% ～70% 的湿度范围。因此,我国《国家标准环境及设施》规定的实验动物相对湿度技术标准为 40% ～70%。

相对湿度过高,微生物易于繁殖,饲料和垫料易霉变,动物设施内空气中的细菌数与氨浓度也明显增加,容易引起动物的呼吸系统疾病。湿度过低,可导致尘土飞扬,对动物健康不利。如在温度27℃,湿度在40%以下时,大鼠可发生尾部的环状坏死症。一般认为这是由于在低湿条件下,随着尾部水分的散发,尾血管缩小而引起血液循环障碍所致。

相对湿度与动物体热调节关系密切,当环境温度接近体温时,动物只能通过蒸发作用来散发体内的热量,而当环境湿度达到饱和状态时,即高温、高湿情况下,动物体内蒸发受到抑制,这时的感觉是闷热,极度难耐。低温时,如果空气湿度大,潮湿空气的导热性和容热量都比干燥空气大,潮湿空气能吸收动物体的长波辐射热,被毛和皮肤在高湿时易从空气中吸收较多的水分,使被毛和皮肤的导热系数提高,降低体表的隔热作用,这时,动物的感觉是阴冷。显而易见,高湿情况下,不论是高温,还是低温,对动物的舒适度来说,都影响较大。低湿情况下,空气过分干燥,也会使动物感到不舒服,表现为躁动不安,常表现出一些反常现象,如哺乳母鼠不让仔鼠哺乳,甚至吃仔鼠等。

4.温、湿度对动物实验结果的影响

高温环境下,可直接导致动物患痉挛和热射病,同时会使动物食量减少,引起营养不良和抗病力下降;在高温且高湿的情况下,病原微生物和寄生虫易生长繁殖,动物被感染及生病的概率大大增加,动物健康受到影响。在低温环境下,动物能量代谢加强,需要通过增加采食量来维持热平衡,如果饲料供应不足,同样会引起营养不良和抗病力下降;饲料充足又易造成脂肪沉积,动物患肥胖病。在高温或低温环境中,动物体温虽未受到影响,但体质明显下降,当动物接触病原体后,抗病力减弱。环境温度急剧变化对动物健康的影响更大,主要是抗病能力急剧下降,极易感染各种疾病。

(二)气流速度及换气次数

实验动物设施通风换气的目的是送入清洁空气,供给动物必要的氧,并排除设施内产生的二氧化碳、氨等有害气体。但换气次数又密切影响到室内温度及相对湿度。人类一般可感觉的气流速度为0.2~0.25 m/s,而实验动物的气流以0.13~0.18 m/s为最佳。国标规定环境设施全新风换气次数为10~20次/小时,并且设施中气流分布普遍采用乱流式,既能保证新鲜空气的均匀分布,同时又可降低造价和运营费。换气次数与饲养动物密度和品种有关,它取决于室内有毒气体发生量和维持系统压差大小的需要。众所周知,新风量大小对空调负荷设计与空调全年能耗的大小有着直接影响,但同时又关系到室内动物和人员的健康。在饲养室内保持一定的气流和速度,不仅可使温度、湿度及化学物质组成保持一致,而且有利于将污浊气体排出室外。

气流、速度、温度、湿度均不是各自以单一的因素对动物产生影响,而是在相互关联状态下影响动物。当室内温度较高时,气流有利于对流散热,对动物有良好的作用。当温度较低时,气流使动物的散热量增加,加剧寒冷的影响。由于大多数实验动物体型较小,体重与体表面积比值较大,因此对气流和风速更加敏感。气流速度过小,空气流通不畅,动物缺氧,室内有害气体充斥,散热困难,造成舒适度降低,甚至发生疾病和窒息。气流速度过大,动物体表散热量大,动物摄食量相应也会增加。

适当的换气次数可以为动物提供充足的新鲜空气。但换气次数过多,则会让动物大量消耗能量以弥补因气流速度过快引起的热量损失。

病原微生物随空气流动而四处散播,动物设施内各区域的静压差状况决定了空气流动的方向。在屏障环境中,因静压差不同,空气流动方向是从洁净区向污染区流动,动物室内处于正压、高于室外;而在污染或放射性实验室,为了不让室内微生物或放射性物质扩散出去,室内处于负压,低于室外。

(三)理化因素

1. 粉尘

我国目前建成的屏障环境设施气流组织方式为顶部送风、四角回风的方式。从净化原理分析,这种气流组织具有方向多变、常伴有逆流、涡流气体流动的特性,会在室内产生死角,设施动态运行后,实验动物皮屑、垫料碎屑及排泄物等有害物质不能完全及时地排出,易造成系统内微生物污染,并危及实验动物从业人员的身体健康。

空气中浮游的微粒称为空气溶胶,分别按其状态、物理化学形成过程以及大小分为粉尘(dust)、烟尘(fume)、薄雾(mist)、浓雾(fog)、烟(smoke)。其中对动物设施有影响的是从外界带入的粉尘和室内产生的动物被毛、皮屑、饲料渣、铺垫物等。空气中生存的细菌、病毒、立克次氏体等,在物理上划分为粉尘,但在生物学上作为空气微生物,一般附着在 5 μm 以上的微粒上,飘浮在空气中。涉及生物安全的感染的事故中,有30%是由气溶胶引起的。在屏障环境中,气溶胶具有感染剂量小、传播面积大、有爆发性的特点,具有极大的危害性。

2. 有害气体

动物粪便、尿液等排泄物分解产生多种有害气体,主要有氨气、甲基硫醇、硫化氢、硫化甲基、三甲氨、苯乙烯、乙醛和二硫化甲基。大鼠、小鼠产生的臭气主要是前四种,氨是这些有害气体中浓度最高的一种,对实验动物及实验动物从业者有较大危害。氨浓度与饲养环境的温度、湿度,以及饲养密度有关。动物室内氨的生成,主要是由动物粪便中的尿素经细菌分解后所产生。多数研究者认为,氨可以引起呼吸器官黏膜异常,出现呼吸道疾病。此外,还可以发生严重的鼻炎、中耳炎、支气管炎和支原体肺炎等。

3. 噪声

设施内噪声来源众多,它是各种嘈杂声的总称。一般是指频率高、声压大、带冲击性、具有复杂波形的声音。

噪声对动物机体健康的危害可概括为听觉系统损伤(特异性的)和听觉外影响(非特异性的)的两个方面,其危害程度与噪声的强度、暴露时间、暴露方式及频谱特性密切相关。噪声对听觉外效应,可激发一系列反应,主要是作用于网状结构引起非特异性反应,影响物质代谢和能量代谢,这种反应都是噪声通过听神经分支作用于中枢神经系统而引起的。例如,小鼠耳蜗在发育上与大多数哺乳动物不同,在出生时很不成熟,仅相当于人类胎儿第七周时内耳的发育程度,在出生后继续发育,直至出生后两周时才发育成熟。而且,小鼠、大鼠、仓鼠、犬、猫等都能听到人类听不到的超声波。噪声可以对动物产生许多影响,主要可使其产仔率下降、食仔率增加、泌乳量减少,并且有些品系动物还会出现听源性痉挛。此外,噪声还可以影响动物实验的重复性,影响动物的心率、呼吸及血压。

4.光照度

光照的强度、质量和周期是影响动物生物学反应的重要变量,许多生理现象具有周期性,如:心跳、呼吸、体温、神经活动、DNA 复制,以及发情、排卵、产仔等。光照强度还能对视网膜结构、动物的血细胞、血浆类固醇水平和其他生长数据有较大影响。比如,光照强度能影响 C57BL/6 小鼠眼球发育和屈光状态。在无光照情况下小鼠生长速度比正常组慢,各脏器均有不同程度重量减轻,特别是心脏重量变化较大。小鼠精神状态在无光照一周后,活动减少,精神状态不佳。研究表明,不同的光暗循环可以影响大鼠的生长速度、摄食,降低血浆皮质酮水平。在自然条件下饲养金黄地鼠时,冬季血浆促性腺激素减少,生殖器退化;为防止金黄地鼠睾丸萎缩,维持正常精子的产生,每天至少要有 12.5 h 的照明。根据观察,金黄地鼠光照明暗比值为 14:10 时繁殖生长最佳;SD 大鼠发情以 12 h明亮、12 h黑暗,呈最稳定的 4 日性周期,而 16 h 明亮,8 h 黑暗则呈 5 日或更长的性周期。如果采用 22 h 明亮、2 h 黑暗,则性周期的长短不稳定。

(四)饲养与生物因素

1.饲养方式

屏障设施内饲养实验动物基本上采用笼具上架方式,具体可以细分为以下几种:饲养盒式,此方式一般多用于饲养繁殖种鼠或饲养待发鼠和育成鼠;IVC(独立通风笼具)式,一般饲养免疫缺陷动物和基因修饰动物。普通设施内饲养的实验动物一般可用水洗式,此种方法不需要更换垫料,实验动物粪尿可直接用水冲洗干净,但需要注意控制动物房内温湿度。若从控制微生物角度分,有面板开放式层流架(有正压和负压之分)方式、屏障式层流方式和隔离器方式。

2.笼具材质

实验动物从出生到实验结束,一般都生活在笼具中,因此,笼具结构、大小及材质对实验动物的质量、健康和福利产生直接影响。随着实验动物科学的发展和实验动物质量要求的提高,实验动物笼具的开发、生产向着统一的要求靠拢,逐步形成了相对一致的规范要求。在国内外的标准与指南中都提出了不同动物对于笼具尺寸的要求,尽管没有明确笼具材质和结构的要求,但以下几点是公认的:①笼具材质应是安全无毒的,不能对动物产生任何危害;②应能有效防止动物逃逸和啃咬;③耐用,适应于经常性更换、清洗、消毒、灭菌而不损坏;④结构上符合动物习性的要求。

(1)笼具分类 按制作材料可分为:塑料笼具、金属笼具、木质笼具、纸质笼具;按使用动物种类可分为:小鼠盒、大鼠盒、豚鼠盒、兔笼、犬笼、猪笼、猴笼等;按使用功能可分为:一般笼盒、隔离器、层流柜、IVC、代谢笼和运输笼(盒)等。

(2)笼具选材原则 一般按下列三方面进行选材:①制作笼具的材料对人和动物均无毒、无害,保证人实验动物福利和健康;②笼具成品应适应使用要求(频繁更换、清洗,经常性地高温、高压及药物消毒);③笼具应能防止实验动物啃咬和逃逸。

(3)笼具选材要求 笼具选材要求比较严格,一般应考虑以下几个方面:①制作笼具的所有材料及零部件必须具有无毒、无味、易清洗、易消毒、耐酸碱腐蚀的性能。②材料应具有耐高温、高压及耐冲击等性能。③材料的性能宜达到如下指标:A.耐酸碱腐蚀(分别在 pH = 2、pH = 10 的溶液中浸泡 24 h 不腐蚀,即不改变其原来的物理、化学性质);B.耐高温(在 121℃ 以上温度蒸汽熏蒸,30 min 不变形);C.耐冲击(制成箱体后,从 1 m 高度自由落下不破损)。④金属笼具宜选用不锈钢,其化学成分、机械性能指标等应符合国家标准。⑤纸质笼具多用于运输,宜采用无毒、无味纸质制作,但材料要具有一定的牢固度,至少在两侧要配有 15 cm × 10 cm 的不锈钢网,以便在运输途中通风。⑥木质笼具多用于运输和做窝,宜采用无毒、无味硬杂木制作,避免使用含有芳香物质的松柏科木料。

(4)笼具大小 按照国家标准,常用实验动物笼具的大小最低应符合表 4-3 的要求。实验用大型动物的笼具尺寸应满足动物福利的要求和各项操作的需求。

表 4-3 常用实验动物所需居所最小空间(GB 14925-2010)

项目	小鼠			大鼠			豚鼠		
	<20 g 单养时	>20 g 单养时	群养(窝)时	<150 g 单养时	>150 g 单养时	群养(窝)时	<350 g 单养时	>350 g 单养时	群养(窝)时
底板面积/m²	0.0067	0.0092	0.042	0.04	0.06	0.09	0.03	0.065	0.76
笼内高度/m	0.13	0.13	0.13	0.18	0.18	0.18	0.18	0.21	0.21

项目	地鼠			猫		猪		鸡	
	<100 g 单养时	>100 g 单养时	群养(窝)时	<2.5 kg 单养时	>2.5 kg 单养时	<20 kg 单养时	>20 kg 单养时	<2 kg 单养时	>2 kg 单养时
底板面积/m²	0.01	0.012	0.08	0.28	0.37	0.96	1.2	0.12	0.15
笼内高度/m	0.18			0.76(栖木)		0.6	0.8	0.4	0.6

项目	兔			犬			猴		
	< 2.5 kg 单养时	> 2.5 kg 单养时	群养（窝）时	< 10 kg 单养时	10 ~ 20 kg 单养时	> 20 kg 单养时	< 4 kg 单养时	4 ~ 8 kg 单养时	> 8 kg 单养时
底板面积/m²	0.18	0.2	0.42	0.6	1	1.5	0.5	0.6	0.9
笼内高度/m	0.35	0.4	0.4	0.8	0.9	1.1	0.8	0.85	1.1

（5）笼具的使用管理

①中、大型实验动物笼具的使用管理　若为干养式笼具,应根据饲养动物的规格和数量适时更换垫盘,通常每1~2天应更换1次。垫盘的清洗、消毒同啮齿类笼具;若为水冲式笼具,应每天上、下午各冲洗一次,冲洗笼具应彻底、无粪尿等污物附着。每月应对整个笼具进行1~2次全面擦抹或喷雾消毒。

②啮齿类实验动物笼具的使用管理　塑料盒,一般每周更换两次;网盖和鼠笼,通常应每2~4周更换一次。更换下来的鼠盒和鼠笼应及时清洗、晾干、灭菌后备用。每月应对整个笼架进行1~2次全面擦抹或喷雾消毒。

3. 垫料

动物生长繁殖需要舒适的小环境,而垫料对饲养啮齿类动物则是一种不可或缺的必需品。它不仅能满足啮齿类动物啃咬、做窝的生活习性,还能吸附它们的排泄物,降低笼内氨气浓度,保持笼内干燥,起到维持笼具和动物洁净卫生的作用。

垫料是实验动物直接接触的微环境因素,其质量是影响实验动物健康和福利、动物实验结果的国际公认的重要环境条件之一。实验动物垫料应无粉尘或少粉尘,吸湿性好,柔软舒适,无异味,无芳香类化学物质,不含重金属及未被有毒有害物质、微生物、寄生虫污染及其他污染,不被动物采食,用无变质、腐败、霉变、虫蛀的原料制作。清洁级、SPF级及无菌动物的垫料在使用前必须经高压灭菌,其包装、运输和储存也有相应的标准或要求。

目前垫料最传统和常用的是木质刨花垫料,近年来开发和应用的垫料原材料有玉米芯、玉米秸、麦秸、草、再生纸、果壳及其他纤维类材料。国内一般使用刨花及玉米芯。

4. 生物因素

生物因素包括同种生物因素与异种生物因素。所谓异种生物因素,主要是指空气中的细菌与其他动物之间的关系,这里着重介绍同种生物因素问题。

有两种以上的动物在一起,就形成了动物社会,产生了个体间的优劣关系。动物的社会地位大致可分为直线型(line type)与专制型(despotic type)。

直线型是以直线表示优劣关系的类型。第一位的为首领,可统治第二位以下的;第二位可以统治第三位以下的,以此类推。猴、兔、犬、鸡、猪均属此类型。专制型是首领处于比其他所有动物都优先的地位,一般在首领以下的动物之间不发生争斗现象,这种类型存在于大鼠、小鼠、猫等动物中。在这类社会地位形成过程中,要发生激烈的争斗,在同一笼内饲养数只雄性小鼠时,经常能看到这种争霸现象。

动物的争斗和社会地位也影响到内分泌系统的功能。来源于野生的雄性小鼠中,处于劣势地位的个体的副肾上腺重量要比优势地位的个体要大,由于动物社会有这些特征,故我们在考虑饲养密度时,应充分注意这些因素。

第二节　实验动物环境设施运行管理

近年来,随着我国有关实验动物法规和标准的不断完善,国内许多相关单位对实验动物设施进行了新建或改造,使其硬件条件达到了屏障环境标准。屏障环境设施由净化通风系统、温湿度控制系统、气压控制系统、消防安全控制系统、监控系统、通信系统和网络系统等构成。只有各系统正常而有序地协调运行,才能保证整个设施的正常运行。除了设施这个"硬件",还必须有先进的"软件"配套,才能充分发挥"硬件"的作用。否则,再好的"硬件"也发挥不了它应有的效能,甚至还会带来众多问题和巨大的损失。实验动物环境设施规范化管理有以下几个方面:

一、计划管理

实验动物的生命周期较短,繁育的周期较长,能使用的时限很短,一旦超过时限,体重超重,则无法使用。因此,对于实验动物的生产繁殖,一定要根据市场信息或实验安排,有较严格的计划性,否则将造成实验动物短缺,供不应求,或者生产过剩造成巨大的浪费。

二、技术管理

以屏障环境管理为例,它包括:实验动物品系的遗传检测;实验动物微生物、寄生虫质量检测;实验动物饲料营养成分分析;实验动物剖腹净化和优良品种品系的保种技术;净化空调设施动态运行监控、环境监察及各种仪器设备的预防性维护保养;各种动物实验的技术指导或操作等。

三、使用管理

实验动物设施使用管理的核心是做到尽可能减少与工作人员、材料和设备的直接接触,从而减少将病原微生物传染给实验动物的机会。采取的措施包括清洗、消毒和灭菌等。

动物房、笼具、饮水瓶等都应定期清洗。消毒和灭菌都是同样有效的方法。去除（潜在）病原微生物的过程叫消毒（disinfection）；去除所有活的微生物的过程叫灭菌（sterilization）。与灭菌相比,消毒处理强度低一些。如果有条件实施这两种方法的设施,选用灭菌法更好。消毒方法不能保证杀死所有（潜在）病原微生物。物理和化学法都可用来消毒和灭菌。物理法使用射线消毒,化学法消毒时能否杀死微生物取决于多种因素。清洁和消毒的效果可以用琼脂糖平板培养法来监测,经过适当的培养后,可对平板上的菌落进行计数。高温灭菌法可通过记录使用过程中的温度、压力和湿度来监测。该过程可通过使用颜色变化的试纸或试剂来监测。监测芽孢时,需通过培养或孵育获得结果。

普通动物房内地板、墙壁的消毒使用 0.1% 季铵溶液（氯化新洁尔灭、氯化苯甲乙氧氨等）及碘附。动物房要彻底消毒,除擦拭外,用碘附进行喷雾消毒,有自动喷雾装置的,空调的温湿度感应器应密封好,然后用有效碘（0.1‰ ~ 0.2‰）浓度的碘附按 50 ml/m³ 的剂量进行喷雾,静置一晚,此喷雾需进行 2 ~ 3 次,直到细菌检测效果良好方可使用。

屏障级动物房可用福尔马林熏蒸。

隔离器操作原则上按照屏障级动物房的操作基准,但消毒程度要更彻底一些,一般用 1.5% ~ 2% 的过氧乙酸或 2% ~ 3% 的戊二醛或含有效碘 1‰ 的碘附进行喷雾消毒。平时,对底板、墙壁、工作台的消毒可用 70% 酒精、50% 异丙醇及 0.05% ~ 0.1% 浓度的季铵类（氯化新洁尔灭、氯化苯甲乙氧铵）等进行喷雾消毒。

笼架用浓度 0.5‰ ~ 1‰ 的次氯酸钠进行清洗和擦拭,也可用 0.5% ~ 1% 过氧乙酸或 50% 异丙醇进行喷雾消毒。犬、猴等大型动物的笼架,用消毒液清洗干净后,再用 2.5% ~5%［含有效碘（0.05‰ ~ 0.1‰）］的碘附等高压喷雾消毒。若笼架与动物房一起消毒时,除了用消毒液擦拭和喷雾消毒外,也可用福尔马林熏蒸。熏蒸量按每立方米高锰酸钾 20 g,用 2 倍的水（40 ml）稀释后加入 40 ml 福尔马林。熏蒸后 24 h 后,进行换气,换气 2 ~ 3 d 后,确认无气味后,即可使用。

笼盒的消毒根据形状、重量、材料等不同,有加热、消毒液浸泡、消毒液直接散布、福尔马林熏蒸等方法,若是被病原微生物感染的笼盒,首先要进行消毒。加热消毒时,将笼盒先放入温水浸泡一个晚上,洗净后再浸泡于水中,然后通入蒸汽,作用 5 min。消毒液浸泡时,水槽中需加入次氯酸钠,浓度调整为 0.1‰ ~ 0.2‰；或加入碘附 2.5% ~ 5%［含有效碘（0.05‰ ~ 0.1‰）］,并作用一个晚上。

饮水瓶可通过高压灭菌,而消毒时可使用浸泡法,并加入次氯酸钠,浓度调至 0.1‰ ~ 0.2‰,并作用一个晚上。

第三节 实验动物环境设施标准及监测

实验动物环境及设施是影响动物进化、生态反应、育种、保种、动物生产及动物实验重要因素。定期或不定期监测实验动物生长发育的环境条件是否维持在适应状态至关重要。因此,实验动物的环境设施监测与遗传监测、营养监测、微生物监测一样,是保证实验动物质量的基本手段。

一、光照监控

啮齿类动物房不宜采用自然光。一般以自动照明控制系统控制光照,调整为 12 h 明/12 h 暗(或 10 h 明/14 h 暗)。地鼠动物房的光照 14 h 明/10 h 暗。鸡的光照时间根据生长发育阶段不同而不同,0~18 周龄时光照 8 h,从 19 周龄开始,每日递增 0.5 h,直至 16 h,以后始终维持日光照 16 h。

饲育及实验人员在动物房内工作时的最低工作照度为 200 lx(普通环境、屏障环境、隔离环境),而人员离开后的动物照度最低为 15~20 lx(小鼠、大鼠、豚鼠、地鼠)、100~200 lx(犬、猴、猫、兔、小型猪)、5~10 lx(鸡)。

二、动物房温度、相对湿度

温度及相对湿度对实验动物饲养和繁育影响很大。不同种类的实验动物对温度及相对湿度的感知及其影响程度是存在差异的。各动物房温度、相对湿度、换气次数、相通区域的最小静压差等环境指标一般由中央空调系统或独立空调系统控制。小鼠、大鼠、豚鼠、地鼠等小动物适宜温度范围为 18℃~29℃,而犬、猴、猫、兔、小型猪、鸡等动物的适宜温度为 16℃~28℃。相对湿度控制在 40%~70%,有利于动物机体热量调节,并能限制多种病原微生物和寄生虫的繁殖,减少动物发病的概率。同时也能防止垫料及饲料出现霉变等情况。

三、空气洁净度

动物房空气洁净度采用初效、中效和高效三级过滤的方式维持。每周清洗动物室内出风口的初效过滤器,以防动物毛发及木屑等堵塞滤网而降低送排风效率。送风系统的初效过滤器每月更换一次,中效过滤器每季度清洗一次,高效过滤器每半年更换一次。采用自动化控制系统通风报警的,按照过滤器报警提示,及时更换过滤器。

屏障及隔离环境空气洁净度分为 5 级、7 级和 8 级(cleanliness class 5、7、8),而洁净度级别主要是通过检测空气中 ≥0.5 μm、1 μm 和 5 μm 的尘粒数来进行划分的。

其中,洁净度 5 级,空气中粒径 ≥0.5 μm 的尘粒,每立方米尘粒数 >352 pc/m³ 到

≤3520 pc/m³；粒径≥1 μm 的尘粒,每立方米尘粒数 >83 pc/m³ 到 ≤832 pc/m³；粒径≥5 μm的尘粒,每立方米尘粒数 ≤29 pc/m³。

洁净度 7 级要求空气中粒径≥0.5 μm 的尘粒,每立方米尘粒数 >35 200 pc/m³ 到 ≤352 000 pc/m³；粒径≥1 μm 的尘粒,每立方米尘粒数 >8 320 pc/m³ ≤83 200 pc/m³；粒径≥5 μm 的尘粒,每立方米尘粒数 ≤293 pc/m³。

洁净度 8 级要求空气中粒径≥0.5 μm 的尘粒,每立方米尘粒数 >352 000 pc/m³ 到 ≤3 520 000 pc/m³；粒径≥1 μm 的尘粒,每立方米尘粒数 >83 200 pc/m³ 到 ≤832 000 pc/m³；粒径≥5 μm 的尘粒,每立方米尘粒数 ≥2 930 pc/m³ 到 ≤29 300 pc/m³。

四、噪声

屏障环境及设施检测国家标准对噪声的要求是工艺设备安装完毕、系统正常运行、无动物及其他工作人员时进行的静态检测,噪声标准要求低于 60 dB。而在 IVC 系统中噪声的来源要比屏障设施环境中更多。有外界环境噪声、管道中气流噪声、IVC 系统送排风机转动噪声、笼架与地面之间固定不牢所产生的共振等。再者,IVC 笼盒在笼架中位置不同,检测出的数据也不同。另外,振动是影响笼盒内实验动物生活的重要因素之一,工艺精良的 IVC 系统能够有效控制系统的振动,减少噪声的来源。

五、换气次数

实验动物设施内换气次数的影响因素主要为两个方面:

(1)气流组织与换气次数　气流组织与换气次数是相互影响的两个重要指标,因此,单纯的撇开气流组织来谈换气次数是不切合实际的。气流组织形式的不同会直接影响到实验动物设施内污染物浓度的分布,进而会影响到室内换气次数的合理选择。

(2)笼架产氨量　笼架产氨量的大小会直接影响到室内换气次数的选取。因此,在设计实验动物设施空调系统时,应首先对其设施内动物的种类、数量及其新陈代谢量进行估算,只有掌握了设施内笼架的产氨量,才能有效把握换气次数指标的设计选取,同时可以校核相关标准里面的限值,并且可以防止因指标选取较大而导致的能量损失。

六、相通区域静压差

压力差是实验动物屏障环境设施的一个重要指标,保持一定的压力差可以有效地控制微生物污染。我国实验动物屏障环境设施运行过程中,主要依靠在设备层调节风阀来进行压力差的调控。在实际环境中,确定屏障设施中同一洁净区各洁净室的压差,可以把每个洁净室的压力与洁净区走廊相比较,以洁净走廊压力值为基准。因为洁净走廊贯穿每一个洁净室,每个洁净室与洁净区走廊称为相通区域,其压力差称为相通区域静压差。

实验动物屏障环境的压力差具有两个作用:其一是在门关闭的情况下,防止洁净室外的污染由缝隙渗入洁净室内。其二是在门开启时,保证有足够的空气向压力低的方向流动,尽量削减由于开门和人员进入瞬间带进来的气流量,并在门开启的状态下,保证气流的方向是向压力低的方向流动,以便把带入的污染减少到最低程度。屏障环境设施内的压力差过大、过小,均能产生不利影响。压差过大,虽然有利于避免污染,但使空调机组负荷增大、造成能源浪费;影响人员工作(如开门费力);影响实验动物质量(哨音等对实验动物产生影响)。压力差过小,设施则面临微生物的污染。日常工作中,保持压力差恒定,是一项比较艰难的工作。

七、沉降菌

沉降菌:是用国家标准 GB 14925-2010 沉降菌的测试方法收集到的活微生物粒子,通过专用的培养基,在适宜的生长条件下繁殖到可见的菌落数。

一般分为动态沉降菌检测和静态沉降菌检测,动态沉降菌检测的微生物生长情况反映了屏障环境平时环境中微生物生长的情况,进而确定屏障环境的自净效果是否符合要求;静态沉降菌检测是为了查看屏障环境的灭菌效果是否达标,能否使用进行生产。

测试方法是通过自然沉降原理收集在空气中的生物粒子于培养基平皿,经若干时间,在适宜的条件下让其繁殖到可见的菌落进行计数,以平板培养皿中的菌落数来判定洁净环境内的活微生物数,并以此来评定洁净室(区)的洁净度。

八、氨浓度

氨浓度是判断动物饲养室污染状况的检测指标,当动物饲养室内温度上升、动物密度增加、通风状况不良、排泄物和垫料未及时清除时,都可导致饲养室内氨浓度急剧上升。造成饲养室内氨浓度偏高的原因:一是由于动物饲养笼具垫料的更换频率低。新设施启用后对笼具垫料更换频率为每周一次。啮齿类实验动物的粪便、尿液量较大,导致散发出来游离氨浓度增加。通过对新启用设施氨浓度的检测,可以为动物笼具垫料更换频率等饲养操作程序提供依据,制定合理的工作计划。二是由于饲养室内饲养密度过大。设施启用后加大了动物的生产量,饲养密度逐渐增大,导致饲养室内氨浓度升高。若提高笼具垫料更换频率后仍不能有效控制氨浓度指标,可以通过降低饲养密度来控制氨浓度。三是由于饲养室最小换气次数较低。饲养室内最小换气次数指标也对氨浓度有制约作用,在不提高垫料更换频率和不降低饲养密度的情况下,可以采用适当加大室内换气次数的方法,以便控制饲养室内的氨浓度。

九、实验动物环境标准和监测

(一)环境设施分类标准

按照空气净化的控制程度,实验动物环境分为普通环境、屏障环境和隔离环境,见表 4-4。

表 4-4　实验动物环境的分类(GB 14925-2010)

环境分类		使用功能	适用动物等级
普通环境	—	实验动物生产、动物实验、检验	基础动物
屏障环境	正压	实验动物生产、动物实验、检验	清洁动物、SPF 动物
	负压	动物实验、检验	清洁动物、SPF 动物
隔离环境	正压	实验动物生产、动物实验、检验	SPF 动物、悉生动物、无菌动物
	负压	动物实验、检验	SPF 动物、悉生动物、无菌动物

实验动物生产间的环境技术指标应符合表 4-5 所列要求。

表 4-5　实验动物生产间的环境技术指标(GB 14925-2010)

项目		指标								
		小鼠、大鼠		豚鼠、地鼠			犬、猴、猫、兔、小型猪			鸡
		屏障环境	隔离环境	普通环境	屏障环境	隔离环境	普通环境	屏障环境	隔离环境	屏障环境
温度/℃		20~26		18~29	20~26		16~28			20~26
最大日温差/℃ ≤		4								
相对湿度/%		40~70								
最小换气次数/(次/h) ≥		15[a]	20	8[b]	15[a]	20	8[b]	15[a]	20	—
动物笼具处气流速度/(m/s) ≤		0.20								
相通区域的最小静压差/Pa ≥		10	50[c]	—	10	50[c]	—	10	50[c]	10
空气清洁度/级		7	5 或 7[d]	—	7	5 或 7[d]	—	7	5 或 7[d]	5 或 7
沉降菌最大平均浓度(CFU/0.5 h·Φ90mm 平皿)≤		3	无检出	—	3	无检出	—	3	无检出	3
氨浓度/(mg/m³) ≤		14								
噪声/dB(A) ≤		60								
照度/(lx)	最低工作照度 ≥	200								
	动物照度	15~20			100~200					5~10
昼夜明暗交替时间/h		12/12 或 10/14								

注1:表中—表示不作要求。
注2:表中氨浓度指标为动态指标。
注3:普通环境的温度、湿度和换气次数指标为参考值,可在此范围内根据实际需要适当选用,但应控制日温差。
注4:温度、相对湿度、压差是日常性检测指标;日温差、噪声、气流速度、照度、氨浓度为监督性检测指标;空气洁净度、换气次数、沉降菌最大平均浓度、昼夜明暗交替时间为必要时检测指标。
注5:静态检测除氨浓度外的所有指标,动态检测日常性检测指标和监督性检测指标,设施设备调试和/或更换过滤器后检测必要检测指标。
a 为降低能耗,非工作时间可降低换气次数,但不应低于 10 次/h。
b 可根据动物种类和饲养密度适当增加。
c 指隔离设备内外静压差。
d 根据设备的要求选择参数。用于饲养无菌动物和免疫缺陷动物时,洁净度应达到 5 级。

动物实验间的环境技术指标应符合表 4-6 的要求。特殊动物实验设施动物实验间的技术指标应符合相关标准的要求。

表 4-6　动物实验间的环境技术指标(GB 14925-2010)

项目		指标								
		小鼠、大鼠		豚鼠、地鼠			犬、猴、猫、兔、小型猪			鸡
		屏障环境	隔离环境	普通环境	屏障环境	隔离环境	普通环境	屏障环境	隔离环境	屏障环境
温度/℃		20~26		18~29	20~26		16~26			20~26
最大日温差/℃≤		4								
相对湿度/%		40~70								
最小换气次数/(次/h)≥		15[a]	20	8[b]	15[a]	20	8[b]	15[a]	20	—
动物笼具处气流速度/(m/s)≤		0.2								
相通区域的最小静压差/Pa≥		10	50[c]	—	10	50[c]	—	10	50[c]	50[c]
空气清洁度/级		7	5 或 7[d]	—	7	5 或 7[d]	—	7	5 或 7[d]	5
沉降菌最大平均浓度(CFU/0.5h·Φ90mm 平皿)≤		3	无检出	—	3	无检出	—	3	无检出	无检出
氨浓度/(mg/m)≤		14								
噪声/dB(A)≤		60								
照度/(lx)	最低工作照度≥	200								
	动物照度	15~20			100~200					5~10
昼夜明暗交替时间/h		12/12 或 10/14								

注 1：表中—表示不作要求。

注 2：表中氨浓度指标为动态指标。

注 3：温度、相对湿度、压差是日常性检测指标；日温差、噪声、气流速度、照度、氨浓度为监督性检测指标；空气洁净度、换气次数、沉降菌最大平均浓度、昼夜明暗交替时间为必要时检测指标。

注 4：静态检测除氨浓度外的所有指标，动态检测日常性检测指标和监督性检测指标，设施设备调试和/或更换过滤器后检测必要检测指标。

a 为降低能耗，非工作时间可降低换气次数，但不应低于 10 次/h。

b 可根据动物种类和饲养密度适当增加。

c 指隔离设备内外静压差。

d 根据设备的要求选择参数。用于饲养无菌动物和免疫缺陷动物时，洁净度应达到 5 级。

　　屏障环境设施的辅助用房主要技术指标应符合表 4 - 7 的规定。

表 4 - 7　屏障环境设施的辅助用房主要技术指标（GB 14925 - 2010）

房间名称	洁净度级别	最小换气次数/(次/h)≥	相通区域的最小压差/Pa≥	温度/℃	相对湿度/%	噪声/dB(A)≤	最低照度/lx≥
洁物储存室	7	15	10	18~28	38~70	60	150
无害化消毒室	7 或 8	15 或 10	10	18~28	—	60	150
洁净走廊	7	15	10	18~28	38~70	60	150
污物走廊	7 或 8	15 或 10	10	18~28	—	60	150
入口缓冲间	7	15 或 10	10	18~28	—	60	150
出口缓冲间	7 或 8	15 或 10	10	18~28	—	60	150
二更	7	15	10	18~28	—	60	150
清洗消毒室	—	4	—	18~28	—	60	150
淋浴室	—	4	—	18~28	—	60	100
一更(脱、穿普通衣、工作服)	—	—	—	18~28	—	60	100

注：表中"—"表示不作要求。

　　实验动物生产设施的待发室、检疫观察室和隔离室主要指标应符合表 4 - 5 的规定。

　　动物实验设施的检疫观察室和隔离室主要技术指标应符合表 4 - 6 的规定。

　　动物生物安全实验室应同时符合 GB 19489 和 GB 50346 的规定。

　　正压屏障环境的单走廊设施应保证生物生产区、动物实验区压力最高。正压屏障环境的双走廊或多走廊设施应保证洁净走廊的压力高于动物生产区、动物实验区；动物生产区、动物实验区的压力高于污染走廊。

(二)工艺布局

1.区域布局

(1)前区的设置　包括办公室、维修室、库房、饲料室、一般走廊。

(2)饲育区的设置　生产区:包括隔离检疫室、缓冲间、风淋室、育种室、扩大群饲育室、生产群饲育室、待发室、清洁物品贮藏室、消毒后室、走廊。

动物实验区:包括缓冲间、风淋室、检疫室、隔离室、操作室、手术室、饲育间、清洁物品贮藏室、消毒后室、走廊。基础级大动物检疫间必须与动物饲养区分开设置。

辅助区:包括仓库、洗刷消毒室、废弃物品存放处理间(设备)、解剖室、密闭式实验动物尸体冷藏存放间(设备)、机械设备室、淋浴间、工作人员休息室、更衣室。

动物实验设施应与动物生产设施分开设置。

2.其他设施

(1)有关放射性动物实验室除满足本标准外,还应符合 GB 18871 的要求。

(2)动物生物安全实验室除满足本标准外,还应符合 GB 19489 和 GB 50346 的要求。

(3)感染试验、染毒试验均应在负压设施或负压设备内操作。

3.设备

(1)实验动物生产使用设备及其辅助设施应布局合理,其技术指标应达到生产设施环境技术指标要求(表4-2、表4-4)。

(2)动物实验使用设备及其辅助设施应布局合理,技术指标应达到实验设施环境技术指标要求(表4-3、表4-4)。

(三)污水、废弃物及动物尸体处理

1.污水

实验动物和动物实验设施应有相对独立的污水初级处理设备或化粪池,来自动物的粪尿、笼器具洗刷用水、废弃的消毒液、实验中废弃的试液等污水应经处理并达到 GB 8978 二类一级标准要求后排放。

2.废水

感染动物实验室所产生的废水,必须先彻底灭菌后方可排出。

3.废弃物

实验动物废垫料应集中作无害化处理。一次性工作服、口罩、帽子、手套及实验废弃物等应按医院污物处理规定进行无害化处理。注射针头、刀片等锐利物品应收集到利器盒中统一处理。感染动物实验所产生的废弃物须先行高压灭菌后再作处理。放射性动物实验所产生放射性沾染废弃物应按 GB 18871 的要求处理。

4.动物尸体

动物尸体及组织应装入专用尸体袋中存放于尸体冷藏柜(间)或冰柜内,集中作无害化处理。感染动物实验的动物尸体及组织须经高压灭菌器灭菌后传出实验室再做相应的处理。

(四)笼具、垫料、饮水

1. 笼具

(1)笼具的材质应符合动物的健康和福利要求,无毒、无害、无放射性、耐腐蚀、耐高温、耐高压、耐冲击、易清洗、易消毒灭菌。

(2)笼具内外边角均应圆滑、无锐口,动物不易噬咬、咀嚼。笼子内部无尖锐的突起伤害到动物。笼具的门或盖有防备装置,能防止动物自己打开笼具或打开时发生意外伤害或逃逸。笼具应限制动物身体伸出或受到伤害,伤害人类或邻近的动物。

(3)常用实验动物笼具的大小最低应满足表4-3的要求。实验用大型动物的笼具尺寸应满足动物福利的要求和操作的需求。

2. 垫料

(1)垫料的材质应符合动物的健康和福利要求,应满足吸湿性好、尘埃少、无异味、无毒性、无油脂、耐高温、耐高压的材料。

(2)垫料须经灭菌后方可使用。

3. 饮水

(1)普通级实验动物的饮水应符合 GB 5749 的要求。

(2)清洁级及以上级别实验动物的饮水须达到无菌要求。

(五)动物运输

1. 运输笼具

(1)运输活体动物的笼具结构应适应动物特点,材质应符合动物的健康和福利要求,并符合运输规范和要求。

(2)运输笼具必须足够坚固,能防止动物破坏、逃逸或接触外界,并能经受正常运输。

(3)运输笼具的大小和形状应适于被运输动物的生物特性,在符合运输要求的前提下要使动物感觉舒适。

(4)运输笼具内部和边缘无可伤害到动物的锐角或突起。

(5)运输笼具的外面应具有适合于搬动的把手或能够握住的把柄,搬运者与笼具内的动物不能有身体接触。

(6)在紧急情况下,运输笼具要容易打开门,将活体动物移出。

(7)运输笼具应符合微生物控制的等级要求,并且必须在每次使用前进行清洗和消毒。

(8)可移动的动物笼具应在动物笼具顶部或侧面标上"活体实验动物"的字样,并用箭头或其他标志标明动物笼具正确立放的位置。运输笼具上应标明运输该动物的注意事项。

2．运输工具

（1）运输工具能够保证有足够的新鲜空气维持动物的健康、安全和舒适的需要，并应避免运输时运输工具的废气进入。

（2）运输工具应配备空调等设备，使实验动物周围环境的温度符合相应等级要求，以保证动物的质量。

（3）运输工具在每次运输实验动物前后均应进行消毒。

（4）如果运输时间超过 6 h，宜配备符合要求的饲料和饮水设备。

（六）检测

1．设施环境技术指标检测

方法参见 GB 14925 - 2010《实验动物——环境及设施》附录 A ~ I 关于温湿度、气流速度、换气次数、静压差、空气洁净度、空气沉降菌、噪声、照度、氨气浓度的测定方法。

2．设施环境技术指标检测

方法参见 GB 14925 - 2010《实验动物——环境及设施》附录 A ~ I。除检测设备内部技术指标外，还应检测设备处所房间环境的温湿度、噪声指标。

（白　冰）

参考文献

［1］邹移海，黄韧，魏社林，等．屏障系统动物设施平面布局分析［J］.中国实验动物学杂志，2001，11（4）：246 - 249.

［2］Krohn TC，Hansen AK，Dragsted N，*et al*．The impact of cage ventilation on rat housed in IVC systems［J］.Lab Animal，2003，37：85 - 93.

［3］Perkins SE，Lipman NS．Evaluation of microenvironmental conditions and noise generation in three individually ventilated rodent caging systems and static isolator cages［J］. Contemp Topics Lab Animal Sci，1996，35（2）：61 - 65.

［4］董浩然，王萧，桑传兰，等．温度、湿度对实验动物福利的影响［J］.广州中医药大学学报，2012，1（29）：59 - 65.

［5］王宁，王萧，王金林．基于动物福利的实验动物管理［J］.动物医学进展，2010，31（12）：148.

［6］曲万云．常见疾病检验手册［M］.合肥：安徽科学技术出版社，2003：66.

［7］朱蓓薇，张彧．噪声对动物生理机能的影响［J］.环境保护，2000，10：43 - 45.

［8］VilaplanaJ，Madrid JA，Sanchez - V azquez J，*et al*．Influence of period length of light/dark cycles on the body weight and food intake of young rats[J]. Physiol Behav, 1995, 58:9 - 13.

[9]王慧,周星,苏丹,等.实验动物屏障设施常用消毒方式比较研究[J].医学动物防制,2015,31(2):225 - 228.

[10]王增禄,李华,王捷,等.通风、温度、湿度对实验动物福利的影响及控制[J].中国比较医学杂志,2004,14(4):234 - 236.

[11]中国国家标准化委员会.实验动物 环境及设施:GB 14925 - 2010.北京:中国标准出版社,2011.

第五章

5

实验动物的生物安全

生物安全一般是指由现代生物技术开发和应用对生态环境或人体健康造成的潜在威胁，及对其所采取的一系列有效预防和控制措施。基于生物技术发展可能伴随的不利影响，人们提出了生物安全的概念。WHO 早在 20 世纪末期就提到生物安全是一个重要的国际性问题，并在 1983 年出版的《实验室生物安全手册》中倡导各国接受和执行生物安全的基本概念，并鼓励针对本国实验室如何安全处理致病微生物制订操作规范。

实验动物造成的风险和危害体现在实验动物生产和使用的各个环节，如实验动物的引种、保种、繁育、运输、进出口，以及利用实验动物从事的科研活动等。随着科学技术的飞速发展，科学研究中使用的实验动物和实验用动物的种类、品系越来越多，与实验动物相关的生物安全问题也显得尤为迫切。

本章主要介绍在实验动物、动物实验以及动物生物安全实验室等潜在的生物安全危害和防护措施。

第一节 概 述

实验动物生物安全是指对实验动物可能产生的潜在风险或现实危害的防范和控制。实验动物最初大多来源于野生动物，自身具有携带病原体的能力，伴随着越来越多的实验动物被用于病原性研究，生物安全问题也就引起了广泛的关注。严重急性呼吸综合征冠状病毒（severe acute respiratory syndrome coronavirus，SARS‑COV）之后，生物安全相关法规、标准不断完善，加之实验室生物安全标准进一步提高，为保障动物实验的生物安全，提供了良好的控制要求。除此之外，在对实验动物生物安全的认识、操作和管理方面也有一定的特殊的要求，如实验动物和实验用动物的使用要求、动物体型差异与饲养设备的安全控制、福利要求与生物安全的取舍侧重等。随着现代生物技术的迅速发展，基因工程在实验动物育种中的应用越来越多样，基因工程动物的生物安全也逐渐成为社会关注的热点问题之一。

一、实验动物的生物安全特征

标准化实验动物是指人工饲养的有清楚微生物、寄生虫学背景（即体内病原微生物、寄生虫的携带/控制状况）和遗传学背景（品种和品系）的实验动物。"人工饲养"涉及的环境设备因素，"携带微生物"和"遗传背景明确或者来源清楚"涉及的微生物、寄生虫和遗传因素，都会直接影响实验动物质量。

实验动物具有两大特点：一是为人类研究需要被改变，似像非像原种动物，成为"病态异类"；二是由于遗传改变，原有抵抗病原的能力呈现不同程度下降，对病原谱系发生改变，更易得病。实验动物的分泌物、排泄物、样品、器官、尸体等控制、操作不当会变成病原污染的扩大器，造成更大范围传播，因此，了解实验动物生物安全特性，就应该注重病原防控，防患于未然。

实验用动物由于种类繁多，目前尚无相应的国家标准，病原体携带情况十分复杂，特别是有些严重的人兽共患病病原宿主性动物严重威胁实验人员和环境的安全，需要引起高度重视，制定通用性实验要求。

二、实验动物病原体检测和检疫

使用的实验动物或实验用动物应经过质量监测，检疫合格，来源明确。动物实验之前需了解拟使用动物可能携带、感染的病原；动物必须排除人兽共患病病原污染，并做好防控。实验室应动态监控实验动物污染或携带微生物状况，及时了解实验动物健康状态，并采取一定综合措施保证实验动物安全。实验动物病原体检测和检疫强调：①实验动物饲养必须控制在《实验动物——环境及设施》标准要求的饲养条件内，将污染的可能性降到最低；②必须按照《实验动物——微生物学等级及监测》和《实验动物——微生物学检测方法》等国家标准进行定期检测监控；③应采取相应卫生检疫、生物安全及管理要求，对不合格、不健康实验动物进行相应处理，确保使用的实验动物质量合格。

微生物检测标准和指标是实验动物微生物质量控制的依据，具体检测要求及项目包括动物的外观指标、病原菌指标和病毒指标，同时要求寄生虫检测同步进行。动物健康外观指标是指实验动物可以通过临床观察到的外观健康状况，如活动、精神、食欲等有无异常；头部、眼睛、耳朵、皮肤、四肢、尾巴、被毛等是否出现损伤、异常；分泌物、排泄物等是否正常。实验动物要求外观必须健康、无异常，实验室检测合格。为确保生物安全，必须使用合格的实验动物用于实验。

实验用动物应参照类似要求或国家现有相关法规、标准等进行检测和检疫，最大程度上限定病原微生物的污染和扩散。引进的实验动物必须经过隔离检疫。不同种类动物的检疫时间不同，啮齿类动物一般需隔离 2 周，犬、猫 3 周，兔类 2 周，灵长类 3 周。外来动物在隔离检疫之前，需重点关注实验动物质量合格证和最新健康检查报告，检查运输包装是否完整,运输中是否被病原污染,兔、犬、猫等需接种疫苗记录。

为防止动物因离开动物设施送往实验室的途中暴露,应使用设有滤网的运送箱或有空气过滤帽的笼盒。要确实遵守标准操作程序,避免人为因素造成病原微生物外流。尽可能避免动物带离指定区域,同时应设置动物处理室。

三、实验动物种类、病原种类和防护要求

实验动物因体型不同,在饲养设施的设备环境及安全控制中会存在客观差异。小型动物——小鼠、大鼠、地鼠和豚鼠等饲养设备(如 IVC、隔离器等)条件较好,一般易于控制。中型动物——兔、犬、猴等受到体型、特性等限制,应尽量做到有效控制。大型动物——羊、牛、马等实验用动物尚无微生物、寄生虫等检测标准,实验应按相关要求进行。

病原感染性动物生物安全实验室(animal biosafety level,ABSL)的设施、设备要求及人员防护取决于病原种类,即病原的烈性程度。高致病性的一、二类病原要求在 ABSL – 3 或 ABSL – 4 高等级实验室中进行。动物饲养应控制在能有效隔离保护的设备或环境内,如 IVC、隔离器、单向流饲养柜、特定实验室等。三类病原感染性动物实验应采用 IVC 或同类饲养设备进行饲养;四类病原应严格控制实验环境,有条件或必要时应采用 IVC 饲养。动物密度不可过高,饮水须经灭菌处理。动物的移动应做到每个环节实行有效防护,避免病原污染环境。

四、基因工程动物的生物安全管理

许多国家在加快生物技术发展的同时,采取了一系列政策和措施,将转基因生物安全管理作为维护经济安全、人类健康安全和环境安全的重要战略组成部分。我国政府制定了一系列规章制度,从而加强转基因生物安全管理,维护生物安全。早在 1993 年,国家发布了《基因工程安全管理办法》,积极参与国际社会组织制定《生物安全协定书》的历次会议和谈判。2000 年完成了《中国国家生物安全框架》的编制,基本确定了中国生物安全政策体系、法规体系和能力建设的国家框架,同时还提出了一些具体的风险评估和管理指南及措施。2017 年,科技部发布了《生物技术研究开发安全管理办法》,基因工程动物的使用也得到了规范和加强。

基因工程在生物安全领域的内容涵盖三个方面:一是生物安全是指各种生物正常的生存和发展以及人类生命和健康不受侵害和损害的状态;二是生物安全所受的外来影响是指人类现代生物技术活动和转基因活生物体的商品化活动;三是生物安全包括人类的安全和健康。实验动物科学研究中应用基因工程对 DNA 进行体外操作,添加或删除特定的 DNA 序列,将其导入早期胚胎细胞中,产生遗传结构得以修饰的动物。如今,利用基因修饰技术已经建立许多理想的人类疾病动物模型。但在生态方面,如果基因修饰动物的外源基因向野生群转移,就会污染到整个种子资源基因库。因此,采取相应的预防

措施,防止基因修饰动物和正常野生群动物交配而发生基因污染,已引起生物学家的广泛关注。转基因动物的环境安全问题技术性很强,风险的出现具有长期的滞后性,必须通过系统的研究、积累充分的数据,才能为转基因生物安全性的正确评价和有效管理提供科学依据。此外,通过人工对动物、植物和微生物甚至人的基因进行相互转移,转基因动物具有了普通种不具备的优势特征,若释放到环境,会改变物种间的竞争关系,破坏原有自然生态平衡,导致物种灭绝和生物多样性的丧失。转基因动物通过基因漂移,会破坏野生近缘种的遗传多样性,以致整个生态环境发生结构性的改变。

第二节　动物实验中的生物安全

在动物实验过程中,应该重点注意三方面内容:一是正确选择实验动物,对所用动物必须了解其整体概况,特别是微生物携带情况、免疫情况;二是保证动物应享有的福利,在使用动物进行实验研究时,尽量避免给动物带来不必要的痛苦或伤害,痛苦和伤害往往使动物活动增加、暴露增大,增加生物安全风险;三是在使用动物进行感染性病原研究时,必须保护好实验人员和周围环境,防止感染和污染。所以要求实验人员必须了解动物实验的原则和要求。

动物实验不同于体外实验,任何对动物的不良操作,都会影响实验结果或造成生物危害。要求所有从事实验动物和动物实验的人员,包括临时实验人员,必须经过一定时间的生物安全专业培训。动物实验的安全控制要求实验人员应该具有良好的动物实验能力,包括动物饲养能力、对动物行为的认知能力、实验操作能力、信息采集能力、数据分析能力、福利关护能力、设施设备掌握能力和生物安全防护能力。具备了这些能力,才能完成良好的动物实验,同时保证实验中的生物安全。

动物实验不可避免要进行病原感染性实验,这是感染性动物模型制备的基础。比如艾滋病动物模型要用到猴;流感病毒可感染小鼠、雪貂;结核模型动物有小鼠、豚鼠和猴等;肝炎模型动物有树鼩、转基因小鼠、土拨鼠等。做这类感染性实验时,既要了解病原的危害,也要了解动物感染后的危害和可能的生物安全风险,操作中要提高控制能力,降低风险。

动物活体检测、外科手术、活体采样、解剖取材等技能更是要求实验人员能够熟练掌握。必须经过严格培训,才能实际应用。要清晰地认识到:能力是安全的保证。

一、动物饲养、实验中的生物安全因素

(一)病原微生物因素

病原微生物造成职业性感染必须具备三个环节:感染性病原必须能从实验动物体内

扩散出来,必须传播给接触的人员,以及必须侵入人体内。实验动物工作人员应了解这些环节、制定控制这些环节的生物安全措施。

(二)过敏原因素

过敏原是引发人和动物过敏反应甚至超敏反应的抗原性物质,引发过敏反应是从事实验动物工作人员的严重职业病。为了防止该类情况,应当对进入实验室的全部工作人员进行健康检查,了解其家庭和个人的过敏史,对长期工作人员定期做体检。

(三)实验动物质量因素

实验用动物由于品种、来源不同,有的人工饲养,有的从野外捕捉,可能携带当地或外来的病原,都可能被诱发或自然感染某些疾病,从而构成对工作人员或同群其他动物的威胁。

(四)转基因动物因素

转基因动物可能与接种病毒的小鼠有类似的散逸、传播方法和感染途径。除能复制完整病毒的转基因动物外,其他转基因动物的风险在于,如果它逃离实验室,在自然界中它可能无法生存,也可能旺盛的繁殖,甚至改变自然界的生态平衡、改变生物的多样性和破坏生态环境。

(五)气溶胶的控制

气溶胶是指悬浮在气体介质中的固态或液态颗粒所组成的气态分散系统。这些固态或液态颗粒的密度与气体介质的密度可以相差微小,也可以相差很大。在动物生物安全实验室的任何操作都必须小心,以尽可能减少气溶胶为目的。有较大可能产生气溶胶的各种操作都必须在生物安全柜或其他负压集气装置内进行;或者使用个人防护装置,如面罩式呼吸器。这类操作包括对感染动物进行尸检,倾倒污染的动物垫料,从动物体采集感染组织或体液以及做高浓度或大容量感染性材料的操作等。

(六)实验动物设施

实验动物设施依其使用功能的不同划分为不同的功能区域,各区域应当有不同的要求,确保设施运行安全有效。

二、动物实验过程的安全管理

动物实验中的安全管理涉及动物实验风险评估、动物实验的生物安全防护与控制,以及动物实验的安全操作和环境控制。

动物实验风险评估是指动物实验过程中,特别是病原研究实验中,动物因素或病原等对实验人员和环境可能造成的危害。针对所识别的各种危害,制定预防控制措施,将风险降到最低水平,确保动物操作的安全性。比如对在动物操作中可能出现的咬伤,实验设备可能出现的异常等,做出针对性分析,得出良好的评估结论,采取有效、适当、有针对性的人员控制措施,保证动物实验的安全防护。

为防止被动物咬伤、抓伤,在进行皮下、腹腔、尾静脉注射、采血、给药和处死的动物操作时,必须佩戴动物专用防护手套等防护装备,正确抓取、保定动物。要进行良好的安全管理,在实验动物饲养和动物实验过程中,要采取严格的饲养管理和生物安全控制操作。

(一)加强卫生管理和个人防护

实验人员在接触实验动物时需做好必要的防护措施,穿好隔离服等工作服,戴好帽子、口罩、手套,离开实验室前必须彻底洗手,定期清洗消毒防护服。每次接触培养物和实验动物后,或是离开实验室或进入动物房之前均应彻底洗手;对感染性动物进行饲喂、供水、捕捉或搬动等操作,以及皮肤不可避免要接触感染性材料的情况下,均应戴手套。实验过程中气溶胶的产生是难以避免的,因而进入动物房的人员都必须戴口罩,以减少接触应变源或可能有感染性的气溶胶;实验过程中穿戴防护服有助于保护个人的服装不落上气溶胶微粒,或者避免直接接触被污染的表面和材料所引起的污染。

(二)规范实验动物的选择和检疫

动物实验前,严格选择清洁级以上级别的实验动物,杜绝因实验动物携带病原体而使实验人员感染。若由于条件限制,只得使用清洁级以下动物时,引进动物后必须隔离检疫,并检查是否携带人兽共患疾病病原,合格后方可使用。

(三)注重实验室的卫生管理

注重动物实验室卫生的管理,保持干燥、清洁,实验结束后,地面及桌面都必须用消毒药液处理,方便下一次实验人员安全使用。日常清扫可以防止尘埃、污物和污染因素的堆积。清扫地面可以防止气溶胶的形成,避免使用高压水枪冲洗笼具、粪便和地面。实验后清洁操作台面,特别是在被感染性材料溅洒后,操作台面必须用适宜的消毒液清洗。同时,动物实验室要做好防野鼠、昆虫工作。杀虫剂的使用需谨慎,只能在迫不得已时使用。任何化学药剂的使用都必须在兽医师的指导下,以减少可能在实验过程中产生的不利影响。

(四)规范动物实验操作

进行动物实验操作时尽量做到动作轻柔,从而减少气溶胶的产生;小心操作,避免抓取不当被动物抓伤、咬伤、挠伤;掌握常用实验器械的使用方法,杜绝被实验器械损伤等现象发生。动物给药的方式较多,包括口服、皮下、肌内、腹腔、静脉等。无论各种形式,尽可能减少气溶胶的形成,有较大可能产生气溶胶的操作,都必须在生物安全柜或其他负压装置中进行,给药过程中,应根据给药方式选择适合的固定方式。注射器是动物实验过程中,危险性较大的工具之一:由于注射器针头的不当处理引发的意外自身接种;或从动物体内以及瓶塞上拔出注射器时的震荡作用形成的气溶胶,都会导致由各种感染性病原引起的职业性感染。注射时应将动物固定,以免误刺或震荡,针头不能弯折、截短。动物常用的麻醉方式包括吸入麻醉、注射麻醉、灌胃麻醉等,根据不同动物种类选择不同的麻醉剂、剂量、方式,麻醉前动物需禁食 24 h,禁水 12 h。必须处死的实验动物应采取安乐死,在此过程中,避免被动物咬伤、抓伤,并尽可能减少动物的痛苦。

(五)正确处理动物实验废弃物

动物实验过程中会产生很多废弃污物,包括废液、固体废料等。废弃物处理方法有化学方法和物理方法两种,化学方法是用化学药剂进行消毒处理,物理方法是采用过滤、高温灭菌和焚烧等手段。处理前应对各类废弃物分类存放,含有致病菌的废液与固体物料和一般垃圾必须分开存放,例如动物尸体必须包装消毒后存入冰柜冰冻,定期焚烧处理;其他废料应严格分开存放,存放时间不宜过长,防止病原菌滋生,包装后放到指定地点,集中进行无害化处理。

(六)出现异常情况需及时治疗

实验中如有人员被动物攻击导致受伤,或者是实验人员的伤口接触了实验动物的排泄物,应马上处理伤口,挤出污血,消毒伤口,尽快就医检查或接种相关疫苗。如果出现疾病症状,应及时到传染病类医院做明确诊断,及早治疗。切勿抱侥幸心理,延误治疗时间。

三、实验动物废弃物的无害化处理

无害化处理是指用物理、化学等方法处理病死动物尸体及相关动物产品,消灭其所携带的病原体,消除动物尸体危害的过程。根据《中华人民共和国动物防疫法》《病死动物无害化处理技术规范》等政策要求,实验动物废弃物必须实施无害化处理。实验动物因可能携带人兽共患病或因实验因素施加感染因子,因而需要对实验动物及其相关废弃物实施无害化处理。根据《病死动物无害化处理技术规范》要求,无害化处理有焚烧法、化制法、掩埋法、发酵法等多种方式。

(一)焚烧法

焚烧法是指在焚烧容器内,使动物尸体及相关动物产品在富氧或无氧条件下进行氧化反应或热解反应的方法,主要包括直接焚烧法和炭化焚烧法两种。

直接焚烧法是将动物尸体及相关动物产品或破碎产物,投至焚烧炉本体燃烧室,经充分氧化、热解,产生的高温气体进入二燃室继续燃烧,产生的炉渣经出渣机排出。燃烧室温度应≥850℃。严格控制焚烧进料频率和重量,使物料能够充分与空气接触,保证完全燃烧。

炭化焚烧法是将动物尸体及相关动物产品投至热解炭化室,在无氧情况下经充分热解,产生的热解烟气进入燃烧室继续燃烧,产生的固体炭化物残渣经热解炭化室排出。热解温度应≥600℃,燃烧室温度≥1100℃,焚烧后烟气在1100℃以上停留时间≥2 s。烟气经过热解炭化室热能回收后,降至600℃左右进入排烟管道。烟气经过湿式冷却塔进行"急冷"和"脱酸"后进入活性炭吸附和除尘器,最后达标后排放。

(二)化制法

化制法是指在密闭的高压容器内,通过向容器夹层或容器通入高温饱和蒸汽,在干热、压力或高温、压力的作用下,处理动物尸体及相关动物产品的方法。化制法有干化法和湿化法两种。

干化法是将动物尸体及相关动物产品或破碎产物输送入高温高压容器。处理物中心温度≥140℃,压力≥0.5 MPa(绝对压力),时间≥4 h(具体处理时间随需处理动物尸体或破碎产物种类和体积大小而设定)。加热烘干产生的热蒸汽经废气处理系统后排出。加热烘干产生的动物尸体残渣传输至压榨系统处理。

湿化法是将动物尸体及相关动物产品或破碎产物送入高温高压容器,总质量不得超过容器总承受力的五分之四。处理物中心温度≥135℃,压力≥0.3 MPa(绝对压力),处理时间≥30 min(具体处理时间随需处理动物尸体或破碎产物种类和体积大小而设定),高温高压结束后,对处理物进行初次固液分离。固体物经破碎处理后,送入烘干系统;液体部分送入油水分离系统处理。

(三)掩埋法

掩埋法是指按照相关规定,将动物尸体及相关动物产品投入化尸窖或掩埋坑中,并覆盖、消毒、发酵或分解动物尸体及相关动物产品的方法。掩埋法应选择地势高燥,处于下风向的地点。远离动物饲养厂(饲养小区)、动物屠宰加工场所、动物隔离场所、动物诊疗场所、动物和动物产品集贸市场、生活饮用水源地。远离城镇居民区、文化教育科研等人口集中区域、主要河流及公路、铁路等主要交通干线。掩埋坑的体积以实际处理动物尸体及相关动物产品数量确定。掩埋坑底应高出地下水位1.5 m以上,要防渗、防漏。坑底洒一层厚度为2~5 cm的生石灰或漂白粉等消毒药。将动物尸体及相关动物产品投入坑内,最上层距离地表1.5 m以上。生石灰或漂白粉等消毒药消毒。覆盖距地表20~30 cm,厚度不少于1~1.2 m的覆土。

(四)发酵法

发酵法是指将动物尸体及相关动物产品与稻糠、木屑等辅料按要求摆放,利用动物尸体及相关动物产品产生的生物热或加入特定生物制剂,发酵或分解动物尸体及相关动物产品的方法。发酵堆体的结构形式主要分为条垛式和发酵池式。

处理前,在指定场地或发酵池底铺设 20 cm 厚辅料。辅料上平铺动物尸体或相关动物产品,厚度≤20 cm。覆盖 20 cm 辅料,确保动物尸体或相关动物产品全部被覆盖。堆体厚度随需处理动物尸体和相关动物产品数量而定,一般控制在 2～3 m。堆肥发酵堆内部温度≥54℃,一周后翻堆,3 周后完成。辅料为稻糠、木屑、秸秆、玉米芯等混合物,或为在稻糠、木屑等混合物中加入特定生物制剂预发酵后产物。

值得注意都是,因重大动物疫病及人畜共患病死亡的动物尸体和相关动物产品不得使用此种方式进行处理。发酵过程中,应做好防雨措施。条垛式堆肥发酵应选择平整、防渗地面。应使用合理的废气处理系统,有效吸收处理过程中动物尸体和相关动物产品腐败产生的恶臭气体,使废气排放符合国家相关标准。

第三节　动物生物安全实验室

生物安全实验室(biosafety laboratory)是指为从事病原微生物研究的工作人员提供的,通过规范的实验室设计建造、实验设备的配置、个人防护装备的使用和标准化的实验操作程序和管理规程等的严格执行,能够满足相应危险等级生物安全防护要求的,可以保证工作人员、周围环境安全的实验场所。我国《实验室生物安全通用要求》国家标准于 2004 年发布,该标准就实验室生物安全管理和实验室的建设原则做了规定,同时还规定了生物安全分级、实验室设施设备的配置、个人防护和实验室安全行为等方面内容。

动物生物安全实验室是一类可从事体内感染性实验的特殊实验设施,实验室内除可能发生普通实验室的危害风险外,动物自身的活动可能会出现独特的风险,如动物咬伤、抓伤实验人员、动物自身传染性疾病、操作病原微生物感染的动物时更易产生气溶胶等,从而引发生物安全事件。因此动物生物安全实验室与普通生物安全实验室相比有相应的设施、人员和操作与管理规范等方面的特殊要求。

一、实验室生物安全的分级

《实验室生物安全通用要求》国家标准根据所操作生物因子的危害程度和采取的防护措施,将生物安全实验室的生物安全防护水平分为四级,一级防护水平最低,四级防护水平最高,确定了不同等级水平实验室的建立和评价标准(表 5-1)。

一级生物安全实验室(BSL-1)为实验室结构设施、安全操作规程、安全设备等适用于对已知无致病作用的微生物,如用于教学的普通微生物实验室等,具有一级防护水平。

二级生物安全实验室(BSL-2)为实验室结构设施、安全操作规程、安全设备等适用于对人或环境具有中等潜在危害的微生物,具有二级防护水平。

三级生物安全实验室(BSL-3)为实验室结构设施、安全操作规程、安全设备等适用于主要通过呼吸系统途径使人感染严重甚至致死性疾病的致病微生物及其毒素,具有三级防护水平。

四级生物安全实验室(BSL-4)为实验室结构设施、安全操作规程、安全设备等适用于研究对人体具有高度的危险性,通过气溶胶途径传播或传播途径不明,目前尚无有效的疫苗或治疗方法的致病微生物及其毒素,具有四级防护水平。

表5-1　与微生物危险度等级相对应的生物安全水平、操作和设备(WHO,2004)

危险度等级	生物安全水平	实验室类型	实验室操作	安全措施
1级	基础实验室(一级生物安全水平)	基础的教学、研究	微生物学操作技术规范(GMT)	不需要;开放实验台
2级	基础实验室(二级生物安全水平)	初级卫生服务;诊断、研究	GMT加防护服、生物危害标志	开放实验台,此外需BSC用于防护可能生成的气溶胶
3级	防护实验室(三级生物安全水平)	特殊的诊断、研究	在二级生物安全防护水平上增加特殊防护服、进入制度、定向气流	BSC或其他所有实验室工作所需要的基本设备
4级	最高防护实验室(四级生物安全水平)	危险病原体研究	在三级生物安全防护水平上增加气锁入口、出口淋浴、污染物品的特殊处理	3级BSC或2级BSC并穿着正压服、双开门高压灭菌器(穿过墙体)、经过滤的空气

注:BSC.生物安全柜;GMT.微生物学操作技术规范。

在生物安全实验室开展工作,应根据危险度评估结果将微生物因子归于某一生物安全水平。在通过危险度评估来确定适当的生物安全水平时,要考虑危险度等级以及其他一些因素(表5-2)。危险度等级的划分标准(WHO的危险度:1级、2级、3级和4级)是根据感染性微生物的相对危害程度制订的。该危险度等级的划分仅适用于实验室。例如,归于危险度2级的微生物因子,进行相关工作通常需要二级生物安全水平的设施、仪器、操作和规程。但是,如果某些实验需要发生高浓度的气溶胶时,因三级生物安全实验室具有更高级别的防护,所以更适于提供所必需的生物安全防护。因此,在确定所从事特定工作的生物安全水平时,应根据危险度评估结果来进行专业判断,而不应单纯根据所使用病原微生物所属的某一危险度等级来机械地确定所需实验室生物安全水平。

使用动物的实验人员要有道德上的职责,尽量照顾好动物,避免给动物带来不必要的痛苦或伤害。同时必须为动物提供舒适、卫生的笼具和足量、卫生的食物、饮水。实验结束时,必须以仁慈方式处死动物。由于安全防护方面的原因,生物安全动物室应是一个独立分开的部分。如果它与实验室毗连,则在设计上应当同实验室的公共部分分开,并便于清除污染。

表 5 – 2　感染性微生物的危险度等级分类（WHO, 2004）

危险度	适应范围
危险度 1 级 （无或极低的个体和群体危险）	不太可能引起人或动物致病的微生物
危险度 2 级 （个体危险中等、群体危险低）	病原体能够对人或动物致病，但对实验室工作人员、社区、牲畜或环境不易导致严重危害。实验室暴露也许会引起严重感染，但对感染有有效的预防和治疗措施，并且疾病传播的危险有限
危险度 3 级 （个体危险高、群体危险低）	病原体通常能引起人或动物的严重疾病，但一般不会发生感染个体向其他个体的传播，并且对感染有有效的预防和治疗措施
危险度 4 级 （个体和群体的危险均高）	病原体通常能引起人或动物的严重疾病，并且很容易发生个体之间的直接或间接传播，对感染一般没有有效的预防和治疗措施

二、动物生物安全实验室的设施要求

　　一般来说，同等级的动物生物安全实验室是在必须满足同级生物安全实验室的基础要求上，增加满足用于动物感染实验设施的相关基本要求（表 5 – 3）。实验动物在生产、使用过程中存在自身的感染、繁殖病原体及病原体向环境扩散的危险，从而产生生物安全问题。我国对实验动物和动物实验的生物安全问题有严格的管理要求，特别是 SARS 流行之后，对从事实验动物或利用实验动物进行病原微生物研究，利用实验动物进行转基因、克隆、重组基因等不同级别的基因操作实验必须在符合相应等级的生物安全实验室内开展，未经许可的实验室不得开展相关实验。

表 5 – 3　不同生物安全水平对设施的要求（WHO, 2004）

	生物安全水平			
	一级	二级	三级	四级
实验室隔离[a]	不需要	不需要	需要	需要
房间能够密闭消毒	不需要	不需要	需要	需要
通风				
——向内的气流	不需要	最好有	需要	需要
——通过建筑系统的通风设备	不需要	最好有	需要	需要
——HEPA 过滤的气锁	不需要	不需要	需要/不需要[b]	需要
双门入口	不需要	不需要	需要	需要
气锁	不需要	不需要	不需要	需要

	生物安全水平			
	一级	二级	三级	四级
带淋浴设施的气锁	不需要	不需要	不需要	需要
缓冲间	不需要	不需要	需要	需要
带淋浴设施的缓冲间	不需要	不需要	需要/不需要[c]	不需要
污水处理	不需要	不需要	需要/不需要[c]	需要
高压灭菌锅				
——现场	不需要	最好有	需要	需要
——实验室内	不需要	不需要	最好有	需要
——双门	不需要	不需要	最好有	需要
生物安全柜	不需要	最好有	需要	需要
人员安全监控[d]	不需要	不需要	最好有	需要

注：a.在环境与功能上与普通流动环境隔离；b.取决于排风位置；c.取决于实验室中所使用的微生物因子；d.例如观察窗、监控、双向通信设备等。

《实验室生物安全通用要求》对动物实验室的生物安全要求有：动物实验室的生物安全防护设施应参照 ABSL－1 到 ABSL－4 实验室的要求，还应考虑对动物呼吸、排泄、毛发、抓咬、挣扎、逃逸、动物实验（如染毒、医学检查、取样、解剖、检验等）、动物饲养、动物尸体及排泄物的处置等过程产生的潜在生物危害的防护。应特别注意对动物源性气溶胶的防护，例如对感染动物的剖检应在负压剖检台上进行。应根据动物的种类、体型大小、生活习性、实验目的等选择具有适当防护水平、专用于动物的、符合国家相关标准的生物安全柜、动物饲养设施、动物实验设施、消毒设施和清洗设施等。

实验室建筑方面，应确保实验动物不能逃逸，非实验室动物不能进入。实验室设计应符合所使用动物的需要。动物实验室空气不应循环；动物源气溶胶应经适当的高效过滤、消毒后排出，不能进入室内循环。动物实验室内的温度、湿度、供水系统应可进行安全消毒。动物实验室内的温度、湿度、光照度、噪声、洁净度等饲养环境符合国家相关的标准要求。

三、动物生物安全实验室的防护要求

ABSL 主要根据所研究病原微生物的危害评估结果和危害程度，分类命名为 1 级、2 级、3 级和 4 级 ABSL。根据动物实验的生物安全等级，在设计特征、设备、防范措施等方面的要求、严格程度也逐渐增加（表5－4），其所有指标具有累加性，即高等级标准中包括低等级的标准。

表 5 - 4　ABSL 的防护水平：实验操作和安全设备汇总（WHO，2004）

危险度等级	防护水平	实验室操作和安全设施
1 级	ABSL - 1	限制出入，穿戴防护服和手套
2 级	ABSL - 2	ABSL - 1 的操作加危险警告标志。可产生气溶胶的操作应使用 1 级或 2 级 BSC。动物饲养间的室内气压控制在负压，气体应直接排放到其所在的建筑物外，废弃物和饲养笼具在清洗前先清除污染。具备高压灭菌器等有效灭菌设备
3 级	ABSL - 3	ABSL - 2 的操作加实验室为负压，所有操作均在 BSC 内操作，并穿着特殊防护服
4 级	ABSL - 4	ABSL - 3 的操作加配备 3 级 BSC 或正压防护服。强制淋浴。所有废弃物在清除出设施前需先清除污染

　　ABSL 主要通过设施、设备、人员素质的有效结合实现三重保护原则。实验室的设施结构和通风设计构成二级物理防护。二级物理防护的能力取决于实验室分区和室内气压，要根据实验室的安全要求进行设计。一般把实验室分为辅助工作区和防护区。实验室的墙壁保持密闭，空调通风的气流方向永远保持：外界—进风高效空气过滤器—辅助工作区—防护区（缓冲间—核心工作区）—排风高效过滤器—外界的单一流向。ABSL 的防护设备主要包括 BSC 和个人防护装备，如口罩、面罩、护目镜、隔离服等衣、帽、裤、鞋、靴、袜、手套等。其次，人员良好的专业训练、技术能力和健康的心理对维护 ABSL 的安全防护具有重要的作用。研究人员一定要严格按照操作规程进行工作，避免侥幸心理和麻痹大意。

（一）一级生物安全水平动物设施

　　ABSL - 1 设施适用于饲养大多数经过检疫的实验动物，以及专门接种了危险度 1 级微生物的动物。该类设施要求应用微生物学操作技术规范（GMT）进行实验操作。动物设施的相关负责人必须制订动物实验操作和进入饲养场所应遵循的规程和方案，为工作人员制订适宜的医学监测方案，制订并执行安全操作手册。

（二）二级生物安全水平动物设施

　　ABSL - 2 适用于饲养接种了危险度 2 级微生物的动物，需要进行下列安全防护：

　　1. 必须符合 ABSL - 1 设施的所有要求。

　　2. 在门及其他适宜的地方张贴生物危害警告标志。

　　3. 设施的设计必须易于清洁和管理。

　　4. 门必须向内开，并可以自动关闭，配备升降门槛。

　　5. 具有适宜的温度、通风和照明控制系统。

6.如果采用机械通风,则气流的方向必须向内。排出的空气要过滤后排到室外,不得在建筑物内循环使用。

7.授权人员方可进入。

8.仅接纳实验所需的动物。

9.应制订节肢动物和啮齿类动物的控制方案。

10.如有窗户,必须是安全、抗击碎的。如果窗户可以打开,则必须安装防节肢动物的纱网。

11.使用后,工作表面应用有效的消毒剂来清除污染。

12.可能产生气溶胶的工作必须使用生物安全柜(Ⅰ级或Ⅱ级)或隔离箱,隔离箱要带有专用的供气和经 HEPA 过滤的排气装置。

13.动物饲养设施的现场或附近备有高压灭菌器。

14.清理动物的垫料时必须尽量减少气溶胶和灰尘的产生。

15.所有废料和垫料在丢弃前必须先清除污染。

16.尽可能限制锐利器具的使用。锐器应始终收集在带盖的防刺破容器中,并按感染性物质处理。

17.进行高压灭菌、焚烧的物品应装在密闭容器中安全运输。

18.动物笼具在使用后必须清除污染。

19.动物尸体必须焚烧。

20.在设施内必须穿着防护服和其他装备,离去时脱下。

21.必须有洗手设施,人员离开动物设施前必须洗手。

22.如发生伤害,无论程度轻重,必须进行适当的治疗,且要报告并记录。

23.禁止在设施内进食、饮水、吸烟和化妆。

24.所有人员必须接受适当的培训。

(三)三级生物安全水平动物设施

ABSL-3 适用于饲养接种了危险度 3 级微生物的动物,或根据危险度评估结果确定的动物实验。所有系统、操作和规程每年都需要重复检查及认证。需要执行下列安全防护措施:

1.必须符合 ABSL-1 和 ABSL-2 动物设施的所有要求。

2.严格控制进入。

3.设施必须通过由双门入口构成的缓冲间,以便与实验室的其他部分及动物房隔开。

4.缓冲间内必须配备洗手设施。

5.缓冲间内必须配备淋浴设施。

6.必须采用机械通风,以确保连续的气流通过每个房间。室内空气排出到室外前,必须经 HEPA 过滤,不得循环使用。系统的设计必须可以防止意外逆流及动物室内出现正压。

7.在具有生物学危害的动物室内,必须在适当的位置安装高压灭菌器。感染性废弃物在移至设施的其他区域前需高压灭菌。

8.设施附近应当就近备有焚烧炉,或由主管部门另作安排;或高压后冷冻处理,进行统一焚烧。

9.饲养危险度3级微生物感染动物的饲养笼具,必须置于隔离器或在笼具后装有通风系统排风口的房间中。

10.垫料应尽量无尘。

11.防护服应选用一次性防透水的隔离服,使用后需无害化处理。

12.窗户必须关闭、封严、抗破损。

13.工作人员应进行适当的免疫接种。

(四)四级生物安全水平动物设施

ABSL-4 是具有最高防护等级的实验室,必须位于独立的建筑内,或是在一个安全可靠的建筑中明确划分出的区域内。ABSL-4 级实验室适用于饲养接种了危险度4级微生物的动物。正常情况下,ABSL-4 设施中的工作与 BSL-4 级实验室中的工作有关。在防护服型实验室内工作时,除了这里所说明的要求外,还应符合下面的规定:

1.必须符合一级、二级及三级生物安全水平动物设施的所有要求。

2.严格限制进入,只有设施负责人指定的工作人员方有权进入。

3.禁止单独工作,必须遵守双人工作制度。

4.工作人员必须接受过最高水平的微生物学培训,熟悉其工作中所涉及的危险以及必要的预防措施。

5.饲养感染危险度4级微生物因子的动物的区域,必须遵照四级生物安全水平的最高防护实验室的防护标准。

6.必须通过气锁缓冲室才能进入设施,气锁缓冲室的洁净侧与限制侧之间必须由更衣室、淋浴室分开。

7.进入设施时,工作人员必须脱下日常服装,并换上专用防护服。工作结束后,必须脱下防护服进行高压灭菌,淋浴后再离去。

8.设施必须安装带有 HEPA 过滤器的排风系统进行通风,以确保室内负压(向内气流)。

9.通风系统必须能防止气体逆流及出现正压。

10.必须配备双扉高压灭菌器来传递物品,洁净端在防护室外的房间内。

11.必须配备气锁传递舱以供传递不能高压灭菌的物品,其洁净端在防护室外的房间内。

12.在进行感染危险度4级微生物的动物的操作时,均必须在ABSL-4实验室中进行。

13.所有动物必须饲养在隔离器内。

14.所有垫料和废弃物在清除出设施前必须经高压灭菌处理。

15.工作人员必须进行医学监测。

（五）动物生物安全实验室的运行管理

生物安全实验室的管理是指对病原微生物、基因工程生物及其产物、外来入侵的有害生物等生物体对人类、动植物、微生物和生态环境可能产生的潜在风险或现实危害的防范和控制。

动物生物安全实验室要按照规定,严格进行分级管理。一些通过呼吸途径使人感染上严重的甚至是致死的致病微生物或其毒素对人体具有高危险性;通过气溶胶途径传播或传播途径不明、尚无有效疫苗免疫或治疗方法的致病微生物或其毒素一定要在ABSL-3或ABSL-4实验室进行。可以接种疫苗的疾病要在进行预防接种后再开展工作。接触研究中的动物时一定要有防护,动物室及有可能遭受污染的区域要严格消毒。实验器械要严格管理,专管专用,不得带出实验室。

一旦发生病原微生物泄露事件要及时启动应急预案,采取措施防止病原扩散,并立即按照实验室规定向相关负责人报告。一般处理原则包括:及时处理、治疗暴露部位或伤口;有效阻断暴露源或危险源;实验室全面进行消毒,整体处置;逐级报告,进行评估。

（六）安全教育与防护

生物安全实验室在运行过程中必须做好人员的安全教育,这是防止安全事故的重要措施。安全教育的内容包括:实验室设施设备的正确使用,安全问题出现的原因、途径及方式;实验动物和实验用动物的正确操作,可能造成的危害;实验操作的专业技能掌握,操作不当引起的危害;物理、化学、药品等的正确使用,可能的危害和对策;病原微生物的防护操作,可能导致的环境、人员危害;处理感染性生物样本的原则及方法;实验室废物的危害及处理方法;实验室的消毒灭菌方法及其效果监测;意外事故处理等。

生物安全实验室的防护包括硬件防护和软件防护。前者主要包括个人防护、设施和设备防护;后者主要包括实验室管理与人员培训、生物样品运送与保藏、消毒与灭菌、仪器设备的使用、防止气溶胶操作技术、实验动物管理与操作技术、紧急事故处理程序等。

第四节 实验动物疫源人兽共患病的预防和生物安全常识

一、实验动物传染病与人类健康

在实验动物的体表、体内以及饲养环境中存在着种类繁多的微生物和寄生虫。这些微生物和寄生虫对实验动物可以是致病性的、条件致病性的和非致病性的,有些可能是人兽共患病的病原体。

实验动物作为人工饲养繁育并应用的动物,与人的接触最为密切,因此,实验动物的人兽共患病对人的危害较大,有些动物实验的开展可能导致严重的公共卫生安全问题。

由于目前我国实验动物总体质量不高,在动物实验中,可能发生使用不合格实验动物的现象。目前我国的普通级实验动物通常饲养在较为开放的环境中,经常可能有携带病原体的各种媒介昆虫及野鼠进入,导致各种病原体传染(感染)实验动物。例如,淋巴细胞性脉络丛脑膜炎、肾综合征出血热、钩端螺旋体病、旋毛虫、弓形虫病等。另外,还有一些疾病如恙虫病、鼠疫、伤寒等传染病则由各种媒介昆虫传播,这些疾病都可传染给实验动物,再通过实验动物传染给人。Features 曾报道,由于接触带病的实验用地鼠,15 位实验者感染流感样淋巴细胞性脉络丛脑膜炎;曾在参与生物研究的西德工作人员中发生过淋巴脉络丛脑膜炎的小范围流行;1973 年,美国 1 名实验者在使用地鼠研究癌症实验中感染淋巴细胞性脉络丛脑膜炎;1970—1984 年间,日本 22 所医学教育单位的 126 名实验人员因与实验用鼠接触而感染肾综合征出血热,其中 1 人死亡。另外其他常见的人兽共患病如狂犬病(犬、猫、鼠等)、Q 热(牛、羊等)、棘球绦虫(犬)等在普通级实验动物中的带菌(毒)(虫)率也很高。

目前很多实验中使用的灵长类动物大多是野生的或经短期人工繁殖驯化的,其遗传背景、体内微生物携带状况不甚明确,而且灵长类动物携带人兽共患病病原的种类较多,对人类的威胁也最大。如 1976 年前西德某生物研究所在将从乌干达引进的绿猴的肾细胞进行体外培养时,31 名实验者发生不明原因的发热疾病,后从患者血液中分离出马尔堡病毒。还有 B 病毒在猕猴属藏酋猴类神经细胞中潜伏,在寒冷、运输或实验等刺激条件时口腔黏膜出现病变,病毒混进唾液里,当人受到咬伤时就会遭受感染而产生鞘髓膜炎、脑炎以致死亡。B 病毒在我国云南猴中的带毒率达到 60%。另外还有灵长类动物感染埃博拉病毒、结核杆菌等人兽共患病病原体,对人的威胁也相当大,其公共卫生学意义更加重要。

二、实验动物常见的人兽共患病

根据病原的不同,实验动物携带的病原体对人类健康将产生不同的影响。WHO 已经列出 150 ~ 200 种直接或间接由动物传播给人的传染病。较为常见的动物疾病有:结核病、布鲁氏菌病、炭疽病、假结核病、沙门菌病、类丹毒、巴斯德菌病、李斯特菌病、狂犬病、弓形虫病、绦虫病、肉毒症等。表5－5列出了实验动物主要的人兽共患病种类、传播动物及对人的健康危害程度。

表5－5 实验动物主要的人兽共患病（周光兴,2012）

实验动物种类	人兽共患病	人的严重程度
小鼠、大鼠	沙门菌病	+
	淋巴细胞性脉络丛脑膜炎	+ + +
	流行性出血热	+ + +
	脑炎心肌炎	+ +
	鼠咬热	+
豚鼠	钩端螺旋体病	+ +
	假结核病	+
兔	野兔病	+ +
	土拉菌病	+
猫	弓形虫病	+ +
	钩端螺旋体病	+ +
	猫抓病	+
	白癣	+
犬	狂犬病	+ + +
	钩端螺旋体病	+ +
	结核	+ +
	犬蛔虫病	+
	布鲁氏菌病	+ +
猴	结核	+ +
	病毒性感染	+ +
	马尔堡病	+ + +
	沙门菌病	+
	细菌性痢疾	+ +
	B病毒感染症	+ + +
	疟疾	+ +
	雅巴病及塔钠痘	+
	麻疹	+
	阿米巴痢疾	+ +
	SV40	+
	狂犬病	+ + +

实验动物种类	人兽共患病	人的严重程度
牛、羊、猪	螺旋病	＋＋
	Q 热	＋
	炭疽	＋
	结核	＋＋
	布鲁氏菌病	＋＋
	李斯特菌病	＋
	白癣	＋
	水疱性口腔炎	＋
	猪丹毒	＋＋
	钩端螺旋体病	＋

三、实验动物疫源的人兽共患病的预防

饲养有关动物时必须分析可能会有那些人兽共患病存在,并做针对性预防。同时根据实验动物种类对其进行有针对性的检查,确认阴性方可使用。新进入的动物应进行防疫隔离:小鼠、大鼠、沙土鼠、金黄地鼠和豚鼠为 5～15 d,兔、猫、犬为 20～30 d,非人灵长类为 40～60 d。其次,对有些动物在未知有人兽共患病之前,要按具有传染病的动物进行操作和个人防护。

第五节　实验动物突发重大事件应急预案和应急响应

一、实验动物突发重大事件应急预案的主要内容

(一)实验动物突发重大事件概念

实验动物突发重大事件特指从事实验动物工作的单位内或其人员突然发生的可造成社会公众健康严重损害的人兽共患传染病、实验动物重大疫情、群体性不明原因疾病、饲料饮水中毒、大型实验动物设施屏障系统突然遭受破坏或重大火灾地震或大面积停水停电、因动物实验引起的生物危害性、化学剧毒性或放射性物质泄露、环境污染以及其他严重影响科学研究运行和公众健康的事件。

(二)实验动物突发重大事件应急预案的制定

为了有效预防、及时控制和消除实验动物突发重大事件的危害,保障从业人员和公众身体健康与生命安全,维护正常的社会秩序,各实验动物机构应根据全国突发事件应

急预案的有关规定,结合本地区、本单位的实际情况,制定本单位的实验动物突发重大事件应急预案。

各单位的实验动物突发重大事件应急预案应当根据突发事件的变化和实施中发现的问题及时进行修订、补充,依据有关法律、法规、规定,确保预案的规范性、科学性和可操作性。

(三)实验动物突发重大事件应急预案应包括的主要内容

实验动物机构的实验动物突发重大事件应急预案应当包括以下主要内容:

1.突发事件应急处理指挥部的组成和相关部门的职责、相关人员联系方式。

2.突发事件的日常监控与预警要求。

3.突发事件的报告、上报制度。

4.突发事件应急处理技术负责人和监控人员及其任务。

5.突发事件的分级和应急处理工作方案。

6.突发事件预防、现场控制、应急设施、设备、救治药品以及其他必备的物资和技术的储备与管理。

7.突发事件应急处理专业队伍的名单和培训要求。

8.当地相关突发事件应急处理机构的联系方式。

二、实验动物突发重大事件的应急响应

(一)响应原则

发生突发实验动物生物安全事件时,应按照分级响应的原则迅速做出响应级别的应急响应。同时,根据不同突发实验动物生物安全事件的性质和发展趋势,对影响不断扩大的事件,及时上升响应级别;对范围局限,不会进一步扩散的事件,应及时降低响应级别。

(二)响应措施

发生突发实验动物生物安全事件时,应立即成立实验动物生物安全事件应急处置领导小组,启动应急响应。领导小组配合有关部门对突发实验动物生物安全事件进行判断评估,限制或停止动物实验、扑杀实验动物传染源、配合相关部门开展封闭的被实验动物疫病病原体污染的环境等紧急措施。做好突发实验动物安全事件的信息收集、分析与报告工作。

(三)响应终止

突发实验动物生物安全事件应急响应的终止需符合以下条件:突发实验动物生物安全事件隐患和相关危险因素消除,或末例病例发生后经过至少一个最长潜伏期后无新增

病例出现。

由省级实验动物管理委员会组织专家对突发实验动物生物安全事件控制情况进行评估,提出应急终止的建议,报领导小组批准终止后,发生事件单位方可终止响应。

三、实验动物突发重大疫病应急处理程序

(一)应急处理前准备工作

各地方实验动物主管部门应成立本辖区的实验动物突发重大事件应急指挥部办公室(以下简称应急指挥部办公室),在应急处理前,应迅速做出如下准备工作:

1.应急物品准备

应急指挥办公室与应急储备库及时联系,确保在最短时间内获得一切必需的应急物资和持续稳定的后勤供应。包括现场调查、采样登记等各种表格,应急车辆、采样器材、消毒药品、医疗器械、检测用品及调查人员的个人防护用品等(如口罩、防护衣、防护帽、防护手套、眼罩、鞋套等)。

2.实验室准备

应急指挥办公室应及时通知指定的检测实验室,准备必需的实验用品,做好病料的采集和检测工作。

(二)现场调查

1.调查原则

在现场调查过程中,专家组人员不仅要对疫病的发生发展情况做准确、全面的调查,而且应调查与控制并举,有针对性地采取必要的紧急处理措施,同时注重人员安全与防护,将疫情控制在最小范围内,并随时与应急指挥部保持密切联系,及时汇报现场调查新情况。

2.调查过程

(1)赶赴现场 应急指挥部办公室在接到报告后,应立即上报应急指挥部主要领导,同时派相关优势专业的专家和技术人员,在2 h内到达现场进行调查。

(2)流行病学调查 调查小组在现场调查过程中,对疫情的分布、是否有人员感染、疾病发生的严重程度、流行过程的地区性(外来的、地方性的等)、发病的可能原因(可能的传播途径、传染源)、疫病的发展过程及发病动物免疫程序等进行全面调查并详细记录。

(3)临床观察 应急专家组对发病实验动物和疑似病例的临床症状、病理变化等进行观察,并翔实记录。

(4)病料采集 应急专家组应以《突发重大动物疫情应急条例》为基准,以不扩散疫情为原则,根据疑似疫病种类判定是否可进行现场剖检。对符合现场剖检条件的病例,

应根据发病症状无菌采集最适器官或最有价值的病灶样品、全血或血清等,必要时取患病活体动物,由技术人员快速送往指定检测实验室。

（5）现场控制　应急专家组、应急反应队伍协同当地区、县应急指挥中心及当事实验动物机构人员,根据疫情发生的状况并结合本单位制定的应急方案制定具体控制措施,迅速对现场做出有效控制,调查和控制并举,把疫情控制在最小范围内。①隔离:发病实验动物与疑似发病动物、健康动物迅速隔离,分群饲养;②禁运:在饲养场周围设置警示标志,禁止易感动物和相关物品运出。

（6）递交报告　由应急专家组根据调查情况,如实填写《实验动物突发重大疫病现场调查报告》,并在 2 h 内将报告递交应急指挥部办公室。

（7）预警建议　应急指挥部接到《现场调查报告》后,应在 4 h 内召开相关专家组会议,听取现场调查小组的汇报,并根据疫病类型及处置需要,提出启动应急预案或初步提出预警建议。

（三）综合诊断

1. 初步诊断

应急专家组根据患病实验动物的流行病学调查、临床症状、病理变化等对疫情进行综合分析,并对疫病做出初步诊断。根据不同疫病种类采取相应的处理措施。

（1）疑似高致病性禽流感、狂犬病、布鲁氏菌病、口蹄疫、结核病、传染性海绵状脑病、炭疽、兔出血症、犬瘟热等疫病发生,由当地实验动物突发重大事件应急指挥部根据疫情发生的严重程度,迅速上报并移交当地重大动物疫病应急指挥部或当地突发公共卫生事件应急指挥部处理。当地实验动物突发重大事件应急指挥部积极做好配合工作。

（2）疑似鼠疫、流行性出血热、猴 B 病毒病、淋巴细胞脉络丛脑膜炎等疫病发生,当地实验动物突发重大事件应急指挥部应及时上报当地突发公共卫生事件应急指挥部。必要时,当地实验动物突发重大事件应急指挥部组织应急专家组和应急反应队伍,积极配合专项指挥部的工作,并采取相应的控制和处理措施。

（3）疑似鼠痘等疫病的发生,由应急指挥部办公室负责处理,向指定应急检测实验室送检病料进一步确诊。

（4）不明原因引起实验动物的大批发病或死亡。应急专家组应首先排除是否由饲料或其他污染物中毒等引起。若确为疫病引发,当地科委与应急指挥部可协同组织力量进行科学研究工作,查找病原,制订有效的技术标准、规范和控制措施。

2. 实验室确诊

患病实验动物若需当地实验动物突发重大事件应急指挥部进一步确诊,专业技术人员则应将采集的病料组织及时送往应急检测实验室,病料主要包括患病动物的血液、血清、病变组织及部分活体患病动物等。实验室根据《国家实验动物微生物检测标准》等标准规定,结合疫病实际情况,通过病原学诊断、免疫学诊断、分子生物学诊断、病理组织学诊断等方法进一步确诊。最后根据诊断结果及时修改和完善防控措施。

（赵　勇　郭晨博）

参考文献

[1]秦川.医学实验动物学[M].第3版.北京:人民卫生出版社,2021.

[2]刘恩岐,尹海林,顾为望.医学实验动物学[M].北京:科学出版社,2008.

[3]周光兴.医学实验动物学[M].上海:复旦大学出版社,2012.

[4]褚晓峰.实验动物应用研究学[M].浙江:工商大学出版社,2018.

[5]胡建华,姚明,崔淑芳.实验动物学教程[M].上海:上海科学技术出版社,2009.

[6]杨斐.实验动物学基础与技术[M].第2版.上海:复旦大学出版社,2019.

[7]WHO. Laboratory Biosafety Manual. 2nd Ed, Geneva, 2004.

第六章

6

生物医学研究中实验动物的选择与应用

科学实验、生物制品的研制和开发都离不开实验动物。为了保证科学研究的准确性和实验结果的可靠性与重复性,必须选择与实验目的相一致的实验动物。实验动物的选择是医学科学实验中首先考虑的问题,与课题质量、经费支出、研究途径及方法的繁简,甚至与课题的成败息息相关。因此,应根据课题研究的需要并结合实验动物的特点,选择最符合实验研究目的的实验动物。

第一节 实验动物选择的基本原则

一、选择与人体结构、代谢、功能及疾病特征相似的动物

利用实验动物在某些结构、代谢、功能及疾病特征方面与人类相似的特点,可以通过动物实验对人类疾病发生和发展的规律进行推断和探索。例如,在结构与功能方面,哺乳动物之间存在许多相似点,从解剖学上看,除在体型的大小比例存在差异外,身体各系统的构成基本相似。

(一)选用整体结构、功能与人相似的实验动物

选择结构、代谢、功能与人类相似的实验动物进行实验时,实验动物越高等,进化程度越高,结构、代谢、功能越复杂,其生理反应就越接近人类。猴、狒狒、猩猩、长臂猿等非人灵长类动物是最接近于人类的理想实验动物,它们是研究解剖学、胚胎学、生理学、免疫学、牙科学、放射医学等学科的理想动物模型。例如,猕猴对人的痢疾和结核杆菌最易感,因此它是研究肠道杆菌病和结核病极好的实验动物;猕猴的生殖过程和人非常接近,月经周期和人一样约28天左右,是研究人类避孕药的良好动物模型;猕猴属的恒河猴和食蟹猴也是制造和鉴定新型冠状病毒(2019 nCoV)疫苗的最佳实验动物。但由于灵长类动物价格昂贵,实验条件的控制和饲养管理较困难,因此,在选择实验动物时不能盲目追求,在无法获取到非人灵长类动物的情况下可选用犬、家兔、小鼠等其他动物。

· 129 ·

(二)选用局部器官结构、功能与人相似的实验动物

由于非人灵长类动物来源困难,所以在实验中选择一些进化程度不高,但某些组织器官的结构或病理特点与人类相似的实验动物也具备相当的研究意义。例如,犬的血液循环和神经系统十分发达,消化过程与人类相似,在毒理方面的反应也和人比较接近,适合进行毒理学、营养学、药理学、实验外科学、生理学和行为学等研究。猫的神经系统和循环系统也十分发达,血压稳定,血管坚韧,适宜做神经和循环方面的科学研究。同时,猫也是研究聋病、白化病、病毒引起的发育不良、脊柱裂、急性幼儿死亡综合征等很多人类疾病的良好动物模型。猪的皮肤组织结构与人十分相似,皮下脂肪层、上皮再生性及烧伤后内分泌与代谢等也与人相似,选用小型猪做烧伤实验研究是较理想的实验动物模型。使用猪皮做人烧伤后敷盖材料较常用的液体石蜡纱布效果要好,其愈合速度比后者快一倍,在减少病人疼痛的同时,既能减少感染,又无排斥现象,血管联合也好,价格低廉。另外,猪的心脏瓣膜可以直接植于人体,作为修补人心脏瓣膜缺陷的材料。

(三)选用疾病特点与人相似的实验动物

实验动物有许多自发或诱发性疾病,能局部或全面反映与人类相似疾病的过程及特点,可用于研究相关的人类疾病。通过遗传育种的方法,可把实验动物培育成某种疾病的理想模型动物供研究使用,如遗传性高血压大鼠、肥胖症小鼠和糖尿病小鼠等。黑热病地区的家犬极易感染利什曼原虫发病,因此,犬成为研究黑热病的理想实验动物。克山病病区的马易患一种白肌病,其病理变化与人克山病心肌病变相似,兽医师常用硒治疗马的白肌病,相应地,用硒防治人的克山病也取得了良好的效果。

二、选用对实验因素最为敏感的实验动物

不同实验动物在基因型、表现型、组织型、代谢性和易感性等方面具有明显的不同,生理反应有非常接近人类的,也有与人类的反应截然相反的。动物的基础代谢与人类的差异,以及不同种类的实验动物对药物的不同反应对实验会产生比较大的影响。不同种系实验动物对同一因素的反应虽然往往是相似,既有共性的一面,但也有特殊反应情况的出现,实验研究中应选用那些对实验因素最敏感的动物作为实验对象。如家兔对体温变化十分灵敏,适于发热、解热或检查致热源等实验研究;小鼠和大鼠体温调节不稳定,就不宜选用;鸽子、犬、猫和猴对呕吐反应敏感,适于呕吐实验研究;小鼠和大鼠无呕吐反应,家兔、豚鼠等草食动物呕吐反应不敏感,因此不宜选用;大鼠垂体-肾上腺系统功能发达,应激反应灵敏,适于应激反应和垂体、肾上腺、卵巢等内分泌实验研究;大鼠肝脏的巨噬细胞有吞噬能力,所以肝脏再生能力很强,切除60%~70%的肝叶仍有再生力,适于肝外科实验研究;大鼠对炎症反应灵敏,特别是踝关节对炎症反应最为敏感,适于多发性关节炎和化脓性淋巴腺炎的研究,也适于中耳疾病和内耳炎的研究;豚鼠易于致敏,适于

过敏性实验研究;另外,豚鼠的耳蜗对声波变化十分敏感,适于听觉方面的实验研究;豚鼠对维生素 C 缺乏很敏感,可出现坏血症,其症状之一是后肢出现半瘫痪,尤其在冬季易患维生素 C 缺乏症,补给维生素 C 则症状消失,所以,豚鼠是败血症动物模型的理想实验动物之一。

三、选用遗传背景明确、体内微生物得到控制且模型性状显著的动物

尽量选用经微生物学、遗传学、环境卫生学、营养学控制而培育的标准化实验动物,才能排除因实验动物携带细菌、病毒、寄生虫和潜在疾病对实验结果产生的影响,也能排除因实验动物杂交、回交等造成的遗传性状不均一、个体差异大等干扰因素,保证我们所获得的实验研究成果的可靠性与可重复性。实验研究中一般尽量不选用随意交配而繁殖饲养的杂种动物或在开放条件下繁殖饲养的带细菌、病毒和寄生虫的普通动物。根据研究的目的要求,可采用微生物控制方法培育的无特定病原体动物、无菌动物、已知菌动物(悉生动物),或选择采用遗传学控制方法培育出来的纯系动物(近交系动物)、封闭群动物、突变系动物、F1 代动物。近交系动物由于其遗传的均质性、反应的一致性、实验结果准确可靠等优点已被广泛用于医学科学研究的各个领域。许多突变品系动物具有与人类相似的疾病或缺损,如自身免疫病小鼠、糖尿病伴肥胖症小鼠、肌肉萎缩症小鼠、高血压大鼠、侏儒症小鼠、骨骼硬化病小鼠、癫痫大鼠、青光眼兔、少趾症小鼠、脱鞘症小鼠等实验动物具有性状显著且稳定的特征,是研究相应疾症的重要实验模型和动物材料。最常使用的突变系动物,如无脾小鼠是研究中医中药的重要动物模型,也是研究血吸虫病的良好实验材料。无菌动物可以排除普通动物携带的各种微生物和寄生虫对实验结果产生的干扰,使实验结果正确可靠。悉生动物常用于研究微生物和宿主动物之间的关系,并可按研究目的来选择接种特定微生物。无特定病原体动物虽不是完全无菌,但仍保留有无菌动物的基本特点,不携带影响实验效果的病原微生物和寄生虫,所以选用这类动物做实验正确性高、重复性好。

四、选用解剖、生理特点符合实验目的要求的动物

选用解剖、生理特点符合实验目的要求的实验动物做实验,是保证实验成功的关键。很多实验动物具有某些和人类相似的解剖及生理特点,为实验者观察器官或组织等提供了便利条件,若适当使用,将减少实验准备的麻烦,降低操作的难度,提高实验的易操作性(表 6 - 1)。

表 6 –1　实验动物与人结构相似和相异点

动物	与人体结构相似点	与人体结构相异点
小鼠	老龄肝变化	肝脏、脾脏
大鼠	脾脏、老龄胰变化、老龄脾变化	网膜循环、心脏循环、无胆囊、肝脏、汗腺
兔	脾脏、脾脏血管、免疫、神经分布、鼓膜张肌	肝脏、汗腺、呼吸细支气管、肺
豚鼠	脾脏、免疫系统	汗腺
猫	脾脏血管、蝶骨窦、表皮、锁骨、硬膜外、脂肪分布、鼓膜张肌	脾脏、对异种蛋白的反应、汗腺、喉部中隔、性索的发育、睡眠、热调节
犬	垂体血管、脾脏、脾脏血管、蝶骨窦、肾动脉、肾表血管、肾上腺神经分布、肝脏、表皮核酸代谢、精神变化	心丛、肠道循环、网膜循环、肾动脉、胰管、热调节、汗腺、膈、喉神经、睡眠、淋巴细胞显性
猪	心血管分支、红细胞成熟、视网膜血管、胃肠道、肝脏、牙齿、肾上腺、皮肤、雄性尿道	淋巴细胞显性、脾脏、肝脏、汗腺、丙种球蛋白（新生）
绵羊	脾脏血管、汗腺	动静脉吻合、消化系统、胃、呕吐反应、热调节、睡眠
山羊	静脉管	淋巴细胞显性、消化、胃、呕吐反应、热调节、汗腺、睡眠
灵长类	脑血管、肠循环（猩猩）、胎盘循环、胰管、牙齿、肾上腺、神经分布、核酸代谢、坐骨区（新世界猴）、脑（大猩猩）、生殖行为、胎盘、精子	止血、腹股沟、坐骨区（旧世界猴）
牛	升结肠	淋巴细胞显性、消化、胃、呕吐反应、丙种蛋白（新生）、乳腺、热调节
马	肺血管、胰管、肝脏	

　　兔的减压神经、迷走神经和交感神经是分别存在并独立走行的,适用于观察减压神经对心血管的作用。犬的汗腺不发达,不宜选作发汗实验,但其甲状旁腺位置固定,适合做甲状旁腺摘除手术。另外犬的嗅觉灵敏,喜近人,易于驯养,经短期训练能很好地配合实验。大、小鼠性成熟早、性周期短,适用于做计划生育药、保胎药、雌激素和避孕药的研究。但是大、小鼠及豚鼠的支气管腺不发达,不适合做慢性支气管炎的模型或去痰平喘药的疗效实验。而猴气管腺的数量较多,直至三级支气管中部仍有腺体存在,所以猴更适合此类实验。裸鼠先天胸腺缺陷,T淋巴细胞缺失,缺乏免疫应答性,因此不易发生免疫排斥反应,适用于免疫病理学、免疫生物学、肿瘤免疫、移植免疫、细菌和病毒免疫等实验研究。雄鸡头上有鸡冠,适于作壮阳实验的研究。犬和猫对呕吐反应敏感,以呕吐为指标的研究用犬和猫为宜。豚鼠易于致敏,适用于做过敏实验研究。地鼠口腔内两侧的

颊囊是缺少组织相容性抗原的免疫学特殊区,是进行人类肿瘤移植、组织培养和观察微循环改变的良好区域,适于免疫学、组织培养、肿瘤学和微循环功能等的实验研究。

五、选用最易获得、最经济、最易饲养管理的实验动物

实验研究过程中往往会受到实验室环境、设施条件、经费和研究方法等问题的限制,在选择实验动物时,既要选用与实验目的符合的实验动物,又要注意在不影响实验结果的前提下,选用最易获得、最经济、最易饲养管理的实验动物来做实验研究,增加实验研究的可行性、易行性和可重复性。

六、实验动物个体选择应注意的问题

实验动物对外界刺激的反应不仅存在种属差异,还存在个体差异。为减少实验误差,增加研究结果的可重复性,动物选择还应注意动物年龄、体重、性别、生理状态、健康状况及动物品系、等级等。

(一)年龄、体重

年龄是一个重要的动物指标,实验动物的解剖生理特征随年龄增加变化明显。实验动物的年龄,有的以日计龄,有的以月计龄,有的以年计龄。需要注意各种实验动物之间、实验动物与人之间的年龄对应。一般情况幼年动物比成年动物敏感。如用断奶鼠或仔鼠做实验其敏感性比成年鼠要高,这可能与抗体发育不健全,解毒排泄的功能尚未完善有关。老年动物的代谢功能低下,反应不灵敏,不是特别需要一般不选用。因此,一般动物实验设计应选成年动物进行实验。一些慢性实验,观察时间较长,可选择年幼、体重较小的动物做实验。研究性激素对机体影响的实验,一定要用幼年的或新生的动物。

体重与年龄密切相关,还与其品系、饲养管理、营养状态等因素有关。同一实验中,动物体重尽可能一致,一般相差不超过10%。

(二)性别

不同性别的动物对药物的敏感性及耐受性不同,对各种刺激的反应也不一致,雌性动物在性周期的不同阶段、怀孕或授乳时,其机体反应会有较大改变。因此,科研工作中一般优先选择雄性动物或雌雄各半做实验。

(三)生理状态

动物怀孕、授乳时,对外界环境的反应性常较不怀孕、不授乳的生理状态有较大差异。因此,在一般实验研究中不宜采用这类动物。但为了某种特定的实验目的,如为了阐明药物对妊娠及后裔在胎内或产后的影响时,就必须选用该类动物。动物功能状态的改变也常影响对药物的反应,例如,动物在体温升高时对解热药比较敏感,而正常体温动物对解热药不敏感;动物血压高时对降压药比较敏感,而在血压低时对降压药敏感性较

差,反而对升压药敏感。

(四)健康状况

健康动物对各种刺激的耐受性一般比不健康或有病的动物要大,实验结果稳定,因此一定要选用健康动物进行实验。患有疾病或处于衰竭、饥饿以及在炎热、寒冷等条件下的动物,均会影响实验结果。外购动物一般应有 4~7 天的预检及适应期。患病动物对药物的耐受性较健康动物小,因而患病动物容易在实验过程中药物中毒,甚至死亡。动物潜在感染的疾病,对实验结果影响很大,如兔球虫病对肝脏功能影响较大。犬处于食量不足、饥饿时,会使麻醉时间延长。

(五)品系、等级

根据我国实际情况,国科委将实验动物按微生物控制标准分为普通动物、清洁动物、无特定病原体动物和无菌动物(包括悉生动物)四个级别。无菌动物、悉生动物可排除动物体内各种不明确的微生物对实验结果的干扰,减少了免疫功能方面的影响。无特定病原体动物可排除某些疾病或病原的背景性干扰。普通动物价廉易得,易管理,但应考虑微生物是否对实验结果有影响。

第二节 生物医学研究中实验动物的选择

一、药理学研究中的选择

药理学包括药动学和药效学,实验过程中必须选择健康的、合适年龄和性别的动物,如无特殊要求,实验常用成年动物,雌雄各半。

临床药物代谢动力学研究:一般选用成年健康的实验动物(大鼠、小鼠、家兔、犬、豚鼠等),动物年龄及其性别应尽量与药效学或毒理学研究保持一致。做动力学参数测定时首选犬、猴,可进行多次采样。做药物分布与排泄实验时首选大鼠,其胆汁采集可在乙醚或异氟烷麻醉下,胆管插管引流。

神经系统的药物研究:促智药研究常选用成年大小鼠、镇静催眠药一般选用小鼠。镇痛药常用成年小鼠、家兔,也可用豚鼠、犬等,雌雄均可。解热药首选家兔,家兔的年龄、品种、实验室温度和动物活动情况的不同,对发热反应程度和速度有明显影响。神经节传导阻滞药研究首选猫,最常用的是猫的颈神经节,因其前后部容易区分。

心血管系统的药物研究:降压药研究一般选择大鼠、猫、犬,不宜用家兔,因为家兔的外周循环对外界环境刺激极敏感,血压变化大。降血脂药首选大鼠、家兔,抗血小板聚集、抗凝血药一般常用雄性大鼠和家兔。抗心肌缺血药常用大小鼠、犬、猫、家兔。抗心律失常药一般使用豚鼠,小鼠不便操作。

呼吸系统的药物研究:镇咳药初筛首选小鼠,而豚鼠适用于观察镇咳作用持续时间。支气管扩张药首选豚鼠,因其气道平滑肌对致痉剂药物反应敏感。祛痰药一般选用雄性小鼠、家兔、猫。

消化系统的药物研究:催吐或止吐药用犬、猫,而不用大鼠、小鼠、家兔、豚鼠。胃肠解痉药研究一般使用大鼠、豚鼠、家兔、犬等,雌雄均可。犬的消化系统发达,与人类消化过程相似,可进行慢性实验研究。草食动物的消化系统与人类截然不同,因此不能选择。

泌尿和内分泌疾病研究:利尿或抗利尿药选用雄性大鼠或犬。内分泌系统的药物研究一般选择大鼠。

二、毒理学研究中实验动物的选择

药物安全性评价的内容是多方面的,包括急性毒性、长期毒性、生殖毒性、致突变、致癌、刺激过敏及一般药理实验等。

急性毒性实验,通常是观察一次供给大量药物后实验动物所产生的急性毒性和死亡情况,可研究该药的可能靶器官及特异性作用。药物的半数致死量 LD_{50} 测定常选用小鼠和大鼠,常用封闭群动物,如 KM 小鼠、Swiss 小鼠、Wistar 大鼠、SD 大鼠等。若药物毒性很小,则需进行最大耐受剂量实验。

长期毒性实验是观察连续若干次给予受试物后,由于药物蓄积而对机体产生的毒性作用及其严重程度,提供毒性作用的靶器官及其损害是否可逆、确定无毒反应的剂量等信息,为确定人用的安全剂量提供参考。长期毒性实验通常需要两种以上的动物才能比较正确地反映受试物在临床上的毒性反应,常用的一种是啮齿类大鼠,另一种是非啮齿类,如比格犬或非洲狒狒。

生殖毒性实验分为一般生殖毒性实验、围产期毒性实验、致畸敏感期毒性实验等三个阶段。在生殖毒性实验时,至少选用两种以上的动物。啮齿类可用小鼠、大鼠和仓鼠等,非啮齿类可用家兔、犬、雪貂或非人灵长类。

致突变及长期致癌实验(2~3年)对环境要求很高,必须在严格的无特定病原体环境条件下进行,常用 F344 大鼠及 Swiss 小鼠。长期致癌实验必须排除其他一切的致癌因素,同时提供5年内该品系大、小鼠肿瘤自发率的数据。短期致癌实验常用6~8周龄小鼠。

药物毒理实验的一项原则是供给药途径必须与将来临床给药途径相一致。当受试物是一种外用药,可以通过皮肤给药,无论是皮肤急性毒性实验,还是长期毒性实验,一般均选用大鼠、家兔、豚鼠。当背部脱毛面积占体表面积的10%左右,还需要进行该药的刺激性实验(常用家兔和豚鼠)和过敏实验(首选豚鼠);对于栓剂,无论是直肠给药或者是阴道给药,通常选用大鼠或家兔;滴鼻剂或吸入剂,一般参照临床给药途径,用大鼠、豚鼠和家兔进行实验;眼科用药的刺激实验,宜选用家兔。

三、心血管系统疾病研究的选择

动脉粥样硬化症研究:鸡和鸽子能自发主动脉粥样硬化,对研究该病病变与早期代谢变化具有重要价值。非人灵长类可发生广泛的心、脑、肾和股等多处动脉的粥样硬化症,是良好的动物模型。小型猪也可自发动脉粥样硬化,用高脂饲料饲喂可加速粥样硬化的形成,其病变特点及分布与人类相似。

心肌缺血研究:冠状动脉阻塞实验常使用大鼠、猫、家兔、犬和猪。犬心脏的解剖与人类近似,占体重的比例很大,易操作。猪心脏的侧支循环和传导系统血液供应类似于人的心脏,但侧支循环不如犬丰富,易形成心肌梗死,室颤发生率高。大鼠心肺灌流可测定心肌耐缺氧能力,同时还可测定心脏的各种血流动力学变化,如心排血量、血压、静脉压、心房压等。而小鼠和家兔则不能进行此类测定。

高血压研究:常用犬和大鼠,一些突变系大鼠如自发性高血压大鼠(SHR)、遗传性高血压大鼠(GH)、易卒中自发性高血压大鼠、自发性血栓形成大鼠等与人类自发性高血压有诸多相似,是高血压病理、生理、药理研究的良好模型。大鼠的饲养、繁殖、手术以及血压测定较为方便,药物反应与人类相似。家兔的血压不够稳定,一般不用。对于精神性高血压,犬最为合适。另外,实验性诱发也是构建动物模型的一种方式,如通过刺激中枢神经系统反射性,或注射加压物质以及分次手术结扎肾动脉,诱发不同来源高血压。

心血管系统的药物研究:治疗心血管功能不全的药物研究常选用豚鼠、犬、猫、家兔,一般不用大鼠。降血压药常用大鼠。心肌缺血、冠心病和心肌梗死一般选择大鼠、犬、猫、猪、家兔等进行研究。犬是心肌缺血良好的动物模型。豚鼠的血管反应敏感,出血症状显著,适合观察出血和血管通透性变化。

心律失常研究:大鼠、豚鼠、家兔及猫的心脏较小,心室纤颤有自发恢复的可能。犬、猴及猪等动物的心脏较大,这些动物的心室纤颤很难自然恢复。用小鼠、大鼠、豚鼠、犬、家兔及鸡的胚胎及新生或成年动物的心肌细胞进行培养,可形成各种有自发节律的细胞,建立心肌损伤及心律失常实验动物模型。

四、肿瘤学研究中实验动物的选择

自发性肿瘤模型:小鼠具有生长快、生命周期短、近交品系多、自发肿瘤与人类肿瘤发病相似等特点,可以选择具有不同的遗传性状特点的近交系动物进行肿瘤遗传学和肿瘤病因学研究。

诱发性肿瘤模型:用化学致癌物、射线或病毒均可在各类动物中诱发不同类型的肿瘤。在使用各类化学致癌物诱发动物肿瘤时,要注意其对动物致癌的特点。芳香胺及偶氮染料致癌的特点是:通常需要长期、大量给药才能致癌;肿瘤多发生于远离作用部位的脏器如膀胱、肝等;有明显的种属差异;其本身不直接致癌,而是某种代谢产物产生了致癌作用;其致癌作用往往受营养的影响。亚硝胺类致癌的特点是致癌性强,小剂量一次给药即可致癌;对多种动物的各类器官均能致癌,甚至可通过胎盘致癌;不同结构的亚硝胺有明显的器官亲和性。黄曲霉毒素的毒性很强,很小剂量即可使犬、幼龄大鼠、火鸡或幼鸭致死,其致癌性也极强,最小致癌剂量比亚硝胺还要小数十倍,是已知化学致癌物中作用最强的。

移植肿瘤模型:移植肿瘤模型主要利用 T 淋巴细胞缺陷裸小鼠、裸大鼠及 T 淋巴细胞、B 淋巴细胞缺陷 SCID 小鼠。

五、消化和呼吸系统疾病研究的选择

消化系统的研究:犬的消化系统发达,与人相似,可应用于消化系统的慢性实验,可用无菌手术制做唾液腺瘘、食道瘘、胃瘘等,观察胃肠运动的变化;犬胰腺小,适于摘除。大鼠胰腺分散,位于胃和十二指肠弯曲处。

雌性小鼠可造成胆碱缺乏,诱发出血性胰腺炎。

呼吸系统的研究:在镇咳药的筛选实验中,豚鼠对化学刺激或机械刺激很敏感,能诱发咳嗽,刺激其喉上神经亦能引起咳嗽,是镇咳药筛选最常用的动物。猫在生理条件下很少咳嗽,但受机械刺激或化学刺激后易诱发咳嗽。犬不论在清醒或麻醉条件下,用化学、机械、电等方法刺激胸膜、气管黏膜或颈部迷走神经均能诱发咳嗽,特别适于观察药物的镇咳作用及持续时间。但犬从经济上和来源上较豚鼠和猫都更加昂贵、困难,一般仅用于进一步肯定药物的镇咳作用。家兔对化学刺激或电刺激不敏感,刺激后诱发喷嚏的机会较咳嗽多,故家兔很少用于镇咳药的筛选。小鼠和大鼠对化学刺激敏感,虽能诱发咳嗽,但喷嚏和咳嗽动作很难区别,实验可靠性较差。离体气管法是常用的筛选平喘药的实验方法之一。常用的实验动物中,豚鼠的气管对药物的反应较其他动物的反应更敏感,且更接近于人的支气管,因此豚鼠的气管可作为常用的标本。肺支气管灌流法是测定支气管肌张力的方法,其结果反映全部气管平滑肌张力情况,常选用豚鼠和家兔,也可用小鼠。药物引喘实验常选用豚鼠,实验时必须选取幼年豚鼠,体重不超过 200g,引喘潜伏期不超过 120s。

六、病毒学研究中实验动物的选择

流感病毒感染动物模型:流感病毒属正黏病毒科,感染可引起人流行性感冒。动物模型最好用雪貂,也可用小鼠、金黄地鼠、豚鼠、猪及猴。

重症急性呼吸综合征(severe acute respiratory syndrome,SARS)病毒感染动物模型:SARS 病毒属冠状病毒科,感染易引起人的重症急性呼吸综合征,即病毒性非典型性肺炎。自然感染宿主可能为野生果子狸。恒河猴对病毒敏感,其病理学改变与人类感染 SARS 冠状病毒后出现的病理改变十分接近。

甲型肝炎病毒(hepatitis A virus,HAV)感染动物模型:HAV 属小 RNA 病毒科嗜肝病毒属,感染易引起人甲型肝炎。狨猴、红面猴、黑猩猩对 HAV 均易感,经口或静脉注射接种病毒后,可产生肝炎。

乙型肝炎病毒(hepatitis B virus,HBV)感染动物模型:除黑猩猩外,对 HBV 易感动物很少。狨猴虽然可以被感染,但不如前者敏感。因此黑猩猩是研究 HBV 的发病机理、检测主动免疫、被动免疫效果以及 HBV 疫苗安全性的最理想实验动物。但由于黑猩猩是濒危珍稀动物,一般不予使用。目前土拨鼠、地松鼠和鸭可感染鸽子的嗜肝病毒,其病毒的结构、感染方式和病理变化与 HBV 相似,可利用这些动物进行 HBV 感染的实验研究。

肾综合征出血热病毒(hemorrhagic fever with renal syndrome virus,HFRSV)感染动物模型:HFRSV 属布尼亚病毒科中的汉坦病毒属,感染引起人肾综合征出血热。感染动物模型有非疫区黑线姬鼠、长爪沙鼠、大鼠、家兔等。致病动物模型有乳小鼠、乳大鼠、裸鼠及环磷酰胺处理的金黄地鼠,表现为显性感染甚至死亡,并伴有明显病理改变。

七、其他实验中实验动物的选择

抗炎与免疫实验研究:裸鼠、SCID 小鼠、CBA/N 小鼠常用于免疫学研究;大鼠常用于多发性关节炎与人类风湿性关节炎研究;豚鼠易于致敏,对组织胺反应十分敏感,适于做过敏性实验研究以及平喘药、抗组织胺药的筛选;家兔常用于制备各种免疫血清的原材料,还适于发热、解热和检查致热源、筛选解热药的研究。

微循环实验研究:外周微循环实验观察常用小鼠耳郭、家兔眼球结膜等;内脏微循环实验观察常用大鼠、小鼠、豚鼠、青蛙、猫、犬、家兔的肠系膜、肠壁和大网膜。

放射学实验研究:大鼠和小鼠造血系统损伤出现早,故选择大小鼠进行实验;家兔对放射线太敏感,所以不易进行放射性实验。

休克实验研究:失血性休克常选择犬、猫或山羊;感染性休克应注意不同实验动物对感染的反应差异,犬对大肠杆菌很敏感,猫和啮齿类对大肠杆菌有较大耐受性;创伤性休克一般选择大鼠和家兔。

药物依赖性实验:对于药物依赖性实验,无论是自然戒断实验、替代实验或催促实验,都采用大、小鼠和猴;而诱导实验一般只选用大、小鼠,不用猴。

计划生育实验研究:筛选口服避孕药的实验动物多使用啮齿类实验动物,如大鼠、小鼠等,因为它们具有规律的动情周期,排卵有明显的指标,易于检测,价格便宜。如观察药物对生育率、精子数、精子活动力以及对雄性激素的影响,常选用成年雄性大鼠。终止中期妊娠药、子宫收缩药常用雌性大鼠、豚鼠、家兔、猫。女用避孕药选择雌性大鼠、仓鼠、兔、猕猴。男用避孕药一般使用雄性近交系大鼠、猕猴。

老年病学的研究:用于老年医学研究的实验动物以哺乳类动物为主体,有小鼠、大鼠、豚鼠、犬、家兔、猪、猴等,其中大鼠使用最多,并广泛用于各种项目的研究。老年病学实验研究中实验动物的选择原则是：有明确的生命期限，确知使用时的寿命；具有与人类相似的生长发育、繁殖和衰老的生命阶段；对感染和传染病有一定的抵抗能力；食物内容和营养条件与人类相似；能够实行多种检测指标进行检验；染色体的分析方便易行；饲养管理简便，价格相对实惠。

第三节　动物实验设计

动物实验设计是指研究者根据实验目的和要求，运用有关科学知识和原理，结合统计分析及伦理学的要求而制定的在动物身上进行实验的实施计划和方案，并用文字记录或流程图表述的实验方案和技术路线。动物实验设计的目的一是保证所测变量的任何差异是由处理造成的，而不是其他非对照变量引起；二是通过控制确定的变量在尽可能小的范围内，减少所测反应的变异性，这样对处理效应的评价更准确。正确的动物实验设计对提高科学研究质量、发表高水平的学术论文非常重要。

一、动物实验设计的基本要素和原则

（一）基本要素

1. 受试对象

在动物实验中，受试对象就是实验动物。根据研究课题的不同，选择适合本研究课题实验动物的种属、品种品系、年龄、性别（体重）等，确定分组情况，每组的样本量和受试对象总数。动物实验中必须使用标准化的实验动物作为受试对象，保证动物实验结果的可靠性和可重复性。

2. 处理因素

处理因素是指研究者根据研究目的施加于实验对象，在实验中需要观察并阐明其效应的因素，是实验单位分组的标志。而非处理因素则是指实验中非人为施加的、与处理因素同时存在，同样可以使受试对象产生实验效应的因素，如实验动物的雌雄、体重等因素。突出研究因素的主导作用，排除混杂因素的干扰作用，可以通过相应的实验设计方法，尽量使非处理因素在各处理组中的分布达到一致或均衡，以便分离出处理因素的效应。另外，处理因素的施加方法、强度、频率和持续时间等，在整个实验中应始终保持不变，以保证实验结果评价的可靠性和稳定性；处理因素作用于受试对象的反应，是研究结果的最终体现，其基本要求是客观性、特异性、灵敏性和精确性。

3. 实验效应

实验效应是指处理因素作用于受试对象后所引起的作用，通过观察指标来确定。观察指标分为主观指标和客观指标。为保证实验数据的可靠性和可比性，在选择指标时应尽可能选择客观指标,或尽可能将主观指标转化为客观指标,并要求有一定的灵敏度和精确性。

(二)基本原则

1.创新性和科学性原则

选择前人没有解决或没有完全解决的问题,善于捕捉有价值的线索,勇于探索、深化。选题必须有依据,要符合客观规律,科研设计必须科学,符合逻辑(手段、方法、实验)。

2.相似性原则

动物实验的目的在于从中找到可以推演应用于患者的有关规律。但在动物身上无效的药物不等于临床无效,反之亦然。因此,设计的动物实验应尽可能反映人类疾病的情况,复制的动物模型应力求可靠地反映人类疾病的主要症状和体征。

3.重复性原则

理想的动物实验应该是可重复的,甚至是可以标准化的。为了增强动物实验的重复性,必须在动物品种、品系、年龄、性别、体重、健康状况、饲养管理方面、实验及环境条件、季节、昼夜节律、应激、室温、湿度、气压、药品生产厂家、批号、规格、剂量、途径、方法、麻醉、镇静、镇痛等用药情况,以及仪器设备等方面保持一致。

4.随机化原则

随机化原则就是按照机遇均等的原则来进行分组。其目的是使一切干扰因素造成的实验误差尽量降低,减少实验者主观因素或其他偏性误差的影响。随机化原则是实验设计中的重要原则之一。

随机化手段可采取随机数字表或计算机上的随机数字键。

在实验分组时,每个受试对象均有相同的概率或机会被分配到实验组和对照组。随机化是一种实验设计的分组程序,而非"随便""随意"和"非选择性"。随机化的意义是保证各种非处理因素在各个实验组和对照组达到均衡,从而显现处理因素的作用,避免各种主、客观因素可能导致的偏差,减少系统误差,提高研究结果的有效性。随机化分组是从假设检验结果推论因果关系的基础,确定处理因素与实验结果之间因果关系的前提是随机分组后、施加干预前,所有观察对象都属于同一个总体。

5.对照性原则

一个完整的动物实验除了实验组外,还应设立对照组,可与实验组比较,用以消除各种无关因素影响。所有动物应根据随机化原则分配到各组内进行实验研究。

对照组的设置应符合以下三个要求,①对等:除处理因素外,对照组具备与实验组对等的一切非处理因素,具有高度的可比性;②同步:对照组和实验组设立之后,在整个研究进程中始终处于同一空间和同一时间;③专设:任何一个对照组都是为相应的实验组专门设立的。

对照的种类包括:阳性对照、阴性对照、空白对照、安慰剂对照和自身对照等。

（1）阳性对照 其作用是作为一个标准测量各实验组间差异的程度。阳性对照也是用来证明动物反应是可探测的,为实验方法提供质量控制。

（2）阴性对照 是保证未知变量对实验动物引起相反的效应不存在,即排除假阳性结果。

（3）空白对照 是模拟处理组的过程,而实际上没有给予动物受试物或处理。

（4）安慰剂对照 安慰剂无药理作用,其外观与实验药物一致,不为受试动物所识别。其目的是为克服研究者、受试对象、评价者等由于心理因素所形成的偏差。

（5）实验条件对照 对照组不施加处理因素,但施加某种与处理因素相同的实验条件,包括操作技术、被试因素溶媒或其他载体等。凡对实验效应产生影响的实验条件宜采用此法。

（6）自身对照 在同一个体身上观察实验处理前后某种指标的变化,即把实验处理前的观察指标作为实验处理后同一指标变化的对照,可有效减少个体差异对实验处理反应的影响。

二、动物实验设计的步骤和内容

（一）查阅文献

通过各种数据库如 Medline、Toxline、NCBI、PUBMED 等,阅读相关文献,明确研究焦点问题的背景,明确相关研究使用的方法,明确选择的动物模型,以及排除不必要的重复研究,并评估实验。另外,动物实验的"3R"原则也必须考虑其中。做出相关研究探索,并初步验证研究题目的可行性。

（二）提出假说

假说是实验研究设计的前提,如果没有假说,实验和观察就失去目标。假说关系着实验研究的目的性、计划性和预见性。

对假说既应努力加以验证,又应适时加以抛弃,重新建立新的假说,再加以验证。这样才有可能使正确的假说上升为结论、原理和学说。研究者开展动物实验前,应在熟悉有关实验动物理论知识和动物实验技能的基础上,积极进行逻辑思维,结合实际条件,提出创新性课题和大胆的假说。

一个完整假说的提出需要经过以下三个阶段:观察和记录所有的相关信息;分析和归类这些信息;在这些信息的基础上提出假说。

（三）验证假说

1. 动物模型的确立

在选择最佳动物时,需要考虑以下几点:①使用系统发育水平相对较低的动物,符合

"3R"原则;②使用的动物具有研究要求种属或品系专一的特点,或者具有符合特定研究目的的特点;③考虑在实验期间动物模型维持的条件;④充分查阅文献,与同一研究领域的研究人员讨论,与动物供应商或资源库联系,确定动物模型的来源渠道;⑤在最终确定动物模型前征询实验动物兽医的意见。

2. 实验方法的确定

实验方法即研究方案,是针对提出的问题、研究目标和假说,提出实验操作安排的计划并文字化。需要确定的问题包括动物模型的持续时间、模型中预期疾病的进程(确定测定的最佳时间点)、参加项目的人员和时间、实验花费等。如果是药物实验,则需要确定给药的最佳方法(剂量、途径等)。所有实验操作步骤应有详细的标准操作程序。最后的数据分析方法也应该明确,确定相应的统计学检验方法。

动物实验检测方法按学科可分为:生理学方法、生物化学方法、生物物理方法、免疫学方法等;按性质可分为:形态学方法、机能学方法;按范围可分为:整体综合方法和局部分析方法;按研究水平可分为:整体水平、器官水平、细胞水平、亚细胞水平、分子水平和量子水平等。无论选用何种检测方法,均应保证以下几点:①可靠性。即切实可行,稳定可靠,是大家公认的方法,也即是经典方法;②优越性。指实验方法既有先进的一面,又便于与其他实验方法相互配合,故也称先进性和协同性;③创造性。即实验方法的创新和改良。

3. 动物实验前的准备

在进行动物实验前,需要做到以下准备工作:

(1)若是从外地购入动物需长途运输时,应考虑到途中各种因素对动物的影响,如运输环境的温度、湿度、饮食。尤其注意途中污染和窒息死亡以及应激反应等问题。

(2)购入或领取实验动物时,应向供应部门索取所用动物的遗传背景和微生物质量控制资料以及动物品系、年龄、体重、胎次等资料。

(3)根据实验观察时间长短的需要,同时购入或领取相应数量的饲料和垫料。

(4)应隔离检疫并提供 1~2 周左右的动物适应期。

(5)检查各项实验前的准备工作:如动物笼盒数量、饲养室卫生及消毒情况。

(6)术前准备:术前单笼饲养,术前 8~24 h 禁食、禁水。

4. 预实验

在正式实验前应充分重视预实验的重要性,小规模的预实验是使用少量动物得到预示性数据或通过预实验将操作和所使用技术固定并完善,即通过预实验可了解各因素对实验的影响。预实验的目的在于检查各项准备工作是否完善,实验方法和步骤是否切实可行,测试指标是否稳定可靠,初步了解实验结果与预期结果的距离,从而为正式实验提供补充、修正和意见,提高实验的重复稳定性和灵敏度。预实验可用少量动物进行,实验方法和观察指标要与正式实验一样。但预实验结果不能归入正式实验的最后结果中一同分析。应该注意的是,预实验一样要得到伦理委员会的审批方可实施。

5.动物实验的实施

在动物模型建立后,根据预实验结果调整研究方案,并正式实施动物实验。在动物实验实施的过程中,最重要的是抽样和分组以及对照的设定。抽样和分组应遵循随机化原则,包括抽样随机、分组随机和实验顺序随机。

抽样随机:每一个符合条件的实验对象参加实验的机会相同,即总体中每个个体有相同的机会被抽到。

分组随机:每个实验对象分配到不同处理组的机会相同,保证其他因素在对比组间的均衡性。

实验顺序随机:每个实验对象接受处理先后的机会相同,使实验顺序的影响达到均衡。

6.评估和报告

动物实验完成后,首先需要对实验结果进行整理和分析,对记录的实验数据进行准确性和真实性核查,再进行统计学检验分析,最后得出实验结论,形成报告论文。

完整的实验报告一般包括:研究项目名称、参与实验人员、实验摘要、研究背景、实验材料和方法、实验结果、实验结论、致谢和参考文献。

三、影响动物实验结果的因素

实验动物是一个活的有机体,与人一样存在着多样性、复杂性和变异性,动物实验又有许多自然因素、人为因素及未知因素的干扰。因此在开展动物实验之前,需要充分了解有哪些因素能够干扰动物实验的结果,进而采取有效的措施加以控制,以保证动物实验研究结果的准确性、可靠性和重复性。

(一)动物本身对实验结果的影响

1.实验动物种属和品系对实验结果的影响

不同种属和品系的动物,不仅基因型千差万别,表现型也同样参差不齐,因而各自具有不同的解剖、生理特点,这些不同的特点可能导致动物体内的药效学、药动学和毒性反应各不相同。熟悉并掌握这些种属与品系的差异,有助于获得理想的动物实验结果,否则可能导致动物实验的失败或错误的结果。例如大鼠、小鼠、豚鼠和家兔对催吐药不产生呕吐反应,猫、犬和人则容易产生呕吐。同一种属的不同品系小鼠体内肿瘤的发生率也各不相同,如 C3H 小鼠自发乳腺癌高达 90%,ARK 小鼠的白血病自发率很高。DBA/2 小鼠的听源性癫痫发病率为 100%,而 C57BL 小鼠根本不会出现这种反应。因此,根据实验需要选择正确的种属与品系的动物进行实验是获得理想实验结果的重要前提。

2．实验动物性别、体重等对实验结果的影响

不同性别的动物对同一药物反应差异较大，对各种刺激的反应也不完全相同。例如肾上腺素对雄性大鼠的感受强于雌性，而对于巴比妥酸盐类，雌性大鼠的感受则强于雄性。雌性动物在性周期不同阶段如怀孕、授乳时，机体对药物的反应也会有较大的变化。一般在科研实验中，经常选用雄性动物或者雌雄各半的动物做实验，以减少性别对实验研究的影响。

动物的解剖生理特点和反应随着年龄的增长而出现明显的改变。如胎儿、新生儿、幼儿、青年、壮年、老年等各个时期的动物对致病因素、药物、毒物的反应也各不相同。因此，动物实验最常选用成年动物，一些慢性实验，观察时间较长的可酌情选择年幼的动物。

实验动物年龄和体重基本上呈正比关系，动物的体重和饲养管理有密切关系，因此动物体重也可影响动物实验结果。

3．实验动物的健康和疾病状态对实验结果的影响

健康动物对药效或药物的毒副作用有比较强的耐受性，而处于疾病状态的动物耐受性要差得多，患有疾病或处于衰竭、饥饿、寒冷、炎热等条件的动物，均会影响实验结果，患有潜在疾病的动物所得的实验数据是不可信和不科学的。不同的实验动物常有不同的易感病原体，极易造成疾病的爆发和流行，严重干扰和影响实验结果，甚至导致动物死亡。一般情况下，只有动物的机体功能处于正常状态时才能获得准确、可靠、科学的实验结果。

（二）环境及营养等因素对实验结果的影响

在实验动物饲养和实验的过程中，环境因素比较复杂，各种环境因素共存并相互联系，进而影响科研结果的可靠性、准确性和重复性。各种环境因素、饲养密度、动物饲料营养成分等都会影响动物的情绪和行为，进而影响动物实验的结果。

在低温环境下性周期出现较迟，产仔数减少，死胎率增加，高温下雄性小鼠出现睾丸和附睾萎缩，精子形成能力下降，怀孕大鼠死亡率升高；高湿的情况下有利于病原微生物和寄生虫的生长繁殖；生活在低温、干燥环境中的大鼠易发生环尾病，湿度低至 20% 时，大鼠几乎均患此病，但不同品系发病率不同；气流速度过小，空气流通不畅，动物体表散热困难，就易患病，甚至死亡；空气中氨浓度增加，动物可能出现流泪、咳嗽、黏膜发炎、肺水肿、肺炎等疾病，严重时甚至可导致动物死亡；光照也影响动物的生理及生殖机能，尤其是动物的视力，主要是由于光线的刺激通过视网膜和视神经传递到下丘脑，经下丘脑的介导，产生各种神经激素，以控制垂体中促性腺激素和肾上腺皮质激素的分泌；噪声不仅会妨碍动物的怀孕，甚至出现食仔现象，同时，噪音还会使小鼠烦躁不安，发生白细胞数的变动，免疫机能变化；动物饲养的群体达到一定密度后，动物增殖的速度会受到抑

制,因此动物饲养笼内应有一定的活动面积,不能过分拥挤,不同种属的实验动物所需笼具的面积和体积因饲养目的而不同;动物的某些器官和系统,特别是消化系统的功能和形态随饲料的品种而变异,实验动物不同的生长阶段对营养物质的需求也不同,实验动物品种不同,营养物质的需求也不同。

(三)实验技术、药物等因素对实验结果的影响

1. 手术技巧及方法对结果的影响

动物的常规实验操作,如不同途径给药、采血、固定动物等,可引起动物显著的应激反应,并造成其神经内分泌系统的紊乱和免疫功能的抑制,所以在动物实验中手术操作技术的熟练程度和手术方法是否得当,对能否获得正确可靠的实验结果具有至关重要的影响。较好的手术技巧可以通过大量查阅文献进行归纳总结配合长时间的反复练习熟练掌握。在手术方法正确、技巧娴熟的情况下,完成的动物实验大多能够获得误差小、一致性好的结果。

2. 麻醉及实验药物对结果的影响

动物实验中经常需要将动物麻醉后才能进行各种手术和实验,不同的手术要求、不同的实验目的、不同的动物种属或品系对麻醉药的要求是不同的。应根据实验观察指标或实验目的选择适宜的麻醉药,采用正确的麻醉浓度和麻醉方法也是获得正确实验结果的保证。

药效学实验中给动物应用的药物、给药途径、给药剂量、给药次数等的不同,均可对动物实验的结果产生不同的影响。在动物实验中,可以按照人和动物体表面积折算的等效剂量来计算动物药品的使用剂量。

3. 实验对照对结果的影响

在动物实验中选择对照要遵守"齐同对比"的原则才能使实验结果具有更高的可信度,正确设置好空白对照、实验操作对照、阳性(或标准)对照、阴性对照等,可以达到事半功倍的效果。因此在实验开展之前进行周密而全面的设计,尽可能多地排除各种干扰因素对实验结果的影响,从而获得准确可靠的实验结果。

另外,动物实验通常需要重复进行多次,不仅是在同一动物身上重复两到三次实验,而且还要在几种动物身上重复相同的实验,不仅可以比较不同动物的差别,而且可以在不同动物实验中发现新问题,提供新线索,同时也可以观察到该动物实验结果是否具有更高的可信度、更真实的正确性和更广泛的适应性。但是无论结果如何,都绝对不能主观地将动物实验结果直接推论或应用到临床上,还必须经过临床试验研究。

(葛　煦　秦　靖　张彩勤)

参考文献

[1]李雪梅,周雪,迟成涛,等.中医药学中动物实验与实验动物的选择[J].实验室研究与探索,2011,30(10):192-194.

[2]张良胜,刘星.高血压大鼠心肌肥厚模型及心衰模型的建立[J].首都食品与医药,2020,27(03):53-54.

[3]鲁华山,于长义,田志佳,等.脑出血实验动物模型研究进展[J].中华神经外科疾病研究杂志,2016,15(02):184-186.

[4]高建峰,滕利,周立,等.恒河猴和食蟹猴在结核病研究中的应用进展[J].实验动物科学,2014,31(06):51-55.

[5]李英,郭剑英,胡莲美,等.犬几种疾病模型在小动物内科学实验教学中的应用体会[J].现代农业科技,2013(16):339-341.

[6]梁靓,陈奎蓉,程锋,等.小型猪模型在人类内分泌代谢性疾病研究中的应用进展[J].中国实验动物学报,2021,29(01):91-98.

[7]涂振阳,蓝常贡,谢克恭,等.兔结核病模型的应用研究进展[J].微生物学杂志,2019,39(06):102-108.

[8]李向群,毛琳,肖红,等.简易的豚鼠皮肤单纯疱疹动物模型的建立及应用[J].基础医学与临床,2001(02):176-179.

[9]江魁.人源化小鼠模型在肿瘤免疫治疗中的应用进展[J].国际生物制品学杂志,2020,43(05):229-233.

[10]王亮,付君言,周子娟,等.人类疾病猫模型的制作与应用[J].中国实验动物学报,2018,26(02):248-252.

常用实验动物的
饲养和管理

实验动物的饲养管理不仅是为了满足动物的生长、成熟、繁殖和维持良好的健康状况,也是为了保证科研、教学以及测试获得的动物实验数据的准确性、可靠性和可重复性,并尽量减少可能影响动物实验结果的各种可变因素。实验动物的饲养管理除了标准化的动物设施环境条件和训练有素的工作人员的保障之外,还包括动物的营养需要、饲料、饮水、垫料、繁殖和日常清洁等内容。本章主要介绍生物医学研究中常用实验动物如小鼠、大鼠、豚鼠、猕猴、兔、犬、猫等的饲养管理。

第一节　常用实验动物的营养需要

在实验动物正常的生长发育以及繁衍后代的过程中,必须从外界摄取一定量的营养物质。只有满足营养需要才能保持生长、繁殖和健康,从而保障动物实验结果的准确性和可靠性。因此,对实验动物的营养需求以及饲料质量标准化管理的研究,是实现实验动物标准化的重要环节。

一、营养成分对动物的影响

(一)蛋白质

蛋白质是生命起源的必需物质,一切生命活动都与蛋白质有关。蛋白质是动物生长发育、维持生命不可缺少的营养物质。蛋白质的基本功能包括:构成生命的基本物质(如构成肌肉、神经、内脏器官、皮肤、血液等组织)、构成细胞的基本成分。构成蛋白质的氨基酸可分为非必需氨基酸和必需氨基酸。必需氨基酸是指体内不能合成,或合成不能满足需要,必须由外源供给的氨基酸,包含 8 种氨基酸,即赖氨酸、色氨酸、苯丙氨酸、甲硫氨酸、苏氨酸、异亮氨酸、亮氨酸和缬氨酸。

饲料中蛋白质含量不足,或者某些必需氨基酸缺乏或比例不当时,动物会出现生长发育缓慢、抵抗力下降,甚至体重减轻、贫血、低蛋白血症等症状,长期缺乏容易导致水肿,并影响生殖。但是长期给动物喂食蛋白质含量过高的饲料,则会引起动物代谢紊乱,严重时甚至会出现酸中毒。不同类型的饲料含有的必需氨基酸比例不同。将不同饲料混合使用,可以提高饲料的营养价值,使必需氨基酸的比例符合动物机体的需要。

(二)碳水化合物

碳水化合物包括无氮浸出物和粗纤维,其中无氮浸出物包括淀粉和糖。碳水化合物是细胞主要的能量来源。碳水化合物在草食性动物的消化道中经过纤维素分解作用,部分转变为脂肪酸被吸收,另一部分转变成二氧化碳和甲烷排出体外。粗纤维可对胃肠运动起刺激作用,有助于排便,排出毒素。碳水化合物缺乏则会引起动物机体代谢紊乱。

(三)脂肪

脂肪是动物热量的重要原料,也是构成机体组织的重要成分。脂肪起储备能量、保温、缓冲外力的作用。大鼠缺乏脂肪摄入时,将会引起严重的中枢神经系统和消化系统功能障碍,导致生长停滞、生殖力下降、脱毛、尾坏死、甚至死亡等现象。其他动物缺乏脂肪时,会出现毛发无光泽,生殖机能下降,泌乳量降低。脂肪摄入过多,动物则出现肥胖或其他代谢疾病,不利于开展实验。

(四)矿物质

矿物质是生化代谢和维持生理功能必不可少的物质。矿物质分为常量元素和微量元素,常量元素占动物体重的 0.01% 以上,包括钙、磷、钾、钠、氯、镁;微量元素占动物体重的 0.01% 以下,包括铁、铜、锌、锰、碘、钼、镍、硒、硅、锡等。其中钙和磷是骨骼和牙齿的重要组成部分,参与调节神经系统的兴奋性及能量代谢。当饲料中缺乏钙时,则出现特征性损害,如骨钙化不全,体重增长缓慢等现象。氯和钠参与维持渗透压与酸碱平衡,调节神经系统生理功能。当饲料缺乏氯和钠时,动物会出现营养不良脱落、食欲降低、生长停滞、繁殖力降低、性成熟延迟、对噪声表现紧张不安等现象;缺铁容易导致动物低色素性贫血、抵抗力下降、精神不振;缺锌,动物则出现进行性消瘦、生长停滞、兴奋、脱毛等症状,并且一些指标如体重、摄食量、血红蛋白含量、睾丸重量也均明显下降(表7-1)。

表7-1 微量元素的营养作用和缺乏症状

微量元素	营养作用	缺乏时的主要表现	来源
铁(Fe)	是血红蛋白的重要成分,运输氧气,参与细胞内生物氧化过程	贫血、生长发育不良、精神萎靡、皮毛粗糙,无光泽	奶、鱼粉、肉粉、$FeSO_3$
铜(Cu)	与造血过程、神经系统及骨骼正常发育有关,亦为多种酶的活化剂	腹泻、四肢无力、营养性贫血	豆饼、豆粕、$CuSO_4$

续表

微量元素	营养作用	缺乏时的主要表现	来源
锌(Zn)	是许多酶的成分,以碳酸酐酶最重要	生长停止、进行性消瘦、脱毛、不孕、性周期紊乱、形态变异	动物性饲料、酵母,含锌应>2 mg/kg
锰(Mn)	参与造血、骨骼发育、脂肪代谢	生长发育不良、共济失调、骨节肥大	米糠、麸皮、$MnSO_4$
碘(I)	甲状腺素成分,与基础代谢有关	甲状腺肿大黏液性水肿	碘化食盐

(五)维生素

维生素是动物为维持正常的生理功能必须从食物中获得的一类微量有机物质,其不参与机体组成,也不提供热能,主要起调节和控制代谢作用。动物对于维生素的需要量甚少,但却是必不可少的物质。维生素分为脂溶性和水溶性,脂溶性维生素包括维生素A、D、E、K;水溶性维生素包括维生素 B 和 C(表 7 - 2)。

表 7 - 2　维生素的生理功能、缺乏症和来源

维生素	生理功能	缺乏症	来源
脂溶性			
维生素 A	维持正常视觉,参与上皮细胞正常形成,促进生长发育	视觉损害、夜盲症、上皮粗糙、角化、骨发育不良、生长迟缓	肝脏、鱼肝油、蛋黄、牛奶
维生素 D	促进钙吸收,与骨骼的形成有关	软骨病	鱼肝油、蛋、苜蓿干草
维生素 E	与胚胎发育及繁殖有关,保持心血管系统结构功能的完整性	生殖系统损害、睾丸萎缩、肌肉麻痹、瘫痪、红细胞溶血	油脂,如花生油、玉米油;绿色植物、蛋、鱼肝油
水溶性			
维生素 B_1	参与糖代谢	多发性神经炎	谷类、豆类、酵母
维生素 B_2	参与生物氧化、晶状体及角膜的呼吸过程,维护皮肤黏膜完整性	生长停止、脱毛、白内障、角膜血管新生	麦麸、豆类、动物内脏
维生素 C	参与糖、蛋白质代谢,参与胶原、齿质及骨细胞间质生成	维生素 C 缺乏病	新鲜蔬菜

维生素在体内主要参与调节机体的代谢活动。实验动物对维生素的需求量虽然很小,却是维护机体健康、调节生理功能和促进生长发育所必需的。

（六）水

水是实验动物最重要的营养物质之一，动物机体内水分约占 55% ~ 80%。在动物机体的代谢过程中，水具有重要意义，其参与组织器官形态的维持、功能物质的输送、生化反应、渗透压和体温调节等活动。当体内水分减少 1% ~ 2% 时，动物会感到口渴；体内水分减少 8% 时，动物会出现严重干渴、食欲丧失、抗病力下降、黏膜干燥、蛋白质和脂肪分解加强；体内水分减少 10% 时，动物会出现代谢紊乱；水分减少 20% 时，动物则会死亡。

实验动物饮用水应符合卫生部门颁发的人饮用水的质量和卫生指标。微生物质量等级不同的实验动物应供应与其级别相对应的饮用水，对于清洁级及以上级别的实验动物来说，其饮用水必须经过高温高压灭菌处理，亦可用高温高压灭菌的酸化水（pH = 2.5 ~ 3.0）。

二、常用实验动物的营养需要

不同动物摄取食物的习性各不相同，这种习性称为食性。根据食性，大体可将实验动物分成三类：肉食性实验动物，如犬、猫等；草食性实验动物，如豚鼠、兔、羊等；杂食性实验动物，如小鼠、大鼠、地鼠、猴、小型猪等。

实验动物的营养需要是指为满足动物维持正常生长和繁殖所需各种养分的基本需要。即其对蛋白质、糖类、脂肪、矿物质、维生素等营养素的日平均需求量。营养需要分为：

（1）维持的营养需要，是指在正常情况下实验动物体重不增不减，体内合成与分解代谢处于动态平衡状态。

（2）生长的营养需要，是指通过机体的同化作用进行物质积累、细胞数量增多、组织器官体积增大，从而使动物的整体及其重量增加的过程。

（3）繁殖的营养需要，包括雌、雄动物的性成熟，性功能的维持，妊娠及哺乳过程对营养物质的需要。

（一）小鼠的营养需要

小鼠饲料中含有 18% 左右的蛋白质即可满足生长的需要。特别注意对亚油酸的需求。小鼠对维生素 A 和 D 的需要量较高，但对过量的维生素 A 敏感，尤其是妊娠小鼠，过量维生素 A 可造成胚胎畸形和繁殖紊乱。对于繁殖小鼠可补充维生素 E 提高受孕率。无菌小鼠还应注意补充维生素 K。

（二）大鼠的营养需要

大鼠饲料中含有 18% ~ 20% 的蛋白质即可满足生长、妊娠和泌乳的需要。饲料中必需脂肪酸含量应占总能量的 1.3% 以上。通常大鼠不需要补充维生素 K，但要补充维生素 A，无菌大鼠还应注意补充维生素 B_{12}。大鼠妊娠或泌乳时对镁的需要量增加。

（三）豚鼠的营养需要

豚鼠对必需氨基酸尤其是精氨酸的需要量较高。豚鼠属于草食性动物，对粗纤维的需求量高,饲料中要求含有 10% ~15% 的粗纤维。当粗纤维含量不足时,容易引起豚鼠排粪障碍或脱毛等现象。豚鼠对维生素 C 缺乏特别敏感,缺乏时可导致生殖机能下降、生长不良、出现维生素 C 缺乏病、抗病力降低等症状,最终导致死亡。一般成年豚鼠每日需补充 10 mg 维生素 C,繁殖豚鼠需补充 30 mg,添加到饲料或饮用水中即可。

(四)兔的营养需要

兔属于草食性动物,饲料中含 15% 左右的蛋白质即可满足需求,但粗纤维含量要求在 11% 以上,才能维持其正常的生理功能。因为精氨酸是兔的第一限制性氨基酸,应大量补充。初生的兔有大量铁储备,因此不会贫血。虽然兔的肠道可合成大部分 B 族维生素和维生素 K,而且可以通过食粪行为再加以利用,但繁殖兔仍需要补充维生素 K。

(五)猫的营养需要

猫是肉食性动物,对蛋白质和脂肪需求较高,小猫要求高脂肪酸饲料,生长期猫的饲料要求亚油酸含量不能低于 1%,猫属于不能利用 β - 胡萝卜素作为维生素 A 来源的动物,因此应在饲料中补充维生素 A,对维生素 E 的需求量也较高。

(六)犬的营养需要

犬属于肉食性动物,日粮必须供给犬充足的蛋白质和脂肪,同时还要考虑饲料的适口性。犬可耐受高脂肪日粮,要求日粮含有一定量的不饱和脂肪酸。犬对于维生素 A 的需求较大,尽管犬肠道内微生物可合成 B 族维生素,但仍需补充一定量的维生素 B_{12}。

(七)猴的营养需要

猴属于非人灵长类动物,其习性与人相似,饲料中 50% 以上能量来自糖代谢。其体内不能合成维生素 C,必须由饲料提供。此外,还应有香蕉、苹果、蔬菜等作为补充维生素 C 的原料。猴是杂食性动物,其饲料中的蛋白质应占 21% ~25%,脂肪为 4% ~5%,并要注意饲料的适口性。

第二节　常用实验动物的饲养及日常管理

实验动物在满足以上营养需求的前提下,配合标准的饲养和日常管理,从饲料、饮水、垫料和卫生消毒等各个环节入手,按照实验动物国家相关规章制度进行标准化管理,确保实验动物的质量,从而有效保证实验动物的福利伦理需求。

一、常规实验动物的饲养

(一)饲料

动物应每天或按其特定的需求喂以可口的、无污染且营养丰富的饲料,除非是研究方案对其另有要求。实验动物国家标准 GB/T 34240－2017《实验动物饲料生产》和 GB/T 39647－2020《实验动物生殖和发育健康质量控制》对制作实验动物饲料所用的原料和添加物的品质，以及化学性或微生物性污染物、自然毒物的存在，饲料中的各种营养成分的生物利用效率、适口性等问题，都有严格的规定和要求。

管理人员在采购、运输、贮存和处理时，应当尽可能减少将各种疾病、寄生虫、潜在的疾病传媒（如昆虫或其他有害微生物），以及化学性污染物传入动物群中。要求采购人员注意生产供应厂商在保障饲料品质方面的措施和操作，如贮存、防治虫害和加工操作等。研究机构应要求饲料供应商提供饲料主要营养成分的检测报告。陈旧、运输或存放不适当的饲料，其营养成分有可能缺损。应仔细掌握每批到货的数量，并应注意库存的周转，做到陈货先用。

实验动物大多数自然配料的干性饲料都加有保藏剂，在加工后贮存，约可使用六个月。而经加工的饲料中维生素 C 则通常仅有 3 个月的存放期。冷藏条件固然能保护饲料的营养品质和延长存放期，但其贮存期限应尽量缩短，并应考虑生产厂商的规定要求。精制饲料和限定化学成分饲料的稳定性往往不如自然配料饲料，其存放期限通常要少于 6 个月，这类饲料应在 4℃以下贮存。

高压灭菌处理饲料要求对其养分浓度、配料种类和制备方法进行调整，使之在灭菌处理时能耐受高温高压的降解作用。应记录灭菌处理日期，并尽快使用。可考虑用辐照处理饲料代替高压灭菌饲料。

（二）饮水

一般情况下，动物应能按其具体要求获得适宜且无污染的饮水。水的品质和饮用水的定义可能因地区而异。为保证水质的可接受程度，必须定期监测其 pH 值、硬度、微生物性和化学性污染，特别是对于某些特定地区水中的正常组成可影响其动物实验结果的研究项目。对于要求高纯水的研究项目，可对水进行处理或提纯，以尽量减少或消除其污染物。水的处理方法应当仔细选择，因为多种水处理方法有可能引起动物生理过程的改变，微生物区系的变化，或影响动物实验的结果。例如，经氯化处理的自来水对有些种类的动物适用，但对水生动物则有毒性。

饮水管和自动饮水机等供水装置，应每日检查以保证合适的维修、清洁和正常运行。动物饮水瓶最好是定期更换，不宜加灌，以防潜在的微生物交叉污染；如果是重新灌装，则应注意每只水瓶要放回原笼位置。

（三）垫料

实验动物的垫料是一种可影响实验数据和动物健康的可控制环境因素。兽医人员和设施负责人应在征询研究人员的意见后，选用最适宜的垫料。在任何管理和实验条件下，没有对某种动物是理想的垫料，更没有对各种动物都理想的垫料。针叶树材料的垫料在某些研究方案中忌用,因为这类未经处理的垫料(刨花和碎片)可影响动物的代谢过程。雪松类的刨花不宜使用,因其散发的芳烃类物质可诱发肝脏微粒体酶类和细胞毒性。垫料在使用前应先进行热处理,就可减少芳烃类浓度从而防止发生这类问题。在采购垫料产品时,应注意厂商采用的生产、检测和贮存方法。

垫料应以离地的方式在草荐、货架或手推车上运输和贮存,始终要保持其品质和尽量减少污染。在高压灭菌处理时,垫料可吸收水分以至于失去吸湿能力,并滋生微生物,因此应采用适当的干燥时间和贮存条件。

垫料的用量应足以在笼具更换过程中保持动物体干爽,对于小型实验动物更应注意防止垫料接触水管,或注意防止水瓶漏水,造成整个笼盒内的垫料浸水。

污秽的垫料应按需要定期清除并更换新的垫料,以保持动物的清洁和干爽。由动物饲养管理人员在征询研究人员的意见后,进行更换。垫料的更换次数并没有绝对的低限,标准的做法是按日或按周更换。在有些情况下,垫料更换还忌过度频繁。例如,在围产期和产后期的若干阶段,此时外激素对于能否顺利繁殖至关重要;甚至一些研究课题还不容许更换垫料。

(四)卫生消毒措施

卫生消毒措施即维持有益于动物健康的条件,包括垫料更换、清洗和消毒等。清洗是除去过多的污垢和碎屑,消毒则可减少或消除浓度太高的微生物。清洗消毒的次数和程度,则依据动物的正常行为和生理特点为其提供卫生环境的需求而定。卫生措施的方法和次数是随许多因素而变化的,这些因素包括动物的类型、数量、大小、年龄和繁殖状况;动物的正常生理和行为特性;垫料的使用和类型;饲养区各处表面污染的速度;创造卫生条件所用材料的性质等。有些饲养区或研究方案可能要求特殊的管理技术,例如无菌操作,或改变垫料的更换次数等。

在动物饲养设施内部,不应使用掩盖动物气味的药剂,这种物质不能替代良好的卫生操作,也不能替代充分的通气措施,却会使动物处于有可能改变其基础代谢和代谢过程的各种挥发性化合物之中,对动物本身的生理行为或动物实验结果造成影响。

笼具、笼架、食具、饮水器等相关设备的卫生消毒处理次数,在一定程度取决于所采用的笼具和管理操作的类型。一般要求居住区及其附属物如顶盖,其卫生处理至少每两周一次,实底笼具、水瓶和水嘴管塞通常要求卫生处理至少每周一次。有些情况下,例如对于微型隔离器饲养或密集群养的居住区,则可能要求进行更为频繁的卫生处理。

对于大多数动物饲养管理用的器材设备,各种常规的清洁消毒方法足以满足要求,然而如果有病原微生物存在,或要饲养悉生动物或免疫缺陷动物,还必须在清洁消毒后,对笼具和附属物品进行消毒灭菌处理。各种消毒剂应定期进行标定和监测,以保证其安全有效。

应按照清洁处理的工序和材料,对卫生消毒措施进行监测,其中包括对各种材料的眼观检查、温度监测或微生物学监测。不可将动物气味的强度,特别是氨气,作为评定卫生消毒效果的唯一依据。对于笼具和垫料的更换次数或笼具清洗间隔时间的改变,应根据氨气浓度、笼具外观、垫料的条件以及笼内饲养动物的数量和大小等因素来综合评定卫生消毒效果。

二、小鼠的一般饲养管理

(一)饲养

饲料中蛋白质的含量应在 20% ~ 25%,可增加 0.1% ~ 1% 的鱼肝油。小鼠喜吃淀粉含量高的饲料,不同品系小鼠的饲料组成有一定差别。

小鼠的饮用水应保证连续不断,每周换水 2 ~ 3 次,最好是每天更换新鲜水,每次换水要连同水瓶和瓶嘴一起更换,并认真清洗消毒水瓶和瓶嘴,严禁未经消毒的水瓶和瓶嘴继续使用。

每周更换垫料和清洗鼠笼 1 ~ 2 次,保持室内卫生,饲养室采用喷雾消毒,常用消毒液有 0.1% 新洁尔灭、3% 来苏尔等。

(二)日常管理

小鼠胃容量小,有随时采食的习性,夜间活跃。采取"少量勤添"的原则,保证随时有料。每周喂料 3 ~ 4 次,以上次的料刚吃完为宜。小鼠的饲料消耗量随着生长发育和生产繁殖的阶段而有所不同,必须注意不同阶段添加的饲料量。

种鼠、妊娠鼠和哺乳鼠应该使用繁殖饲料,并适当添加葵花籽、麦芽鸡蛋等补充营养。成年小鼠采食量为 5 ~ 6 g/d,怀孕后期 8 ~ 10 g/d,哺乳第一阶段(1 ~ 12 d)约 13 g/d,哺乳第二阶段(13 ~ 21 d)约 19 g/d,仔鼠在离乳前采食量约 4 g/d,离乳后约为 5.66 g/d。

三、大鼠的一般饲养管理

大鼠的饲养管理原则上与小鼠相同,现就大鼠饲养管理的不同之处和需要特别强调的地方简述如下:

(一)饲养

大鼠喂全价颗粒饲料,饲料应保证其营养的需要,并符合各等级动物饲料的卫生质量要求,大鼠对蛋白质的要求高,特别是动物性蛋白和维生素,投给量要比小鼠多,大鼠对营养缺乏非常敏感,营养缺乏时常会导致缺乏症,并加剧传染病的发生。饲喂大鼠要注意定时定量,每日喂给新鲜水,一般每周换垫料 2 ~ 3 次。

(二)日常管理

大鼠对环境因素的刺激非常敏感。其中温度、湿度的波动或突然变化可成为重要的应激因子,促进条件致病菌所致传染病的爆发。空气干燥,湿度低于40%时,大鼠易得环尾症。肮脏的垫料、笼内过度拥挤或通风不良、环境内产生过量的氨气或硫化氢时会引起呼吸道感染、肺大面积炎症,特别是支原体感染的发生。大鼠的听觉灵敏,对噪声耐受性低,强烈噪音引起吃仔或抽搐现象。光照对大鼠的生殖生理或繁殖行为影响较大,外界强光,甚至超出标准范围的光线水平也能引起白化大鼠视网膜变性或白内障,所以在顶层大鼠笼架应装上光线挡板,以防天花板照明装置对大鼠的影响。实验期间也不能使用杀虫剂喷洒动物和饲养环境,防止动物体内发生改变,给实验结果带来不利影响。总之,大鼠饲养室应做到安静、通风、洁净度高。

大鼠扩大繁殖生产,一般采用一雄多雌间隔同居法,当雌鼠腹部明显增大确认怀孕后,进行单养准备分娩,并投入新的雌鼠。

四、地鼠的一般饲养管理

(一)饲养

地鼠的饲养管理与小鼠相似,可用小鼠料饲喂地鼠,饲养时应注意饲料中蛋白质的质量,并适当补充青饲料和维生素,保证充足的清洁饮水。保持一定室温,地鼠为夜行性动物,繁殖时要注意夜间配种,以提高其受孕率。保持室内安静,空气流通,相对湿度在50% ~60%较好。

(二)日常管理

参照小鼠的管理规定执行。普通级动物环境温度要求可适当放宽至18℃ ~29℃。饲养地鼠的笼具可选用无毒塑料或透明 PC 材料制成,笼盖通常为不锈钢材质,笼具的规格应满足国家标准的要求,目前国内生产的金黄地鼠笼具的尺寸是 310 mm × 230 mm × 250 mm,可饲养育成年地鼠 4 只,成年繁殖雌鼠 1 只或成年雄鼠 2 ~3 只,中国地鼠饲养一般用小鼠笼具。地鼠饮水瓶为无毒性的 250 ml 塑料瓶,瓶塞为硅胶材质,不锈钢吸水管。

五、豚鼠的一般饲养管理

(一)饲养

豚鼠可喂给颗粒饲料,由于不能合成维生素 C,需经常补给新鲜蔬菜,如甘蓝、胡萝卜等或补给青草和干草,保持不断。另外,随豚鼠发育阶段调整饲量,饲料质量要严格控制,不轻易更换。经常保持新鲜饮用水,维生素 C 也可按 0.2 ~0.4 mg/L 加入饮用水中,但不能加于含氯水中。饲喂应定时定量,颗粒料上午、下午各喂 1 次,喂量的多少可视下一餐刚吃完为度,加料过多除造成浪费外,饲料在料盒中放置时间太久,易被细菌污染引起发霉变质。青料充足且质量好,可适当减少颗粒料。

（二）日常管理

豚鼠听觉好,对外来的刺激如突然的震动、声响较敏感,因此环境应保持安静。适宜温度为18℃~29℃。超过30℃时,豚鼠体重减轻、流产、死胎、死亡率高,低于15℃时候,繁殖率、生长发育率降低,疾病发生率上升,易患肺炎。温度的恒定也相当重要,温度的急剧骤变,可危及幼鼠生命,使母鼠流产或不能分泌乳汁。湿度该保持40%~70%。湿度过高或过低都会引起豚鼠抵抗力下降,易患疾病。饲养室内空气应新鲜,氨浓度的高低与豚鼠肺炎发病率密切相关,因此,良好的通风换气和适宜的温湿度对保证豚鼠的健康水平极为重要。

严格执行卫生、消毒制度,保证地面、食具和笼具清洁干净。每周更换垫料2次,消毒饲养盒和饲料盒1次,定期用消毒液喷洒地面和墙壁。仔细观察动物的健康状况、产仔情况及仔鼠的生活情况等,并认真记录。

六、兔的一般饲养管理

（一）饲养

兔为草食动物,应以青料为主,辅以精料,这是饲养草食动物的一个基本原则。单笼饲养,兔笼为度锌铁丝或不锈钢丝做成;采用全价配合饲料,饲料中粗纤维含量不得少于15%。

（二）日常管理

兔体弱抗病力差且爱干燥,每天必须打扫兔笼,清除粪便,洗刷饲具,勤换垫草,定期消毒,经常保持兔舍清洁、干燥,使病原微生物无法繁殖,这是增强兔的体质、预防疾病必不可少的措施,也是饲养管理经常化的管理程序。兔是胆小易惊、听觉灵敏的动物,要求安静,防止骚扰。兔经常竖耳听声,倘有骚动,则惊慌失措,乱窜不安,尤其在分娩、哺乳和配种时影响更大,所以在管理上应轻巧、细致、保持安静环境。

家兔怕热,舍温超过25℃,即食欲下降,影响繁殖。因此,夏季应做好防暑工作,兔舍门窗应打开,以利通风降温。寒冷对家兔也有影响,舍温降至15℃以下即影响繁殖。雨季是家兔一年中发病和死亡率较高的季节,此时应特别注意维持舍内干燥。

七、猫的一般饲养管理

（一）饲养

猫的饲料中动物性饲料应占3%~40%。特别注意补给维生素A、D、B。猫能耐受脂肪,所以食物中可含一定脂肪。

（二）日常管理

猫的环境要求清洁干燥。猫对异常气味敏感,应避免产生异常气体和使用刺激物。

对新入猫舍的猫进行隔离检疫，至少 21 天以上。

八、犬的一般饲养管理

(一)饲养

犬可饲养在有活动场地的犬圈、犬房或犬笼内。犬舍要求冬暖夏凉，隔音效果好，室内光线充足，地面平滑并略有坡度，地面墙面便于清洗消毒。

犬是肉食性动物，采用全价营养膨化颗粒饲料，为达到营养要求，配方搭配要多样化。除了颗粒饲料以外，可喂给一定量的动物肉、谷类、蔬菜、鸡蛋以及牛奶，并加喂维生素、鱼肝油、酵母、骨粉等营养物质。特别是种公犬和种母犬的怀孕期、哺乳期更要注意添加营养剂。

每天要定时、定点、定量饲喂，成年犬每天喂食 2 次，分别在上午 9 点和下午 4 点，仔犬中午 12 点再加喂 1 次。根据犬的品种、日龄不同(或体重不同)而定量饲喂。每次喂食要保证新鲜、保证全价营养，喂后要及时取出食具(连同剩余食物)，冲洗干净，每周消毒 2 次。饲喂应做到"三不食"，即隔夜的食物不食、太热不食和太冷不食，最好饲喂商品化的种犬料、育成料和幼犬料。设置自动饮水系统或放置水盆，任其自饮，保持新鲜供水。

(二)日常管理

购进犬应严格隔离检疫 1 周左右，杂种犬为 2 周左右，隔离期间要与其他实验犬严格分开以防传染病，要有专人负责，经兽医检疫观察确系无传染病，并进行体内外寄生虫驱除和狂犬疫苗、传染性肠炎疫苗免疫后方能进行实验。

工作人员每次工作前应穿戴好已消毒的工作服、帽、手套、高筒雨鞋。犬喜清洁干燥，犬舍每天要清扫、清洗，并保持地面干燥，每隔 2 周消毒一次地面和卧具；犬的笼具(舍)每天都要冲洗，特别是死角要冲洗干净，冲后要及时扫净积水；食盒和水盆每天清洗消毒，定期用刷子给犬洗澡。实验结束后，应对犬舍消毒。每批犬实验完毕后，及时清洗地面、笼具、用具等，不能残留粪便、呕吐物、分泌物和血等，并进行彻底消毒。夏季应注意有防蝇、防蚊设施，如喷洒杀虫剂，但应注意犬的安全。饲料的成分也可根据课题设计的需要在保证犬基本营养要求的前提下，制订每天的配方和定量。慢性实验研究的犬必须做好调整工作，最低做到与人为伴，服从命令，如发现犬传染病和人畜共患病的症状，应及时与兽医人员联系，及时确诊和处理。

九、小型猪的一般饲养管理

(一)饲养

小型猪的妊娠期为 114 日。当营养较好、产仔多时，常提前分娩，营养较差或产仔数少时产期会延长。雌猪妊娠期间胎儿发育是有阶段性的,初期胎儿发育慢,需要营养不多,中期胎儿发育仍慢,需要营养也不多,但雌猪食欲旺盛,此时可多喂些青粗饲料,并可适当加大运动量。妊娠后期,胎儿发育快,日粮中精料应逐渐增加,保证足够营养供雌猪和胎儿需要,同时雌猪体内积蓄一定养料,待产后泌乳用。将近分娩时,母猪会衔草做窝,精神烦躁,呼吸急促,时而来回走动,时而端坐,排便排尿频繁。如果母猪躺卧,四肢伸直,每隔 1 小时左右发生一次阵缩,阵缩间隔越来越短,则表示即将分娩,阴户流出羊水则很快分娩。

饲养好哺乳雌猪,关键是要提高雌猪的泌乳力和乳质,用以保证仔猪正常发育,培育出健康壮实的断乳猪仔,保证新生猪仔有高度成活率。泌乳期的物质代谢,比空怀雌猪高得多,所需的饲料量也要增加,而且饲料中蛋白质要占 16%,维生素 A、D 及钙、磷等都不能缺少,注意定时定量,不要突然改变饲料,保证清洁饮水,适当增加运动,产后少喂,避免消化不良。

雌猪初乳中含有丰富的蛋白质、维生素、免疫抗体和镁盐,可增强仔猪的抵抗力。初乳能使仔猪轻泻出胎粪。仔猪有固定乳头吃奶的习惯,直到断奶都不会更换。训练仔猪开食,最好从仔猪出生 1 周左右开始,这样到产后 3 周雌猪泌乳量下降时,仔猪已能正式吃料,也不会影响仔猪的生长发育。仔猪断乳时间一般在 60 日龄左右,香猪断乳时间可以提前在 45 日龄左右,但必须要在 30 日龄内能正式采食,断乳过晚,对雌猪的健康和仔猪的发育都不利。

小型猪饲喂可用混合饲料或固体饲料,饲喂量按体重的 2%～3%,每日喂食 1～2次,仔猪自由采食。生长期饲料含蛋白质 16%,脂肪 3%,粗纤维 5.5%;维持期饲料含蛋白质 16%,脂肪 2%,粗纤维 14%,有些小型猪品种,尤其是有肥胖特性的需采取限食措施。对供实验用小型猪,应在每天采食量大于 1 kg 时,开始限食,微型猪 2 月龄后开始限食,每天 0.5 kg,但保证充足的饮水。根据实验要求,饲料中不得加入抗生素和激素类添加剂。

目前,国际上尚无统一的饲养标准。在美国查理斯河(Charles River)育种实验室,断奶前仔猪一般采用自由采食方式,喂以小型猪初始日粮,逐步换成自由采食小型猪生长日粮,然后过渡到高纤维的小型猪维持日粮。在 60 日龄开始限制饲喂,每日喂两次,总量 1 kg 并一直维持下去。

(二)日常管理

猪对吃喝的记忆力很强,对与吃喝有关的时间、声音、气味、食槽方位等很容易建立条件反射。根据这些特点,可以制订相应的饲养管理制度,并进行合理的行为调教与训练,如每天定时饲喂等,训练猪采食、睡卧、排泄三角定位等。

猪舍要求冬暖无穿堂风,热天通风凉爽并有遮阴处,猪舍内要打扫洗刷干净,铺垫物或锯末每天更换一次。在猪舍出入口处应设脚踏消毒液槽,里面的消毒药水每周要更换2次。

小型猪要进行预防接种,主要预防猪瘟、猪霍乱、猪丹毒、猪副伤寒、乙脑、细小病毒传染性胃肠炎等疾病。

十、猕猴的一般饲养管理

(一)饲养

猕猴食性较杂,所以饲喂的食物应多种多样。以谷物、蔬菜及水果为主,保证蛋、奶、鱼粉等的摄入,同时饲料中要含有充足的维生素 C、矿物质及微量元素。饲喂时绝对防止饲料的腐烂与变质,蔬菜、瓜果等要洗净消毒,晾干后再喂。

除主食外,也要搭配青绿饲料。成年猴每日进食量为 450~500 g,应分三次及以上定时定量投喂。饲喂时将饲料分开存放,避免被强壮的猴子占食。饮水必须保证全日充足,一般使用自动饮水装置,若不使用自动饮水装置则要注意水质的清洁。成年猴每日饮水量约 350~400 ml。

(二)日常管理

一般自然放养式管理设施,建在热带、亚热带地区的大型养殖场,要求场内有茂密的森林,与周围自然或人为分隔开的屏障(宽阔的河流或人为建造的高墙),其优点是成本低。但猕猴易发生近亲交配,导致后代存在较多先天性缺陷疾病,且增加后代死亡率,同时,对于传染性疾病难以预防与控制。

一般笼舍式管理设施,建于温带地区,因猕猴的最适生活温度在 20℃~25℃,所以在较寒冷地区需加设防寒设备。一般笼舍分室内室外两部分,由于猕猴行动敏捷,所以舍内通常设有两道门,门向内开,均配有锁或者门栓等固定装置,以防猴子在工作人员进出笼舍期间逃出。里室为休息区域,外室一般设有供猴子攀爬的架空金属杆,为其日常运动提供场所。

新到的猴子,须在隔离区饲养 1~2 个月,待检疫合格后采用单笼饲养或舍养。在此期间对每只猴子做好编号、登记的工作,便于日后归档整理。同时,对猴子做好临床观察记录,必要时进行人兽共患病、寄生虫等检测。对有病猴子给予及时隔离治疗,对无治疗价值的应予淘汰。放养初期或新旧猴子合养时,注意猴群间的争斗,有极端情况应对笼舍间进行重新调配。另外,对工作人员也应做到定期检查。

第三节 常用实验动物的繁殖

实验动物是生物医学研究中不可替代的实验材料,为了进行更好的研究,掌握有关实验动物繁殖育种的基本理论、基本知识和基本技能十分必要。其中,需要重点掌握近交系动物和封闭群动物的繁殖方法,实验动物的性别鉴定、动情周期、发情鉴定及配种方法等内容。

一、实验动物繁殖

实验动物的繁殖是指采取能保持遗传稳定性的配种和交配方法,繁衍实验动物后代的过程,常用实验动物的配种年龄见表7-3。

表7-3 实验动物性成熟与配种年龄

动物种类	性成熟期	配种年龄	成熟时体重
兔	小型:4月龄	6月龄	2.5 kg以上
	中型:6月龄	8月龄	
	大型:8月龄	10月龄	
豚鼠	雄70日龄	12~14周龄	500 g以上
	雌30~45日龄	84~98日龄	
大鼠	2~3月龄	3.5月龄	雄250 g以上
			雌150 g以上
小鼠	35~55日龄	60日龄左右	20 g以上
犬	雄8~10月龄	1年之后	8~20 kg
	雌6月龄		
猫	7~8月龄	10~18月龄	2~3 kg
猪	190~300日龄	8~9月龄	25 kg以上
猴	雄性3岁	雄性4.5岁	8~12 kg
	雌性2岁	雌性3.5岁	

常用的繁殖方法主要有三种,分别为随机繁殖、近亲繁殖和异系杂交。

(一)随机繁殖

随机繁殖是指某一动物群体中,每个个体都有同等的机会与另一性别的任何一个个体进行交配繁殖。这种交配方式不管个体来源,交配是随机发生的。因为交配是动物的天然属性,会避开近亲交配,因此可维持群体的遗传变异性。随机繁殖在繁殖生产中广泛使用,例如需求量最大的封闭群动物是采用随机繁殖的方法来进行繁殖的。下面以封闭群繁殖为例,介绍随机繁殖方式。

1.封闭群繁殖注意事项

(1)引种 作为繁殖用原种的封闭群动物必须遗传背景明确,来源清楚,有较完整的资料(包括种群名称、来源、遗传基因特点及主要生物学特性等)。种子群动物数量要足够多,小型啮齿类封闭群动物引种数目一般不能少于 25 对。

(2)原则 为保持封闭群动物的遗传异质性及基因多态性,应避免近交系数随繁殖代数增加而过快上升。

(3)繁殖 为保持封闭群动物遗传基因的稳定,封闭群的种群动物应保持足够大的数量,并尽量避免近亲交配。每代近交系数上升不超过 1%,根据封闭群的大小,选用适当的方法进行繁殖。

2.繁殖方法

(1)最佳避免近交法 留种时,每只雄种动物和每只雌种动物,分别从子代各留一只雄性动物和雌性动物作为繁殖下一代的种子动物。动物交配时,尽量使亲缘关系较近的动物不配对繁殖,编排方法尽量简单易行。分种情况其一是某些动物品种,如小鼠、大鼠等,生殖周期较短,易于集中安排交配,可按下述方法编排配对进行繁殖:假设一个封闭群有 16 对种动物,分别标以笼号 1、2、3……16。设 n 为繁殖代数(n 为自 1 开始的自然数),n 代所生的动物与 n + 1 代交配。其二是某些动物品种,如犬、猫、家兔等,生殖周期较长,难于按上述方式编排,要保持种群规模不低于 10 只雄种,20 只雌种的水平,留种时每只雌、雄动物各留子代的雌、雄动物作种用,交配时尽量避免近亲交配,则可以把繁殖中每代近交系数的上升控制在较低的程度。

(2)循环交配法 循环交配法广泛适用于中等规模以上的实验动物封闭群。其优点一是可以避免近亲交配,二是可以保证种用动物对整个封闭群有比较广泛的代表性。具体实施办法是将封闭群划分成若干个组,每组包含有多个繁殖单位(一雄一雌单位、一雄二雌单位、一雄多雌单位等)。安排各组之间以系统方法进行交配。

(3)随选交配法 当封闭群的动物数量非常多,不易用循环交配法进行繁殖时,可用随选交配法。既从整个种群中随机选取种用动物,然后任选雌雄种动物交配繁殖。

3.繁殖方法的选择

(1)当封闭群中每代交配的雄种动物数目为 10 ~ 25 只时,一般采用最佳避免近交法,也可采用循环交配法。

(2)当封闭群中每代交配的雄种动物数目为 26 ~ 100 只时,一般采用循环交配法。

(3)当封闭群中每代交配的雄种动物数目多于 100 只时,一般采用随选交配法,也可用循环交配法。

(二)近亲繁殖

近亲交配(简称近交),指遗传组成极相似的个体之间或血缘关系极为相近(6代以内)的个体之间进行的交配繁殖。这种繁殖方式一般以父女或者母子交配、全同胞兄妹交配、堂兄妹交配等方式进行。此种繁殖方式的最大目的为增加群体基因纯合性,其中近交系数或者说血缘系数体现它们近交的程度。

1. 近亲繁殖注意事项

(1)引种 作为繁殖用原种的近交动物必须遗传背景明确,来源清楚,有较完整资料(包括品系名称、近交代数、遗传基因特点及主要生物学特征等)。

(2)原则 选择近交系动物繁殖方法的原则是保持近交系动物的基因纯合性。

(3)繁殖 继续保持兄妹交配方式,近交系动物的繁殖可分为基础群、血缘扩大群和生产群,当近交系动物生产供应数量不是很大时,一般不设血缘扩大群,仅设基础群和生产群。

2. 繁殖方法

(1)基础群 设基础群的目的,一是保持近交系自身的传代繁衍,二是为扩大繁殖提供种动物。基础群严格以全同胞兄妹交配方式进行繁殖,应设动物个体记录卡(包括品系名称、近交代数、动物编号、出生日期、双亲编号、离乳日期、交配日期、生育记录等)和繁殖系谱,基础群动物不超过5~7代都应能追溯到一对共同祖先。基础群原则上每一代需要有4~8只(雌、雄各2~4只)为下一代所用,剩余的动物直接供给血缘扩大群,扩至一定规模后,提供给生产群,用于动物的大量生产。

(2)血缘扩大群 血缘扩大群的动物来自基础群。以全同胞兄妹交配方式进行繁殖也应设个体繁殖记录卡,血缘扩大群的动物不超过5~7代都应能追溯到其在基础群的一对共同祖先。

(3)生产群 设生产群的目的是生产供应实验用近交系动物,生产群动物来自基础群或血缘扩大群。生产群动物一般以随机交配方式进行繁殖,应设繁殖记录卡;生产群动物随机交配繁殖代数一般不应超过4代,所以要不断从基础群或血缘扩大群向生产群引入动物,确保基础群与生产群动物的血缘关系和遗传一致性。应注意生产的动物要全部作为实验用动物提供,不得留种,种子动物从扩大群中引入。

(三)异系杂交

异系杂交即有目的地选择两个不同的近交系品种进行交配。在繁殖杂交一代动物时也常常采用异系杂交的繁殖方法。这种繁殖方法产生的后代个体具有杂交优势,生产力强,适应性高。

杂交群动物的繁殖比较简单,只是将两个用于生产杂交F1代动物的亲本品系或种群进行交配,所得子代即为F1代动物。如前所述,在F1代动物生产中,两个亲本的互交情况则表达所用品系的性别。因为虽然是用同一样的两个近交系杂交,但由于所用的雌雄不同,F1 代动物因母体环境不同或性染色体的不同会出现差异。F1 代动物只能直接用于实验,不能留种。亲本规模大小可根据 F1 动物的需要量来决定。

还需要说明的是,F1 代动物互交后的子代为 F2 代动物,在个别的科学研究中时有应用。

F1 代动物与亲本之一交配称之为回交,与其他品系交配称之为三元杂交或四元杂交。

二、常用实验动物繁殖特点

(一)小鼠

小鼠性别鉴定主要以生殖器与肛门有无被毛及生殖器与肛门之间的距离作为标志。雌性生殖器与肛门之间距离较近,而雄性生殖器与肛门之间距离较远。雄性的生殖器突起比雌鼠大,并且雄性生殖器与肛门之间有毛。小鼠交配及分娩多发生在夜间。其中傍晚和黎明最为活跃。小鼠成熟早,繁殖力强,一般雌鼠 30～50 日龄,雄鼠 45～60 日龄性成熟。雌鼠性周期 4～5 天,妊娠期 19～21 天,哺乳期 20～22 天,每胎产 5～16 只,年产 6～10 胎,生育期为一年。小鼠为全年多发情动物,发情周期可分为发情前期、发情期、发情后期和间情期四个阶段,每个阶段阴道黏膜均发生典型变化,通过阴道涂片可判断处于哪个阶段。交配后 10～12 h,雌鼠在阴道口形成一个白色的阴道栓,这是受孕的标志。小鼠有产后发情,即雌鼠分娩后大约 14～24 h 内,出现发情,并能交配受孕。小鼠繁殖方法有两种,第一种为长期同居法,即一只雄鼠与 1～3 只雌鼠长期同居,这种方式可提高胎次和总产量。第二种为定期长居法,怀孕后将雌鼠移出,适合于批量供应。母鼠带仔以 10 只以下为宜,21 天可离乳。

(二)大鼠

大鼠的性别鉴定同小鼠,雌性生殖器与肛门之间距离较近,而雄性生殖器与肛门之间距离较远。噪音和不适光照对其繁殖影响很大。大鼠 2 月龄时性成熟,为全年多发情动物,有产后发情,发情周期(性周期)为 4～5 天,可分为发情前期、发情期、发情后期和间情期,通过阴道涂片可判断处于哪个时期。大鼠妊娠期为 19～23 天,平均 21 或 22 天,初产鼠的妊娠期略长于经产鼠,平均窝产仔 6～14 只。适配鼠龄,雄性为 90 日龄,雌性为 80 日龄。大鼠生产一般采用 1 雄多雌间隔同居法繁殖,当雌鼠腹部明显增大确认怀孕后,进行单养准备分娩,并投入新的雌鼠。每只母鼠可带 8～10 只仔鼠,不宜多于 10 只,以保证幼鼠有充足的乳汁,一般仔鼠出生后 22 天离乳,雌雄分养。

(三)豚鼠

豚鼠的性别鉴定可以由生殖器形态进行判断。雄性豚鼠外生殖器有包皮覆盖的阴茎小隆起,当用拇指按住基部包皮时,可观察到龟头向外突出。雌性豚鼠外生殖器阴蒂突起比雄性小,用拇指按住阴蒂并拨开大阴唇的皱褶,可见阴道口呈"V"形。豚鼠胆小,温驯。突然的声响、震动可引起母鼠流产。豚鼠一般采用1雄配3~6只雌鼠,长期同居,这种方式可提高胎次,但分不出亲子关系。另一种是一雄一雌定期同居交配,怀孕后将雌鼠移出。

(四)猴

检查阴囊内有无睾丸是确定雌雄最可靠的办法。性成熟雄性3岁,雌性2岁,性周期28(21~35)天,月经期2~3(1~5)天,月经开始后12~13天排卵。月经发生之前,会出现乳腺肿大,月经时最明显,月经后开始消退,有明显的繁殖季节。虽然一年到头发情,不繁殖季节为无排卵性周期。雄猴精液射出后1分钟内形成凝块。妊娠期165天左右。每胎产仔1个,极少2个,年产1胎。分娩前步态不稳,食欲下降。分娩时雌猴用手帮助胎猴娩出,舐仔,并吃胎盘,臀位产相对比人高,胎仔0.4~0.55 kg,8小时睁眼,第一天不会吮奶,幼猴会抓住雌猴腹部或背部皮肤,在母亲携带下生活。出生7周后,可离开母体,独自游玩。哺乳期半年以上。适配年龄,雄性4.5岁,雌性3.5岁,寿命为20~30年。繁殖方法依饲养方式而不同。群猴饲养不用过多管理,但繁殖率不高。舍养时1只雄猴配置3~12只雌猴。笼养时,待雌猴月经后第11~17天,性皮肤肿胀最明显时转入雄猴笼。经过观察相合后,任其自行交配,交配后分笼饲养。交配后及时通过观察雌猴体征、月经、乳头变化,直检或激素试验,超声检查进行妊娠诊断。妊娠猴最好放入具有室内猴笼的猴房,进行单居饲养,除非特殊情况,一般不要捕捉。母猴分娩多在夜间,分娩时非遇难产不需人工护理。母猴通常有很好的带仔性,但单笼饲养,产第一胎的母猴往往母性较差。仔猴3月龄开始采食,需增加饲喂量。6~7月龄可完全采食成年猴食物。母猴缺奶或不愿带仔时需要人工哺乳,特别注意室温维持20℃左右,喂给大米粥或加糖牛奶。

(五)兔

幼兔的性别鉴定以尿道开口与肛门之间的距离作为标志。雌性尿道开口部与肛门之间的距离近,雄性较远,为雌性的1.5~2倍。成年兔雌性没有阴囊而雄性阴囊明显。汗腺不发达,但温度超过30℃或者湿度过高时,易引起母兔流产,拒乳。不同品种的兔性成熟年龄有差异。一般雌性为5~6个月,雄性为7~8个月。一年四季均可交配繁殖,兔是反射性排卵的动物,交配后10~13 h排卵。妊娠期30~33天,产仔数为4~10只,哺乳期40~45天。生育年龄5~6年,平均寿命8年。

(六)犬

公犬生殖器离肛门较远而母犬的生殖器离肛门近。性成熟280~400天,为单发情动物,多数在春、秋季发情。发情期 13 ~ 19 天,分为发情前期和发情期。发情前期表现外阴红肿,有血液和黏液排出,神情不安。阴道涂片有多量红、白细胞和有核上皮细胞,年龄较大犬发情前期不太明显,发情前期延续 7 ~ 9 天,发情期除外阴红肿外,血性分泌物明显变淡,不安并爬跨其他犬。雌犬被雄犬爬跨时会下塌腰部,尾巴歪向一边接受交配,阴道涂片可见红细胞明显减少,无核角化上皮细胞增加。发情期持续 6 ~ 10 天,发情期开始 1 ~ 2 日内排卵,但卵第 1 极体未脱离卵细胞时,卵未成熟,极体脱去后,才能受精。性周期 180(126 ~ 240)天,妊娠期 60(58 ~ 63)天。哺乳期 60 天。每胎产仔 2 ~ 8 只。适配年龄,雄犬 1.5 ~ 2 岁,雌犬 1 ~ 1.5 岁,寿命 10 ~ 20 年。雌犬妊娠后期(约 50 天左右)即需放入产房或产箱单独饲养。要保暖,可加垫草。雌犬生产前外阴和乳房肿胀,体温下降 0.5 ~ 1℃,躁动不安。生产过程 4 ~ 12 h,超过 6 小时须注意难产,应注意人工撕破胎衣,清除新生犬口、鼻黏液,防止窒息。

(七)猫

幼猫的性别判断是依据生殖器与肛门之间的距离来判断。距离远者为雄性,距离近者为雌性。性成熟 6 ~ 10 月龄,季节性多发情动物,除夏季外,全年均可发情,但多发于秋季,属典型的刺激性排卵,即只有经过交配刺激,才能排卵。发情时,雌猫发出粗大叫声,骚动不安,手压猫背,有踏足举尾动作。可以用阴道涂片方法判断性周期不同阶段,一般性周期 14 天,发情期阴道涂片出现角质化细胞,持续 3 ~ 7 天,此期适宜交配。求偶期约 2 ~ 3 天,交配时发出特有叫声,交配后可见到雌猫在地上打滚的行为,交配后 24 h 开始排卵。孕期 63(60 ~ 68)天,分娩一般需 2 ~ 3 小时。产仔数 1 ~ 6 只,常 3 只,哺乳期 60 天。适配年龄雄性 1 岁,雌性 10 ~ 12 月龄。雄性育龄 6 年,雌性 8 年,寿命约 14 年。繁殖应避开炎热的季节。在小猫断乳后 4 ~ 6 周,雌猫会发情并且怀孕率高,要抓紧配种。离乳后小猫要雌雄分开饲养,小猫也可群养。8 年以上的猫不能用于繁殖,应及时淘汰。

(八)猪

公猪可见两个突起的阴囊及突起的阴茎,而母猪无阴囊及阴茎,此外母猪排尿是朝向后方,而公猪排尿则是通过阴茎向前排尿。繁殖用猪,雌雄需分开饲养,每只雄猪可配 5 ~ 7 只雌猪。仔猪断奶后约 1 周,母猪会再度发情,要适时配种。妊娠母猪产前进入产房,单圈饲养。每天更换垫草 1 次。定期进行必要预防注射及驱虫。小型猪多采用围栏饲养。室内最少 8h 低度光照,新生仔猪需保暖,24 h 光照。

不同实验动物具有不同的妊娠特点,常见实验动物的妊娠特点见表 7 - 4。

表7-4 常见实验动物妊娠特点

动物种类	妊娠期	哺乳期	产仔特点	特点
兔	30~33 天	40~45 天	4~10 只	温度超过 30℃ 或者湿度过高,易引起母兔流产
豚鼠	59~72 天	21 天	一年 2 胎 每胎 1~6 只	突然的声响可引起母鼠流产
大鼠	19~23 天	21~23 天	每胎 6~14 只	噪音和不适光照对其繁殖影响很大
小鼠	19~21 天	20~22 天	年产 6~10 胎 每胎 2~12 只	交配、分娩多发生在夜间
犬	58~63 天	60 天	每胎 2~8 只	雌犬妊娠后期需放入产房或者产箱单独饲养
猫	60~68 天	60 天	每胎 1~6 只	只有经过交配刺激,才能排卵
猪	110~118 天	28~35 天	每年 2 胎 每胎 10 只	妊娠母猪产前进入产房,单圈饲养
猴	165 天	180 天以上	每胎 1~2 只	分娩时雌猴用手帮助胎猴娩出,并吃胎盘

(孟 寒 赵 亚 秦 靖 毛 玉 宁)

参考文献

[1]景志忠,王自强,戈银生,等.昆明小鼠蛋白质营养需要的研究[J].中国兽医科技,1996(02):31-33.

[2]陈丙波.大鼠蛋白质营养需要研究[J].北京实验动物科学,1993(02):35-37.

[3]凌娟,姚方,钟浩.实验藏酋猴日粮蛋白质营养水平研究[J].中国比较医学杂志,2012,22(09):36-40.

[4]李平,邓省亮,苏柳,贺伟华.犬营养研究进展[J].动物营养学报,2020,32(01):7-14.

[5]林熙.实验动物的育种繁殖[M].上海:上海市科学技术委员会条件处,1982.

[6]刘恩岐.实验动物育种学[M].兰州:甘肃民族出版社,2002.

第八章
8
人类疾病动物模型

人类疾病动物模型是现代生物医学研究中一个极为重要的实验工具,有助于研究者更方便、更有效地认识人类疾病的发生、发展规律,及疾病的防治措施。动物模型为验证实验和临床假说提供了良好的材料基础,通过对动物的生命和疾病发展规律进行研究,进而类推到人类,服务于人类对生命健康的美好愿望。

动物疾病模型主要用于生理学、病理学和治疗学(包括新药筛选)等方面研究。人类疾病的发生、发展十分复杂,以人体本身作为实验对象来探讨疾病发生机制,寻找防治疾病的有效药物及方法,借此推动医药学的发展进程通常较为缓慢,临床积累的经验不仅在时间和空间上都存在局限性,而且许多实验在伦理道义和方法学上也具有局限性。而借助于动物模型间接研究人类疾病,可有意识地改变那些在自然条件下不可能或不易排除的因素,以便更准确地观察模型的实验结果并与人类疾病特征进行比较研究。

第一节　人类疾病动物模型的定义和分类

一、人类疾病动物模型的定义和发展历程

人类疾病动物模型是指各种医学科学研究中建立的具有人类疾病模拟表现的实验动物。

在古希腊时期,就有研究者利用动物开展解剖学和生理学研究的记录(表8-1)。这些早期的科学记录,方便人类更好地认识个体发育和生理学等相关现象,并通过贸易等方式传播到世界各地。动物模型很快成为欧洲和阿拉伯医生的研究工具。尽管早期阶段使用动物模型有很多的重大发现,但对人体的了解仍然存在许多误区,直到文艺复兴时期,动物模型才真正推动人类对生理学理解方式的转变。

表 8 - 1　早期的动物模型发展历程（P. Conn,2008）

年代	研究者	里程碑事件
6th c. BCE	Alcmaeon of Croton	根据对犬的研究,确定大脑是智力和感觉的所在地
4th c. BCE	Arisiotle	研究了雏鸡的胚胎发生和个体发育
3th c. BCE	Erasisratus	研究了活体动物的心血管系统,并推断出心脏起着泵的作用
2th c. BCE	Glaen of Pergamum	研究了心血管和神经解剖学
12th c.	Avenzoar	对动物实施外科手术,指导人类手术,如:气管切开术
17th c.	Willian Harvey	对活体动物进行解剖,准确描述了心血管和其他系统功能

　　在十六世纪中叶,研究者得出结论,血液沿着两个相连但截然不同的回路在体内运行,即肺循环和体循环。在十六世纪末和十七世纪初,英国著名生理学家及医生威廉·哈维(William Harvey)(1578—1657)研究并比较了多种动物的心脏和脉管系统的解剖学和功能特性。在此基础上,1628 年发表了震惊当时生理学界及医学界的《心与血运动论》,提出血液是循环运行的,心脏有节律的持续搏动是促使血液在全身循环流动的动力源泉。该论著被誉为生理学历史上最重要的著作之一,标志着现代生理学的开始,其意义并不在于直接应用,而是为进一步探索人体生理功能的奥秘指明了正确方向。

　　20 世纪初,动物模型的使用急剧增加,尤其啮齿类动物模型已经成为研究生命现象的必要方法。此时,所用的动物均为杂交动物。随着研究的实验性增强,观察性减弱,研究人员也意识到了杂交动物使用中存在遗传变异的混杂因素。通过多年的努力,研究者们发现近亲繁殖可以解决这一问题,使用基因相同的动物进行实验研究(表 8 - 2),其中许多是平行繁殖的近交品系,可提供相似的易感性和抵抗性。随着近交系小鼠和大鼠的出现,人们也很快意识到,不同品系动物在基本生物学以及对诱发和自发疾病的敏感性存在固有的差异。因此,在动物模型中,尤其是在啮齿类动物中,品系的选择是最重要的考虑因素之一。

表 8 - 2　近代动物模型的发展历程（P. Conn,2008）

年代	研究者	里程碑事件
1902	William Castle	开始繁殖小鼠进行遗传学研究
1909	Clarence Little	近交小鼠开始繁殖
1920	Frederick Banting	离体犬胰岛素治疗糖尿病犬
1930	Little and MacDowell	成功获得第一只完全近交的老鼠(20 代兄弟 * 姐妹交配)
1940	John Cade	发现锂盐在豚鼠抗惊厥药的用途,并将该发现转化为抑郁症的治疗方法
1976	Rudolf Jaenisch,et al.	开发出第一只转基因小鼠

年代	研究者	里程碑事件
1980	Several	利用恒河猴进行 HIV 药物安全性和给药方案的广泛测试
1987	Capecchi, Evans and Smithies	制备出第一只基因敲除小鼠
1997	Wilmut and Campbell	从成年体细胞克隆出第一只绵羊(多莉)
2002	Several	完成了小鼠的基因组测序
2004	Several	完成了大鼠的基因组测序
2009	Aron Geurts,et al.	制备出第一只基因敲除大鼠

随着模型制备技术的进一步完善,除自发性人类疾病动物模型外,诱发性动物模型、抗疾病动物模型及生物医学动物模型等也开始应用于生物医学研究。20 世纪 80 年代,随着基因工程技术的出现,对小鼠基因组的操做成为可能,研究者制备了携带外源基因的转基因小鼠,删除部分基因片段的基因敲除小鼠等基因工程小鼠应用于人类疾病研究。近年来,随着 CRISPR/Cas9 技术的出现,基因工程小鼠的制备技术得到很大的提升,制备了大量可应用于人类疾病研究的基因修饰动物模型,促进了现代生物医药的快速发展。

二、人类疾病动物模型的意义

(一)避免了直接在人体进行实验所带来的风险

临床上对外伤、中毒、肿痛、辐射损伤等病因研究是有一定困难的,甚至是不可能的,如辐射对机体的损伤不可能在人身上反复实验。所以,在保证实验动物福利伦理的前提下,实验动物可以作为人类的替难者,在人为设计的实验条件下反复观察和研究。因此,应用实验动物模型,除了能克服在人类疾病研究中经常会遇到的伦理和社会限制外,还容许采用某些不能应用于人类的方法学途径,甚至为了研究需要可以损伤动物组织、器官或处死动物。

(二)临床上平时不易见到的疾病可用动物随时复制出来

进行动物实验时,根据实验要求选取实验观察指标的同时,还可充分控制实验观察的条件。例如,对于临床上平时不易收集到的放射性、毒气中毒、烈性传染病等病人,研究者可以根据研究目的要求随时采用实验性诱发的方法在动物身上复制出来。

(三)可以克服人类某些疾病潜伏期长、病程长和发病率低的缺点

一般遗传性、免疫性、代谢性和内分泌等疾病在临床上发病率很低,例如,重症肌无力及急性白血病的发病率较低,研究人员可以有意识地提高其在动物种群中的发生频率,从而推进相关研究。同样的途径已成功地应用于其他疾病的研究,如:血友病、周期

性中性白细胞减少症和自身免疫介导性疾病等。

临床上某些疾病潜伏期很长,很难进行研究,如:肿瘤、慢性气管炎、肺心病、高血压等疾病,这些疾病发生发展很缓慢,有的可能要几年、十几年、甚至几十年。有些致病因素需要隔代或者几代才能显示出来,同一个科学家很难进行三代以上的观察,而许多动物由于生命的周期很短,在实验室观察几十代是容易的,如果使用微生物甚至可以观察几百代。

(四)可以严格控制实验条件,增强实验材料的可比性

一般说来,临床上很多疾病是十分复杂的,各种因素均起作用,患有心脏病的病人,可能同时又患有肺脏疾病或肾脏疾病等其他疾病,即使疾病完全相同的病人,因病人的年龄、性别、体质、遗传等存在差异,对疾病的发生发展均有影响。

采用动物来复制疾病模型,可以选择相同品种、品系、性别、年龄、体重、活动性、健康状态、甚至遗传和微生物等方面严加控制的各种等级的标准实验动物,用单一的病因作用复制成各种疾病。温度、湿度、光照、噪音和饲料等实验条件也可以严格控制。另外,营养学、肿瘤学和环境卫生学等生物医学研究方面,同一时期内很难在人身上取得一定数量的定性疾病材料。动物模型不仅在群体的数量上容易得到满足,而且可以通过投服一定剂量的药物或移植一定数量的肿瘤等方式,限定可变性,取得条件一致的模型材料。

(五)可以简化实验操作和样品收集

动物模型作为人类疾病的"缩影",便于研究者按实验目的需要随时采集各种所需样品,甚至及时处死动物收集样本。实验动物向小型化的发展趋势更有利于实验者的日常管理和实验操作。

(六)有助于更全面地认识疾病的本质

临床研究不可避免地带有一定的局限性。已知很多疾病除人以外也能引起多种动物感染,其表现可能各有特点。通过对人畜共患病的比较研究,可以充分认识同一病原体(或病因)对不同机体带来的各种损害。因此,从某种意义上说,动物实验可以使研究工作升华到生命体的水平来揭示某种疾病的本质,从而更有利于解释在人体上所发生的一切病理变化。另一个疾病动物模型的有效用途,是能够细致地观察环境或遗传因素对疾病发生发展的影响,这在临床上是办不到的,对于全面地认识疾病本质有重要意义。

因此,利用动物疾病模型来研究人类疾病,可以克服平时一些不易见到,而且不便于在病人身上进行实验的各种人类疾病的研究;同时还可克服人类疾病发生发展缓慢,潜伏期长,发病原因多样,经常伴有各种其他疾病等因素的干扰;可以用单一的病因,在短时间内复制出典型的动物疾病模型;对于研究人类各种疾病的发生、发展规律和防治疾病的机制等提供了极为重要的手段和工具;可以全方位地揭示某种疾病的本质,更有利

于解释在人体上所发生的病理变化。

　　除以上提到的动物模型的优越性,我们也应认识到动物模型尚有诸多不足,例如:简单化、不确定性、指标模糊性以及物种差异等。因此,在进行生物医药研究时,不能简单地照搬于人身上,必须加以验证。

三、动物模型的分类

(一)按产生原因分类

　　在对人类疾病的研究中,常用的动物模型按产生原因通常有以下几种分类:自发性动物模型、诱发性动物模型和基因修饰动物模型等。

1.自发性动物模型

　　自发性动物模型(spontaneous animal models)是指实验动物未经任何有意识的人工处置,在自然情况下或由于基因突变的异常表现,通过遗传育种保留下来的动物模型。自发性动物模型在肿瘤和遗传性疾病中较常见,具体可划分为代谢性疾病、分子性疾病和特殊蛋白合成异常性疾病等。

　　随着动物品种、品系和亚系的不断开发,许多群体对某些疾病具有易感性。如在C3H小鼠种群中,雌性鼠乳腺癌发病率几乎为100%。但这类动物模型来源比较困难,种类有限。动物自发性肿瘤模型因实验动物的品种品系差异,肿瘤的类型和发病机制也有较大的差异。而且,自发性疾病动物模型对饲养条件要求高,发病周期比较长,大量使用有一定的难度。由基因突变引发的疾病动物模型也有很多,如:无胸腺裸鼠、肌肉萎缩症小鼠、肥胖症小鼠、癫痫大鼠、高血压大鼠、无脾小鼠和青光眼兔等。

　　很多自发性动物模型在研究人类疾病时具有重要的价值,如:自发性高血压大鼠、中国地鼠的自发性糖尿病等。利用这类动物疾病模型来研究人类疾病的最大优点就是疾病的发生、发展与人类相应的疾病很相似,均是在自然条件下发生的疾病,其应用价值很高,但是这类模型来源较困难,不可能大量应用。由于诱发模型和自然产生的疾病模型是有一定差异的,如诱发的肿瘤和自发的肿瘤对药物的敏感性是不相同的,加之有些人类的疾病至今尚不能用人工的方法在动物身上诱发出来,因此,近年来十分重视对自发性动物疾病模型的开发,有的学者甚至对犬、猫的疾病进行大规模的普查,以发现自发性疾病的病例,然后通过遗传育种,将这种自发性疾病模型保持下来,并培育成具有特定遗传性状的突变系,以供研究。近年来许多动物遗传病的模型就是通过这样的方法建立的。在这方面小鼠和大鼠的各种自发性疾病模型开发和应用得最多,这类模型在遗传病、代谢病、免疫缺陷病、内分泌疾病和肿瘤等方面的应用正日益增多。

2.诱发性动物模型

　　诱发性动物模型(induced animal models)是指研究者通过使用物理的、化学的和生物的致病因素作用于动物,造成动物组织、器官或全身一定的损害,出现某些类似于人类疾病的功能或代谢障碍,使动物患相应的疾病。诱发性疾病动物模型能在短时间内进行大量复制,并能严格控制各种条件,使复制出的疾病模型适合研究目的需要,因而被近代医学研究所常用,特别是药物筛选研究工作的首选。

(1)物理因素诱发动物模型　常见的物理因素包括机械损伤、放射线损伤、气压和手术等。使用物理因素制备动物模型较为常用。例如外科手术方法复制脑缺血再灌注模型和大鼠肺水肿动物模型;放射线辐照制备放射性肠炎动物模型等。采用物理因素复制动物模型比较直观、便捷,是比较常用的方式。

(2)化学因素诱发动物模型　常见的化学因素包括化学致癌物、化学毒物、强酸强碱、有机成分的增加或减少导致的营养性疾病等。如羟基乙胺复制大鼠急性十二指肠溃疡动物模型;乙基亚硝基脲复制大鼠神经系统肿瘤动物模型等。值得注意的是,不同品种动物对化学药物的耐受也不同,在应用时需注意,有些化学药物代谢易造成组织、器官的损伤,有可能会影响实验的观察,应在预实验中探索稳定的实验条件。

(3)生物因素诱发动物模型　细菌、病毒、寄生虫、生物素等都可以用来诱发疾病动物模型。在人类疾病中,由生物因素导致的人兽共患病占有很大的比例。在传染病、寄生虫病、微生物学、免疫学等研究中,经常会用到生物因素诱发的动物疾病模型。如锥虫病病原体感染小鼠复制锥虫病小鼠动物模型;结核分枝杆菌感染小鼠或豚鼠制备结核病动物模型等。此外,同种或异种移植动物模型也属于诱发动物模型。

(4)复合因素诱发动物模型　在制备人类疾病动物模型时,单靠上述一种方法很难实现模型制备的目的,因此,经常会应用到多种复合因素,这些动物模型的复制往往需要较长的时间,方法也较为繁琐。如复制大鼠慢性支气管炎动物模型可食用细菌加寒冷的方式进行,也可以使用细菌加二氧化硫等方式来复制模型。

值得注意的是,上述自发性动物模型和诱发性动物模型各有其优缺点。事实上很多疾病可用不同方式获得。例如已知有不少自发性肿瘤模型,也可用各种致癌剂诱发产生肿瘤。它们在发病机制和疾病内在特征方面存在着各自的特点。如自发性肿瘤和诱发性肿瘤对药物的敏感性有明显区别。此外,大部分自发性动物模型是通过人为定向培育而成的,不同于人类疾病的自然发病,因此,自发和诱发模型所具有的优缺点只是相对的。对使用者来说,最重要的是所选择的模型究竟能否达到研究目的。

3. 基因工程动物模型

基因工程动物模型(genetic engineering animal models)是通过转基因、基因敲除、基因敲入、基因敲低等生物工程技术改变动物遗传信息的动物模型。基因工程动物模型是研究人类基因功能、人类疾病及新药研究开发较为重要的模型。随着人们对基因的了解,确认几乎所有的疾病都与基因有关,利用基因修饰动物的方法研究基因的表达调控与疾病

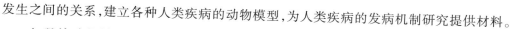

发生之间的关系,建立各种人类疾病的动物模型,为人类疾病的发病机制研究提供材料。

4.阴性动物模型

阴性动物模型(negative animal models)是不能复制某些疾病或疾病特征的动物种类或品系。部分动物种类或品系对一些疾病具有抵抗力或对某些导致疾病发生的因素不敏感。可以用作疾病动物模型复制时的阴性对照,也称为抗疾病动物模型。例如:哺乳动物均可感染血吸虫病,而洞庭湖地区的东方田鼠却不感染血吸虫病,因而可用于血吸虫感染或抗感染的研究。这种抗疾病机制或非致敏机制在某些领域具有很好的实验价值和研究价值。

5.孤立动物模型

孤立动物模型(orphan animal models)是指一些疾病最初是在动物身上发现并被研究的,但到目前为止在人类身上无法证实。例如,哺乳动物上皮乳头瘤及马立克氏病。

(二)按系统范围分类

1.疾病的病理过程动物模型

这类动物疾病模型是指各种疾病共同性的一些病理变化过程的模型。致病因素在一定条件下作用于动物,使动物组织、器官或全身造成一定病理损伤,出现各种功能、代谢和形成结构的变化,其中有些变化是各种疾病都可能发生的,如发热、缺氧、水肿、炎症、休克、弥漫性血管内凝血、电解质紊乱、酸碱平衡障碍等,我们称之为疾病的基本病理过程。

2.各系统疾病动物模型

各系统疾病动物模型是指与人类各系统疾病相应的动物模型。如心血管、呼吸、消化、造血、泌尿、生殖、内分泌、神经、运动等系统疾病模型,还包括各种传染病、寄生虫病、地方病、维生素缺乏病、物理损伤性疾病、职业病和化学中毒性疾病等动物模型。

3.生物医学动物模型

生物医学动物模型是指利用健康动物生物学特征来提供人类疾病相似表现的动物模型。一些种类的健康动物具备一些特定的生物学特征。利用这类动物来研究人类疾病称之为生物医学动物模型或生理对照性动物模型。如沙鼠缺乏完整的基底动脉环,左右脑供血相对独立,可用于研究脑卒中。鹿正常的红细胞是镰刀型,可用于镰刀状细胞贫血症研究。兔的甲状旁腺分布弥散,位置不固定,部分附着在主动脉弓附近,摘除甲状腺不影响甲状腺功能,是摘除甲状腺实验中理想的动物模型,而且家兔胸腔的特殊结构可用于胸外科手术研究。但这类动物模型与人类疾病存在一定的差异,在使用模型时需要注意加以分析,从中获得对实验有益的有关材料。

4.各病种疾病动物模型

肿瘤、动脉粥样硬化、高血压、糖尿病等这类疾病病种动物模型,无法进行特定描述。需要根据实际的研究内容进行制备。如肿瘤动物模型就包括了胃癌动物模型、前列腺癌动物模型、肝癌动物模型、胰腺癌动物模型等多种具体病种类型。

(三)按模型种类分类

疾病模型种类包括整体动物、离体器官和组织、细胞株和数字模型等。①整体动物模型是常用到的人类疾病模型,造模在动物体内进行,不仅可以对靶组织、靶器官进行观察,还可以对全身各部分乃至机体的调节系统进行测试;②离体模型指实验在体外进行,包括体外的器官、组织、细胞培养等,离体模型不是严格意义上的疾病动物模型,其不能模拟一种疾病,只能针对疾病的某一环节、某一现象进行模拟。由于离体组织来源于动物,可以视为整体动物模型的延伸。

在动物模型复制过程中,如果复制率不高,则动物模型的价值也就不高,如果一种方式可复制多种模型,无专一性,也会降低模型的价值。需要强调的是,没有任何一种动物模型能完全复制出人类疾病的所有表现,动物毕竟不是人体。模型实验只是一种外延法的间接研究,只可能在局部或疾病的某个方面与人类疾病相似。因此,模型实验结论的正确与否是相对的,最终还必须在人体上进行验证。

第二节 动物模型的选择和设计

一、实验动物的选择

在实验动物选择的过程中,首先要明确研究主体,在过去甚至当前的某些生物医学研究中,确定或预测哪些器官组织能给出最有效、最可靠的反馈信息是比较困难的。选择动物模型只考虑可能性、熟悉程度和价格是不够的。随着科技的进步,已有的廉价的且为我们所熟知的动物模型,大多并非建立在相应的基因、生理和心理条件下,而这些因素对生物医学研究的可靠性又是至关重要。所以选择实验动物模型时要全面考虑各种因素。

选择最佳的实验动物模型,需综合分析以下因素:相似性,即所选动物模型疾病之间是否有适度的关联;信息传递的可能性和可靠性;研究对象基因型的一致性;生物性状的背景条件;价格可能性;实验结论的通用性;是否易于进一步进行深入研究;生态效应;伦理因素;饲养可能性;动物个体的大小;生命周期;动物年龄;性别;需要获取数据的量;是否需要后代研究。科研工作者在选定相应实验动物模型时,应注意该模型的有效性,即其必须是可为学术界所认可和接受的。

二、动物模型的设计原则

生物医学科研设计中常要考虑如何建立动物模型的问题,因为很多阐明疾病及疗效机制的实验不可能或不应该在病人身上进行,常依赖于疾病动物模型,但疾病动物模型

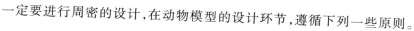

一定要进行周密的设计,在动物模型的设计环节,遵循下列一些原则。

(一)相似性

在动物身上复制人类疾病模型,目的在于从中找出可以推演应用于患者的有关规律。外推法(extrapolation)要冒风险,因为动物与人毕竟不是一种生物。在动物身上无效的药物不等于临床无效,反之亦然。因此,设计动物疾病模型的一个重要原则是,所复制的模型应尽可能近似于人类疾病的情况。能够找到与人类疾病相同的动物自发性疾病当然最好。如大鼠原发性高血压就是研究人类原发性高血压病的理想模型;猪自发性冠状动脉粥样硬化是研究人类冠心病的理想模型;自发性犬类风湿性关节炎与人类幼年型类风湿性关节炎十分相似,也是一种理想模型。与人类完全相同的动物自发性疾病模型毕竟不可多得,往往需要人工加以复制。为了尽可能做到与人类疾病相似,首先要注意动物的选择。如小鸡最适宜做高脂血症的模型,因它的血浆甘油三酯、胆固醇以及游离脂肪酸水平与人十分相似,低密度和极低密度脂蛋白的脂质构成也与人相似。其次,为了尽可能做到模型与人类相似,还要在实践中对模型制作的方法不断加以改进。如结扎兔阑尾血管,固然可能使阑尾坏死穿孔并导致腹膜炎,但这与人类急性梗阻性阑尾炎合并穿孔,以及腹膜炎不一样,如果给兔结扎阑尾基部而保留原来的血液供应,由此而引起的阑尾穿孔及腹膜炎就与人的情况相似,因而是一种比较理想的方法。

如果动物模型与临床情况不相似,在动物身上有效的治疗方案就不一定能用于临床,反之亦然。如动物内毒素性休克(endotoxin shock),单纯给动物静脉输入细菌及其毒素所致的休克与临床感染性(脓毒性)休克(septic shock)就不完全一样,因此对动物内毒素性休克有效的疗法长期以来不能被临床医生所采用。

为了判定所复制的模型是否与人相似,需要进行一系列的检查。如有人检查了动脉压、脉率、静脉压、呼吸频率、动脉血 pH、动脉血氧分压和二氧化碳分压、静脉血乳酸盐浓度以及血容量等指标,发现一次定量放血法造成的休克模型与临床出血性休克十分相似。因此,认为此法复制的出血性休克模型是一种较理想的模型。同理,按中医理论,用大黄喂小鼠使其出现类似人的"脾虚证",如果能按中医理论用四君子汤把它治好,那么就有理由把它看成人类"脾虚证"的动物模型。

(二)重复性

理想的动物模型应该是可重复的,甚至是可以标准化的。如用一次定量放血法可百分之百造成出血性休克,百分之百死亡,这就符合可重复性和达到了标准化要求;用犬做心肌梗死模型似乎很合适,因为它的冠状动脉循环与人相似,而且在实验动物中它最适宜做暴露心脏的剖胸手术,但犬结扎冠状动脉的后果差异太大,不同犬同一动脉同一部位的结扎,其结果很不一致,无法预测,无法标准化。相反,大小鼠、地鼠和豚鼠结扎冠脉的结果就比较稳定一致,可以预测,因而可以标准化。

为了增强动物模型复制时的重复性,必须在动物品种、品系、年龄、性别、体重、健康状况、饲养管理;实验及环境条件,季节、昼夜节律、应激、室温、湿度、气压;实验方法步骤;药品生产厂家、批号、纯度规格、给药剂型、剂量、途径、方法;麻醉、镇静、镇痛等用药情况;仪器型号、灵敏度、精确度;实验者操作技术熟练程度等方面保持一致,因为一致性是重复性的可靠保证。

(三)可靠性

复制的动物模型应该力求可靠地反映人类疾病,即可特异地、可靠地反映某种疾病或某种机能、代谢、结构变化,应具备该种疾病的主要症状和体征,经检验、X 射线、心电图、病理切片等证实。若易自发地出现某些相应病变的动物,就不应加以选用;易产生与复制疾病相混淆的疾病者也不宜选用。如铅中毒可用大鼠做模型,但有缺点,因为它本身容易患动物地方性肺炎及进行性肾病,后者容易与铅中毒所致的肾病相混淆,不易确定该肾病是铅中毒所致还是它本身的疾病所致。用蒙古沙土鼠就比较容易确定,因为一般只有铅中毒才会使它出现相应的肾病变。

(四)适用性和可控性

供医学实验研究用的动物模型,在复制时,应尽量考虑到今后临床应用和便于控制其疾病的发展,以利于研究的开展。如雌激素能终止大鼠和小鼠的早期妊娠,但不能终止人的妊娠。因此,选用雌激素复制大鼠和小鼠终止早期妊娠的模型是不适用的,因为在大鼠和小鼠筛选带有雌激素活性的药物时,常常会发现这些药物能终止妊娠,似乎可能是有效的避孕药,但用于人则并不成功。所以,如果知道一个化合物具有雌激素活性,用这个化合物在大鼠或小鼠身上观察终止妊娠的作用是没有意义的。又如选用大鼠、小鼠作实验性腹膜炎就不适用,因为它们对革兰阴性细菌具有较高的抵抗力,不容易造成腹膜炎。有的动物对某致病因子特别敏感,极易死亡,也不适用。如犬腹腔注射粪便滤液引起腹膜炎很快死亡(80%;24 h 内死亡),来不及做实验治疗观察,而且粪便剂量及细菌菌株不好控制,因此不能准确重复实验结果。

(五)易行性和经济性

在复制动物模型时,所采用的方法应尽量做到容易执行和合乎经济原则。灵长类动物与人最近似,复制的疾病模型相似性好,但稀少昂贵,即使猕猴也不可多得,更不用说猩猩、长臂猿。幸好很多小动物如大鼠、小鼠、地鼠、豚鼠等也可以复制出十分近似的人类疾病模型。它们容易做到遗传背景明确,体内微生物可加控制、模型性状显著且稳定,年龄、性别、体重等可任意选择,而且价廉易得、便于饲养管理。除非不得已或一些特殊疾病(如痢疾、脊髓灰质炎等)研究需要外,尽量不用灵长类动物。除了在动物选择上要考虑易行性和经济性原则外,在模型复制的方法上、指标的观察上也都要注意这一原则。

三、实验动物模型设计的注意事项

研究人员在设计动物模型时除了要了解掌握上述一些原则及要素外,还要注意下列一些问题:

(一)注意模型要尽可能再现所要求的人类疾病

复制模型时必须强调从研究目的出发,熟悉诱发条件、宿主特征、疾病表现和发病机制,充分了解所需动物模型的信息,分析是否能得到预期的结果。如诱发动脉粥样硬化时,草食类动物兔需要的胆固醇剂量比人高得多,而且病变部位并不出现在主动脉弓。病理表现为纤维组织和平滑肌增生为主,可有大量泡沫样细胞形成斑块,这与人类的情况差距较大。因此要求研究者懂得各种动物所需的诱发剂量、宿主年龄、性别和遗传性状等对实验的影响,以及动物疾病在组织学、生化学、病理学等方面与人类疾病之间的差异。要避免选用与人类对应器官相似性很小的动物作为模型材料。为了增加所复制动物疾病模型与人类疾病的相似性,应尽量选用各种敏感动物作为与人类疾病相应的动物模型。

(二)注意所选用动物的实用价值

模型应适用于多数研究者使用,容易复制,实验中便于操作和采集各种标本。同时应该首选一般饲养员较熟悉而且便于饲养的动物作研究对象,这样就无须特殊的饲养设施和转运条件,经济上和技术上容易得到保证。此外,动物来源必须充足,选用多胎分娩的动物对扩大样本和重复实验是有益的。尤其对慢性疾病模型来说,动物需有一定的生存期,便于长期观察使用,以免模型完成时动物已濒于死亡或死于并发症。

用于生物医学研究的动物种群,可按其遗传成分和环境被研究人员控制的程度,分为三种基本类型:①实验室类型,它们可提供最有效的遗传和环境操作;②家养类型,不论是乡村或城市饲养的,人类对其干扰的程度不同,且动物环境与人类环境可能极为接近;③自然生态类型,几乎没有人为的干扰。野生动物在自然环境中观察有助于正确评价自然发病率和死亡率。但记录困难,在实验条件下维持有一定难度,且对人和家畜有直接和间接的威胁,使用时要特别加以注意。因此,复制模型时必须注意动物种群的选择,要了解各类动物种群的特点和对复制动物的影响。

(三)注意环境因素对模型动物的影响

复制模型的成败往往与环境的改变有密切关系。拥挤、饮食改变、过度光照、噪声、屏障系统的破坏等,任何一项被忽视都可能给模型动物带来严重影响。除此以外,复制过程中固定、出血、麻醉、手术、药物和并发症等处理不当,同样会产生难以估量的后果。因此,要求尽可能使模型动物处于最小的变动和最少的干扰之中。

（四）不能盲目地使用近交系动物

在使用近交系动物进行实验时,如自发性糖尿病大鼠除具有糖尿病临床特征外,还发现多种病理变化(外周神经系统严重病变、睾丸萎缩、甲状腺炎、胃溃疡、恶性淋巴瘤等),因此要有目的地选择。半个世纪以来,大鼠、小鼠作为疾病模型动物在生物医学使用量已高达 80% 以上,近交系的开发不断提供新的动物模型材料,利用近交系作动物模型时还必须认识到:

1. 动物形成亚系后不应该再视为同一品系。要充分了解新品系的特征和背景材料。

2. 即使作为已形成模型的品系,由于不适当的育种方法和环境改变,还可能发生新的基因突变和遗传漂变,即存在着变种甚至断种的危险。

3. 国外经常选用两种近交系的杂交一代(F1)作为模型。其个体之间均一性好,对实验的耐受性强,又克服了近交系的缺点。但盲目引进 F1 代动物复制所要求的模型是无意义的。

（五）动物进化程度并不意味着所有器官和功能接近于人的程度

复制动物模型时,在条件允许的情况下,应尽量考虑选用与人相似、进化程度高的动物做模型。但不能因此就认为进化程度越高等的动物所有器官和功能越接近于人。例如,非人灵长类诱发动脉粥样硬化时,病变部位经常在小动脉,即使出现在大动脉也与人类分布不同。据报道,用鸽作这类模型时,胸主动脉出现的黄斑面积可达 10%,镜下变化与人也比较相似,因此也被研究者广泛使用。

（六）正确地评估人类疾病动物模型

没有一种动物模型能完全复制人类疾病的真实情况,动物毕竟不是人体的"拷贝"。模型实验只是一种间接性研究,只可能在一个局部或几个方面与人类疾病相似。因此,模型实验结论的正确性只是相对的,最终必须在人身上得到验证。复制过程中一旦出现与人类疾病不同的情况,必须分析其分歧范围和程度,找到相平行的共同点,正确评估哪些是有价值的。

总之,动物疾病模型这门新兴的科学正吸引着各个领域专业人员投身于这项开发工作。无论医学家、兽医学家还是生物学家,要复制动物模型还必须学习有关知识,精于选用已知的各种模型和开发新的模型,这也应该是研究者的一项基本技能。

第三节　常用动物模型的制备方法及应用

生物医学科研领域的技术方法多,且伴随着科技进步和发展,新的技术和方法源源不断地得到应用。在动物模型的制备方面,就是要利用最新的技术方法实现模型制备的目的。虽然技术方法在发展变化,但动物模型制备主要遵循化学诱导、物理诱导、生物诱导、手术外科等方式。

一、化学诱导人类疾病动物模型制备方法

化学方法诱导人类疾病动物模型是利用化学物质破坏正常组织或细胞功能。常见的化学因素包括化学药物致癌、化学毒物中毒、强酸强碱烧伤、部分化学有机成分的增加或减少导致的营养性疾病等。

（一）高通量筛选 ENU 诱变遗传病小鼠模型制备

20 世纪 90 年代起,线虫、果蝇、斑马鱼和小鼠等模式动物基因组改造的技术已经从转基因/基因打靶寻找特定基因的功能,扩展到随机性饱和诱导和筛选特定表型的动物模型,然后进行染色体定位及克隆突变基因的"经典"思路。从特定基因到表型分析,又称为反向遗传学(reverse genetics),主要是通过显微操作的方法,在受精卵或胚胎干细胞水平进行基因组改造。这种分析方法针对性强,但研究周期长,技术相对复杂,而且每次只能研究单个基因的一种特定模式。而从表型到基因克隆,也称之为正向遗传学(forward genetics),其最大特点是可以进行高通量、大规模筛选。化学诱变,特别是乙烷亚硝基脲(N - ethyl - N - nitrosourea,ENU)诱变主要诱发单碱基突变,更加接近于大多数的人类遗传性疾病的基因突变情况。

ENU 是一种人工合成的能导致生物体发生随机、单碱基突变的化合物。ENU 能不依赖任何代谢过程而通过烷化反应将乙烷基转移到 DNA 碱基的氧原子或氮原子上,导致碱基错配或碱基置换。碱基上容易作用的位点包括腺嘌呤上的 O2、O4 和 N7;鸟嘌呤上的 O6、N3 和 N7;胸腺嘧啶上的 O2、O4 和 N3 以及胞嘧啶上的 O2 和 N3。这种有 ENU 转移来的乙烷基并不直接形成突变,但这种加合了乙烷基的碱基在复制中会被细胞复制系统错误地鉴定进而导致错配。经过两轮的复制,不能被细胞修复系统有效识别的单碱基突变就形成了(图 8 - 1)。

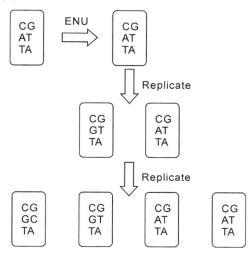

图 8 - 1　ENU 诱导碱基置换的分子机制

ENU 在各种组织器官中均有致突变作用,其效率因 ENU 剂量、细胞类型和检测系统而不同。这也许是因为具有不同组织特异性代谢途径的细胞拥有不同的内环境,而且不同的细胞也拥有效率不同的 DNA 修复系统。ENU 诱变效率在雄性小鼠减数分裂前的精原干细胞中达到最高。单位点的突变相当于对于任何特定的位点筛选 175～655 个配子便有可能得到一个携带点突变的配子。用 ENU 处理的雌性小鼠产生突变的概率比雄性小鼠低得多。

不同的小鼠对 ENU 耐受的能力不同。高剂量的 ENU 对小鼠是有毒的,可以导致小鼠死亡。此外,ENU 也是一种潜在的致癌剂,一些品系的小鼠在 ENU 处理后会很快死于肿瘤。ENU 通常会缩短小鼠的寿命。由于 ENU 是一种作用于干细胞的诱变剂,小鼠的造血干细胞通常也会受影响,因此,ENU 处理过的小鼠常常由于免疫抑制而容易被病原微生物感染。

许多研究显示,ENU 在 75～150 mg/kg 剂量范围内导致的突变率呈线性增长。已知最高的突变率是给远交系(101 × C3H)F1 代小鼠连续 4 周每周注射 100 mg/kg 的 ENU 后获得的。但是,许多近交系小鼠和一些远交系小鼠品系用同样的剂量处理后会绝育或者死亡。远交系的小鼠对于 ENU 耐受的能力比近交系强,大多数 F1 代远交系小鼠可以耐受 250 mg/kg 的剂量,而 C57BL/6J 在用同样的剂量处理后却活不长。大多数品系的小鼠可以耐受 200 mg/kg 的 ENU,FVB/N 品系的小鼠只能耐受更低剂量的 ENU,其他品系常用的剂量会导致该品系小鼠死亡或绝育。有实验证实,150 mg/kg 或者 50 mg/kg 剂量的 ENU 处理 FVB/N 雄性小鼠,突变率可达到 $(1～1.1) × 10^{-3}$。ENU 处理过的雄性小鼠要经过一段不育期才能重新获得生育能力。不育期的长短也可以作为衡量突变剂处理效果的指标。这是因为 ENU 处理会引起精原细胞大量死亡,不育期的长短反映了所剩下的精原干细胞的数目。精原干细胞越少,重建睾丸细胞所需要的时间越长。不育期太长或者太短都不利于突变的筛选。

在果蝇中进行的经典遗传学研究依赖于大量的遗传学工具,许多基因、基因重复和基因倒置突变体使遗传筛选变得更容易和更有效。早在 20 世纪 90 年代初,研究者就提出带有第 7 号染色体缺失的小鼠可用来筛选 ENU 诱导的缺失区域内的点突变。基因打靶的研究进展使得研制携带染色体组任意片段的缺失、倒位或者易位突变小鼠成为可能。

将基因打靶这种基因驱动的研究和 ENU 诱变这种表型驱动的研究结合起来具有明显的优势。ENU 诱变可以在短时间内产生大量的突变体小鼠,但点突变的鉴定依然是耗费时力的工作。采用通过基因打靶获得的特定染色体组缺失或者易位的突变体小鼠可以简化筛选的程序和工作量,并把点突变限定在序列已知的区域内,这样可以大大简化点突变鉴定的过程。

（二）化学损伤破坏正常生理功能模型技术

1.光化学法复制局灶性脑缺血动物模型

动物麻醉后固定于脑立体定位仪上，剪除手术区域毛发，皮肤常规消毒。在左侧眼外眦到左外耳道连线的中点，垂直于连线切开皮肤约 2 cm，去除颞肌，在显微手术镜下用钻头打开一直径 6 mm 的骨窗，保留硬膜。将直径 3 mm 的光导纤维远端置于颅底 MCA 经过嗅束的起始处，静脉注射化学荧光染料四碘四氯荧光素二钠，同时打开光源引导波长 520~620 mm 的冷光照射。光线透过颅骨与血管内的染料接触，激发光化学反应，引起照射部位皮质血管内皮细胞毒性脑水肿，从而导致脑梗死。同时用多普勒激光探头监测脑组织血流量。

光化学刺激可造成严重的血管内皮损伤，在短时间内光照区内的血管即可形成完全性血栓，进而形成局灶性梗死灶。这一模型较好地模拟了人类脑血栓形成的动态过程，符合目前临床治疗理论的新发展，为临床治疗提供了有效的实验工具。给药方式灵活且针对性强，既可预防性给药，观察药物提高血管抗损伤的效能，又可治疗性给药，评价抗血栓药、溶栓药和血管保护剂的药理作用和疗效。

2.乙基胆碱氮芥丙啶致阿尔茨海默病模型

使用乙基胆碱氮芥丙啶（ethylcholine mustard aziridinium，AF64A）构建阿尔茨海默症时，一般使用体重 260~290 g，年龄 16~17 周，雌雄各半的 Wistar 大鼠；将大鼠麻醉后固定于立体定向仪上，纵向切开头皮，双侧脑室置管坐标为前囟后 0.5 mm，中线旁 1.5 mm，硬膜下 2.5 mm。分别缓慢从一侧脑室注入 2.5 μl 新鲜配制的 7.5 或 1.5 nmol AF64A（全脑共约 15 或 30 nmol），注入速度约为 0.5 μl/min；留针约 2~5 min 后拔管，骨蜡封闭颅骨孔后缝合切口。对照组灌注等量的生理盐水。侧脑室注射选择性胆碱能神经毒剂 AF64A 损伤大鼠前脑基底胆碱能神经元，制备阿尔茨海默病模型。本方法可导致动物的认知功能障碍，但同时对动物运动功能有较明显影响，缺乏阿尔茨海默病的特征性病理改变。手术器械严格消毒，防止手术感染，手术创伤应尽可能小，严格无菌操作；颅骨钻孔时应注意深浅，一旦有突破感立即停止，防止引起大量出血。

3.链脲菌素糖尿病动物模型

链脲菌素（streptozotocin，STZ）是一种抗生素。1963 年，Rakieten 报道该药除抗肿瘤作用外还有促进糖尿病发展的作用，所以在目前诱发糖尿病的实验中常用链脲菌素取代四氧嘧啶。现在已能人工合成链脲菌素，获得和天然链脲菌素相同的生物活性，它可使 β 细胞内烟酰胺腺嘌呤二核苷酸（nicotinamide ade nine dinucleotide，NAD）的含量降低，导致细胞的破坏。链脲菌素使用后血糖值呈三相性变化，处于一种永久性糖尿病状态。病理组织学可见，在投以链脲菌素后 1~2 h 内，大鼠和家兔的 β 细胞的细胞核和细胞质都发生了崩解现象，24 h β 细胞则被完全破坏。链脲菌素能够使许多动物诱发糖尿病。

成年大鼠、小鼠、犬、猴和豚鼠等都是链脲菌素糖尿病模型敏感动物。将 STZ 溶于枸橼酸缓冲液中(pH 值为 4.0 ~ 4.5),静脉注射剂量如下:大鼠为 30 ~ 50 mg/kg 体重,50 mg/kg 体重可以引起 100% 动物糖尿病;犬为 50 mg/kg 体重可引起糖尿病,且有半数以上的动物死亡;小鼠为 175 ~ 200 mg/kg 体重引起糖尿病。也可采用其他的给药方式,将大鼠禁食 12 h,按 60 mg/kg 体重腹腔注射 STZ,每日 1 次,连续 2 次,可成功制备 I 型糖尿病大鼠模型,并且该模型具有高血糖、体重减轻、多饮多食多尿的特点,与临床 I 型糖尿病吻合。

将大鼠禁食 12 h,按 60 mg/kg 体重腹腔注射 STZ 一次,并给予高热量饲料饲养 12 周,就可制备 II 型糖尿病动物模型,按该法制备出的模型具有超重、糖耐量减低、血脂升高、血清胰岛素升高及胰岛素受体结合力降低伴胰岛素抵抗的特点,类似于 II 型糖尿病病人的临床特征。

4. 硫酸亚铁致慢性癫痫模型

硫酸亚铁注入脑室后,刺激局部神经元,可形成慢性癫痫病灶而引起发作。选用家兔静脉注射戊巴比妥 30 mg/kg 麻醉,固定于立体定位仪上,剪去头顶部毛,在其正中线上作一长约 3 cm 的切口,剥离肌肉和骨膜,以酒精棉球擦净骨面按 Sawyer 定位坐标法,在 A13、IL2、H5 处安好给药导管,并在 A10、P10、LL3、RL3 处安好皮层记录电极,以牙托粉固定,术后一周皮层脑电图(electrocorticogram,ECoG)正常者用于实验。

从给药导管缓慢注入硫酸亚铁 300 μg/kg(配成 2.4% 生理盐水溶液),约 5 min 注射完,并连续记录动物一般活动、惊厥发生、维持和消失时间,惊厥类型和动物死亡时间,同时记录 ECoG 的变化。

二、物理诱导技术

常见的物理因素包括机械损伤、放射线损伤等。如在机械力作用下产生各种外伤性脑损伤、骨折等模型;气压变动复制高空病、潜水病;温度改变产生各种烧伤和冻伤;放射线照射可复制各种类型的放射病,引起免疫功能抑制;闪光刺激诱发癫痫模型;噪声刺激引起听源性高血压及改变行为记忆功能等。球囊损伤家兔腹主动脉,使动脉内皮剥落从而诱导血管内皮增生,之后的高胆固醇饲养,可以诱导家兔动脉粥样硬化。采用物理因素复制动物模型比较直观、便捷,是比较常用的模型制备方法。

(一)高脂饲料加球囊损伤建立动脉粥样硬化制备模型技术

15 kg 左右小型猪,麻醉前 8 h 禁食,肌内注射苏泰麻醉。股动脉导入 6 mm 球囊导管至右侧颈总动脉终端,给球囊充气至 6 ~ 8 个大气压持续 30 s,间隔 60 s,重复 3 次,保留球囊内压力 1 ~ 3 个大气压来回拖拉球囊 5 次,术后饲喂高脂饲料。

光镜观察组织病理改变,模型组 12 周后损伤侧颈动脉均出现动脉粥样硬化,最高可达Ⅳ型。内膜增厚,可见大量泡沫细胞。中膜肌层内平滑肌细胞和细胞间质减少,代之以大量泡沫细胞、纤维组织增生,粥样斑块形成,内膜中可见新生毛细血管。

(二)射线诱发肿瘤模型技术

大鼠和小鼠经射线全身照射后可诱发肿瘤,可采用一次大剂量或多次小剂量的方法。例如 Wistar 雌大鼠^{60}Go γ 射线 3Gy 照射后,肿瘤诱发率可达 90%,且以乳腺肿瘤为主。

X 射线是由高速运行的电子群撞击物质突然受阻时产生,具有穿透组织的作用,同时也会抑制和损害组织细胞。如果长时间接受 X 线照射,白细胞就会减少,容易引发感染或体抗力下降,引起细胞突变。

(三)线栓法堵塞制备大鼠局部脑缺血模型技术

雄性 SD 大鼠,体重为 250~300 g。经腹腔注射戊巴比妥钠(40~50 mg/kg)麻醉,仰卧位固定,剃除颈部毛发,手术区域皮肤常规消毒。切开右侧颈部皮肤,钝性分离胸锁乳突肌和胸骨舌骨肌,显露右侧颈总动脉(common carotid artery,CCA)及迷走神经。结扎 CCA、颈外动脉(external carotid artery,ECA)及其分支动脉。分离右侧颈内动脉(internal carotid artery,ICA),至鼓泡处可见其颅外分支翼腭动脉,于根部结扎该分支。在 ICA 近端备线、远端放置动脉夹,在 ECA 结扎点(距颈内、颈外动脉分叉 5 mm 处)剪一小口,将一直径为 0.22~0.249 mm(4-0 号)的尼龙线经 ECA 上剪口插入。插入前加热处理使插入端变钝(也可在尼龙线头端用 L-多聚赖氨酸涂抹后置肝素中浸泡,使成功率增高,梗死面积恒定),并做好进入线长度标记。扎紧备线,松开动脉夹,将尼龙线经 ECA、ICA 分叉处送入 ICA,向前进入 17~19 mm 时会有阻挡感,说明栓线已穿过大脑中动脉(middle cerebral artery,MCA),到达大脑前动脉的起始部,堵塞 MCA 开口,造成脑组织局部缺血。1~3 h 后可缓慢退出尼龙线实施再灌注。

线栓法的优点为:无需开颅,动物损伤小,MCA 闭塞效果较为理想,目前该模型被认为是唯一能观察到再灌流的局灶性脑缺血模型,近年来较为常用。线栓的选择极为重要,较细时不容易穿到 MCA,且缺血不明显;较粗时缺血重,容易造成实验动物的死亡。线要有一定的刚性,才能穿进 ICA 并穿进颅内,刚性过强则容易穿透动脉引起颅内出血。穿线位置也应当根据实验条件摸索。为提高线拴法大鼠局灶性脑缺血模型的成功率和稳定性,有学者研究了大鼠体重、拴线插入长度和直径与脑中动脉缺血(middle cerebral artery occlusion,MCAO)模型成功的关系,用正交试验法得出造模型的最佳方案是采用大鼠体重为 250~300 g,线长为 17 mm 或 18 mm,线直径为 0.28 mm 制作 MCAO 模型,成功率高、重复性较好。

三、生物方法诱导技术

动物模型常见的生物因素包括细菌、病毒、寄生虫和生物毒素等。在人类疾病中,由生物因素导致发生的人兽共患病占很大的比例。传染病、寄生虫病、微生物学和免疫学等研究经常使用生物因素复制动物模型。生物方法诱导动物模型具有共同的特点是:病原体有广泛的宿主,具有易感性,只要感染途径相同,其疾病的表现(包括发病、症状、病理变化和转归等)大致也相同。因此,以人工方法在易感动物体内复制疾病模型的方法是实验研究的重要手段。一般将感染患者的临床材料分离出病菌,接种给实验动物,就可以产生相应的疾病模型。该方法的优点是比自然感染单纯一些,便于操作和复制。利用某一种动物的传染病模型来研究人的疾病,比直接在人体研究更有利,因为可以掌握感染的准确时间和途径,病原体的毒力和含量也可以判定。

(一)隐球菌感染的实验性糖尿病动物模型

选体重 200～250 g 的大鼠,饲喂固型饲料。从隐球菌感染患者的脊髓液或尿中采取菌种,进行传代培养,培养的代数越多,隐球菌的荚膜越厚,毒性也越强。甘露醇琼脂养液中对隐球菌进行 37℃ 培养至对数生长期,用生理盐水 50 倍稀释,由鼠尾静脉注射 0.5 ml,立即向腹腔内注射道诺霉素(0.4 mg/kg),这种方法能使隐球菌很容易地在动物体内存活并增殖。也可预先将道诺霉素(0.4 mg/kg)注入动物腹腔,7～15 天后,用戊巴比妥钠(50 mg/kg)麻醉大鼠,打开腹腔,由肝总动脉注入 50 倍稀释的隐球菌 0.1～0.3 ml,用手指压迫肝动脉,防止菌液流入肝脏,注射完毕缝合腹腔,精心护理,提高存活率。

用道诺霉素对大鼠进行前期处理后,由尾静脉注入隐球菌,7 天后动物食欲开始减退,瘦弱,体毛粗、硬度增加,并失去活力。15 天后静脉注射葡萄糖(0.5 g/kg)进行耐糖试验,结果发现实验组的动物耐糖能力比对照组的正常动物低,对胰岛素的反应也减弱。病理取材研究隐球菌在体内的存在部位,可观察到:①胰脏的外分泌部只存有极少量的隐球菌,胰岛内或其周围组织却附着有很多的隐球菌。隐球菌易于附着的部位主要是胰岛的网状组织,但也可能附着于胰岛腺泡等部位。附着于这些部位的隐球菌直径为 3.5～4.6 μm,比附着在人红细胞的隐球菌要小,目前对这种现象还难以解释。胰岛内的隐球菌四周可见有淋巴细胞、单核细胞浸润,呈现出纤维性增殖现象,内分泌细胞变性、坏死,出现肉芽肿。②肺组织中通常由 10～15 个隐球菌形成一个集落,呈慢性肺炎样变化。③肝小叶内可见有极少的隐球菌,细菌的四周也像在胰岛内那样,出现淋巴细胞等炎性细胞浸润,往往伴有肝细胞坏死。④肾组织中隐球菌主要附着于肾小管腔。

从大鼠的尾静脉注射的隐球菌会随血流分散到多个脏器中,不易引起胰岛特异性的炎症,因此,可对大鼠实施开腹手术,用手指压迫肝动脉,由肝总动脉注射隐球菌,使胰岛出现损害。结果在肝、肾、肺等脏器中几乎见不到隐球菌,大部分隐球菌向胰腺外分泌部扩散。因此,经肝总动脉注射隐球菌时,需要以缓慢的速度注射,把压力限制在最小的程度。

(二)大鼠绿脓杆菌肺炎模型

分泌型绿脓杆菌 PAO1 株和其变异株 PAOR 在 37℃胰蛋白胨大豆肉汤中培养过夜,离心后用 PBS(pH 7.4)悬浮,再离心洗涤,沉淀用适量 PBS(pH 7.4)悬浮。适量的悬液加入 50℃融化的 2% 琼脂糖中配成终浓度为 10^7 CFU/mL 的感染琼脂糖小球。4 周龄 SD 大鼠按 20 mg/kg 体重的剂量经腹腔注射戊巴比妥钠麻醉后,再在颈部开一小口,将 0.1 ml 含 10^7 CFU 菌液的琼脂糖小球经气管注入大鼠。

在单纯感染绿脓杆菌后引起的急性肺炎动物模型中,动物或死亡,或在 48 h 内清除细菌。因此,大多数急性或慢性绿脓杆菌感染的肺炎动物模型均要求将绿脓杆菌包于生物膜(琼脂、琼脂糖、海藻藻酸盐)中,以防止气管对异物的机械清除。本模型采用将绿脓杆菌包于琼脂糖中,不用免疫抑制剂,也不需事先损伤模型动物的支气管和肺,即可得到典型的绿脓杆菌支气管肺炎模型。本模型制作方法简便,结果可靠,重复性好。

绿脓杆菌(PA)可分为黏液型及非黏液型两大类,其中黏液型 PA 致病性较强。因此,模型动物感染后引发疾病的严重程度与动物感染细菌类型有明显相关性,同时感染菌量也可决定感染疾病的严重程度。PA 感染动物肺部均出现多灶性坏死和炎症细胞浸润;在相邻的气管壁可见炎性渗出液包围着含有细菌的小球,有时可见末梢支气管消失;在气管周围肺组织中可见大量的肺泡巨噬细胞浸润到肺泡间隔中,尚可见巨噬细胞中有吞噬细菌现象。但 PAO1 感染动物后肺部出现包括血管充血和中性粒细胞浸润等实质病变的急性肺炎,而 PAOR 感染动物后其肺部是以巨噬细胞浸润为主。

四、外科手术制备动物模型

外科手术制备动物模型也可以视为物理方法制备动物模型的一种方法。主要是通过外科手术的方式改变或破坏正常组织的生理结构。但值得注意的是,在利用外科手术制备动物时,除了用的试剂要纯粹,设备要灵敏,方法要准确外,还必须注意手术技巧,即操作技术的熟练。手术熟练可以减少对动物的刺激,动物受的创伤、出血等就少,将会提高实验成功率和实验结果的正确性。要达到手术熟练,必须要了解各种动物的特征,组织、器官的位置,神经、血管的走行特点,通过反复实践,即可达到熟中生巧、操作自如。

(一)胰腺部分切除致糖尿病的动物模型

SD 大鼠,用 5% 戊巴比妥钠生理盐水溶液 40～50 mg/kg 体重腹腔注射,将大鼠背位固定于手术板,腹部剃毛并以 5% 碘酊消毒,在无菌条件下进行手术。用剪刀沿腹中线自剑突部向下切一短切口,使十二指肠环完全暴露,用弯尖小镊子仔细剥离胰腺,使其与十二指肠环肠系膜分离;然后将十二指肠拉向相反方向,使胃、脾和结肠充分暴露,继续剥离胰腺,使其与脾脏、胃的幽门部及横结肠分离并加以切除。如果希望动物保持良好的健康状况,必须保留部分胰腺组织。手术完成后将各器官恢复正常位置。最后缝合腹膜和皮肤切口。

术后出现临床表现的时间不一,主要症状是血糖升高,并呈现不同程度的多饮、多尿、消瘦等症状。手术后用毛巾包裹动物保温,并将动物放在笼外至麻醉完全苏醒后放进干燥鼠笼内,手术后5天之内给予动物生理盐水饮用。手术后第7天拆线。

(二)手术切除关节盘建立颞下颌关节骨关节病动物模型

选用成年兔麻醉后自眼外眦外侧5 mm处至外耳道方向行2 cm长的皮肤切口,暴露关节囊。水平切开关节囊,切开关节盘的外侧附着,将下颌升支推向外侧,以充分暴露髁突关节面与关节盘。将关节盘前外二分之一部分切除。无菌生理盐水充分冲洗后将剩余关节盘复位,分层缝合关节囊、皮下组织和皮肤。术后不限制动物的下颌运动,单笼饲养。分别于术后15天,1、2、3、4、5、6个月时将实验动物处死,取各时间段手术关节髁突,做常规组织切片,光镜下做病理学观察。

模型动物的髁突外观及其关节软骨组织随着时间的进展可发生一系列变化。肉眼观察显示,动物术后初期髁突软骨明显肥厚,但随着病程进展,关节软骨逐渐消耗、丧失,出现缺损。镜下病理组织学观察显示,术后初期动物主要表现为软骨组织的应激修复反应,如关节软骨增殖层肥厚、软骨表层血管增生等;术后2~3个月,髁突软骨表层出现胶原松解与裂隙,软骨完整性被破坏。局部新生软骨组织增生,新生组织对甲苯胺蓝的着色极弱;术后5个月,可明显观察到关节软骨的损耗,位于功能面的关节软骨组织甚至发生全层缺损,表现出典型的退行性改变;骨赘形成及髁突表面与关节盘残余发生纤维粘连的现象,甲苯胺蓝染色,软骨深层着色明显。这些表现均符合颞下颌关节骨关节病组织学特征,与临床上颞下颌关节骨关节病进展期与晚期的病理表现相似。

本模型采用成年兔作为实验对象。手术切除部分关节盘(对应髁突功能斜面)制造的颞下颌关节骨关节病模型。与采用非手术方法诱导的骨关节病模型,如关节腔内注射白细胞介素、胶酶、透明质酸酶以及手术方法造成的盘移位诱导病变模型、部分关节盘切除法诱导骨关节病模型等相比,结果更稳定,可重复性较高。而与其他手术方法诱导骨关节病模型比较,如关节盘摘除术、髁突表面层破坏法等,本模型制作方法尽可能减少了手术操作本身对机体关节髁突软骨的损伤,较好地模拟了关节盘穿孔的病理生理状态。模型制作过程中应用甲苯胺蓝对模型动物的髁突软骨组织进行染色,以观察其软骨基质中蛋白多糖含量的变化;蛋白多糖在软骨基质中含量改变,以及软骨细胞对其表达分泌能力的变化是骨关节病病理学一个重要的诊断指标。

在人类疾病动物模型中复制人类疾病时,同样应注意相似性、重复性、可靠性、易行型、经济性、适用性及可控性等原则。

(赵　勇)

参考文献

［1］刘恩岐,李亮平,师长宏.人类疾病的动物模型［M］.北京:人民卫生出版社,2014.

［2］丁赛丹.实验动物模型制备手册［M］.上海:上海交通大学出版社,2019.

［3］秦川.常见人类疾病动物模型的制备方法［M］.北京:北京大学医学出版社,2007.

［4］李才.人类疾病动物模型的复制［M］.北京:人民卫生出版社,2008.

［5］施新猷,顾为望,王四旺,等.人类疾病动物模型［M］.北京:人民卫生出版社,2008.

［6］周光兴.人类疾病动物模型复制方法学［M］.上海:上海科学技术文献出版社,2007.

［7］温浩,侯月梅.人类疾病动物模型研究和实验动物管理［M］.北京:科学出版社,2021.

［8］秦川.医学实验动物学［M］.第3版.北京:人民卫生出版社,2021.

［9］秦川,魏泓.实验动物学［M］.北京:人民卫生出版社,2015.

［10］邹移海,徐志伟,黄韧,等.实验动物学［M］.第2版.北京:科学出版社,2012.

［11］陈民利,苗明三.实验动物学［M］.北京:中国中医药出版社,2020.

［12］P. Conn, J. Parker. The Animal Research War. Basingstoke: Palgrave Macmillan, 2007.

第九章

9

免疫缺陷动物及肿瘤模型建立

　　免疫缺陷动物(immunodeficiency animals)是指由于先天性遗传突变或运用人工方法造成一种或多种免疫系统组成成分缺陷的动物,被广泛应用于生物医学研究,成为肿瘤学、免疫学、细胞生物学、遗传学等研究领域的重要研究工具,受到越来越密切的关注。本章节重点从免疫缺陷动物的生物学特性以及免疫缺陷动物的应用进行介绍。

第一节　免疫缺陷动物概述及分类

一、免疫缺陷动物概述

　　1962 年苏格兰医师 Issacson 在非近交系小鼠中偶然发现了个别无毛小鼠,由于全身无毛,称其为裸小鼠(nude mice),用 *nu* 表示裸基因。1966 年,被证实这种无毛小鼠是由于第 11 对染色体上等位基因突变引起的,伴有先天性胸腺发育不良和 T 淋巴细胞缺乏。1969 年科学家首次成功将人结肠癌移植于裸小鼠体内,为免疫缺陷动物的研究和应用开创了新局面,也为人类肿瘤学研究增添了新的手段。此后,国际裸鼠管理及应用委员会成立。1996 年,决定裸鼠表型的突变基因 *Foxn1* 被找到,它的点突变会导致编码蛋白提前终止,该突变基因也被称为 *Foxn1nu*。*Foxn1* 基因具有多效性,可同时影响小鼠的毛发和胸腺发育。裸体是因为动物携带纯合 *Foxn1* 基因导致毛囊中的毛杆不能从表皮中长出所致。

　　从 20 世纪 60 年代至今的 60 年中,实验动物学领域的研究人员通过不懈努力,成功将裸基因导入不同近交系动物,建立了一系列动物模型,在小鼠模型方面,已产生了 20余种近交系裸鼠动物模型。此外还发现并培育出了以 B 细胞功能缺陷为特征的 CBA/N鼠、自然杀伤细胞(NK)功能缺陷的 Beige 小鼠,T、B 细胞联合免疫缺陷的 SCID 小鼠以及T、B、NK 细胞联合免疫缺陷的重度免疫缺陷小鼠。我国在免疫缺陷动物的繁育与应用方面也已具有较高的水准。80 年代初,国内研究者成功培育出了 T、B 细胞联合免疫缺陷小鼠和 T、B、NK 细胞联合免疫缺陷的重度免疫缺陷小鼠;90 年代末,科学家利用免疫缺陷动物和组织工程技术,在裸鼠身上成功进行了"人耳廓形软骨"移植等系列研究,取得了重大进展,开辟了我国免疫缺陷动物研究和应用的新领域。近年来随着 CRISPR/Cas9 技术广泛应用,免疫缺陷小鼠更是飞速发展,除构建了 T、B、NK 细胞重度免疫缺陷小鼠模型外,科学家还对其进行了基因编辑,获得了更多不同的现代生命科学研究所需要的免疫缺陷动物模型。

二、免疫缺陷动物的分类

免疫缺陷动物按照免疫缺陷产生的原因,分为先天性免疫缺陷动物和获得性免疫缺陷动物两大类。其中,先天免疫缺陷动物又可依据 T 细胞、B 细胞、NK 细胞功能的有无,分为单一淋巴细胞免疫缺陷和多种免疫细胞联合缺陷。随着免疫缺陷动物的培育从啮齿类扩展到马、牛等大型哺乳类动物,其分类更加复杂。具体分类见表 9 - 1。

表 9 - 1 免疫缺陷动物分类

免疫缺陷获得途径	免疫缺陷类型	免疫缺陷动物模型
先天性免疫缺陷动物	T 淋巴细胞功能缺陷	裸小鼠
		裸大鼠
	B 淋巴细胞功能缺陷	性连锁免疫缺陷小鼠(CBA/N 小鼠)
		Arabin 马、Quarter 马等马属动物
	NK 细胞功能缺陷	Beige 小鼠
	联合免疫缺陷	T、B 细胞联合免疫缺陷的 SCID 小鼠
		Motheaten 小鼠
		T、NK 细胞缺陷小鼠
		T、B、NK 重度免疫缺陷小鼠(NOG、NSG 小鼠等)
	其他免疫缺陷	显性半肢畸形小鼠(无脾小鼠)
获得性免疫缺陷动物	小鼠 AIDS 模型	SCID 小鼠的 AIDS 模型
		LP - BM$_5$MuLV 病毒诱发的 AIDS 模型
		转基因小鼠形成的 AIDS 模型
		移植 HIV 感染的肿瘤细胞株形成的 AIDS 模型
	猫 AIDS 模型	FeLV 病毒诱发的猫 AIDS 模型
	大动物 AIDS 模型	D 型逆转录病毒诱发的猴 AIDS 模型
		SIV 病毒诱发的猴 AIDS 模型
		有蹄动物慢病毒感染模型
		黑猩猩的 HIV 感染模型

第二节　免疫缺陷动物的生物学特性

一、裸鼠的生物学特性

(一)裸小鼠(nude mice)

先天性无胸腺的裸小鼠,常简称为裸鼠。导致这种异常状态的裸基因(nu)是一个隐性突变基因,位于 11 号染色体上。目前裸基因已经回交到不同的小鼠品系中,即导入不同的遗传背景,带有裸基因的小鼠品系包括 NIH - nu、BALB/c - nu、C57BL/6 - nu 等。不同品系裸小鼠因其遗传背景不同,所表现出的细胞免疫反应和实验检查指标也不尽相同。

裸小鼠的主要特征表现为裸体(nude)和胸腺(athymus)发育异常。此外,裸小鼠还表现为发育迟缓、头颈部皮肤皱褶、随着鼠龄增加皮肤变薄等。裸小鼠由于没有完整的胸腺,仅有胸腺残迹或异常上皮,不能使 T 细胞正常分化为成熟 T 细胞,无法执行正常 T 细胞功能。裸小鼠在混合淋巴细胞反应中无有丝分裂反应,也不产生细胞毒效应细胞,对刀豆素 A 或植物凝集素 P 亦无有丝裂原应答且移植排斥较低。裸小鼠具有正常的 B 淋巴细胞,分泌的免疫球蛋白主要是 IgM,只含少量 IgG。与普通小鼠相比,成年裸小鼠(6～8 周龄)有较高水平的 NK 细胞活性,但幼鼠(3～4 周龄)的 NK 细胞活性低下。此外,裸小鼠粒细胞比普通小鼠数量少。

裸小鼠在屏障环境中可生存,但抵抗力差,易患病毒性肝炎和肺炎,因此裸小鼠需要在独立通气系统(IVC)中饲养,所用的笼具、垫料、饲料、饮水等都需要经过严格消毒灭菌,以保证长期存活与繁殖。由于纯合型雌性裸小鼠 nu/nu 受孕率低、乳腺发育不良且有食仔习惯,因此生产上一般采用纯合型雄鼠与杂合型雌鼠交配以获得 1/2 纯合型子代。

国内常用的裸小鼠品系为 BALB/c - nu/nu、Swiss - nu/nu 和 C57BL/6J - nu/nu 等。需要注意的是,随着年龄增长或有关因素的影响(如病毒感染),裸小鼠体内正常 T 细胞会增加,故肿瘤移植实验一般采用 4～6 周龄的裸鼠。

(二)裸大鼠(nude rats)

1953 年,英国 Rowett 研究所首先发现裸大鼠,裸基因称为 rnu,在普通环境下饲养,仅维持了 15～16 代。1975 年,纯合子裸大鼠(rnu/rnu)被发现,属常染色体隐性遗传。1976 年,新西兰维多利亚大学发现了另一种裸大鼠,其基因被命名为 $Nznu$。1977 年,英国 MRC 实验动物中心建立了裸大鼠种子群,1983 年被引入中国。1987 年,研究者首次详细描述了裸大鼠,并报道了在裸大鼠中进行的人癌异种移植研究。

裸大鼠免疫器官的组织学与裸小鼠极为相似,在 3 周龄裸大鼠纵隔的连续切片中,只见胸腺残体,未见淋巴细胞,淋巴结副皮质区也无淋巴细胞。裸大鼠一般特征与裸小鼠也相似,但不像裸小鼠那样完全无毛,裸大鼠的躯干部仍有稀少被毛,头部及四肢被毛更多。裸大鼠的繁殖方法与裸小鼠相同。裸大鼠易患呼吸道疾病,如溃疡性气管支气管炎、化脓性支气管肺炎等,病因可能与仙台病毒感染有关。

裸大鼠的发现及人源化肿瘤异种移植成功,给肿瘤研究增添了一个新的手段。裸大鼠具有移植肿瘤大、取血量多、可行某些外科小手术等优点,与裸小鼠相比,有一定的优越性,但是,裸大鼠的维持饲养经费比裸小鼠高。

二、其他免疫缺陷小鼠生物学特性

(一)NOD 小鼠

NOD(non – obese diabetes)小鼠,即非肥胖糖尿病小鼠,20 世纪 70 年代起源于日本商业公司的 ICR 小鼠,由大藤博史、吉田等人先后培育至 13 代时,得到两个血糖水平差异明显的亚系,即正常血糖亚系和高血糖亚系,之后由前田接管并在这 2 个品系中各取几对小鼠送检糖尿病表型和评估,结果发现一只来自正常血糖亚系的雌性小鼠存在多尿、尿糖阳性以及体重减轻的症状,但是血糖正常,他们将这一小鼠命名为"mt 小鼠"。

牧野进将第 20 代 mt 小鼠置于屏障环境下饲养,直到 1980 年,这只小鼠自发胰岛炎和胰岛素依赖性糖尿病的性状被完全固定下来,品系的名称也更改为 NOD。1984 年,NOD 走出日本,并在美国和澳大利亚等国建立新的繁殖种群。经研究发现,NOD 小鼠除了血糖异常外,还存在天然免疫缺陷,如补体系统、巨噬细胞缺陷等,它的巨噬细胞对人源细胞吞噬作用弱。同时,NOD 小鼠的 SIRPA 基因与人类 CD47 亲和力高,因此,NOD 小鼠后来发展成为明星缺陷小鼠,比其他品系更适合人源移植物的定植。

(二)SCID 小鼠

1980 年,美国 Fox Chase 癌症研究所 Bosma 博士在饲养的 C.B-17/lcr 小鼠群中发现 C.B-17 的突变系(常染色体隐性突变),将该小鼠命名为 SCID(server combined immune deficiency)小鼠。该突变产生了严重的联合免疫缺陷症状,影响了 T、B 细胞的正常发育,胸腺、脾、淋巴结的重量不及正常动物的 30%,但是该小鼠具有正常的 NK 细胞、巨噬细胞及粒细胞。同时 SCID 鼠 DNA 修复及编码淋巴细胞上的抗原特异受体的基因缺陷,大多数纯合子不产生 IgM、IgG1、IgG2a、IgG2b、IgG3 或 IgA,因此,SCID 鼠可接受异种基因和异种组织、细胞移植。但是 SCID 鼠会有免疫泄漏现象,在生长过程中具有少量的淋巴细胞,产生少量的免疫球蛋白,并随着年龄增长与抗原暴露刺激逐渐增加,但免疫泄漏现象不遗传。

(三)NOD – SCID 小鼠

1995 年,Jackson Laboratory 的 Lenny Shultz 团队将 C. B17-scid 鼠回交到 NOD 鼠背景上获得 NOD-SCID(non – obese diabetes scid)小鼠,该小鼠既保留了 SCID 鼠的 T 细胞和 B 细胞缺失,又保留了 NOD 鼠先天免疫系统(补体、NK、树突状细胞和巨噬细胞)部分功能的障碍。NOD-SCID 小鼠是免疫缺陷程度比较高的一种小鼠模型,但它仍有残留的 NK 细胞。NOD-SCID 小鼠是近 20 年应用最广的重症免疫缺陷型小鼠,并且和众多不同品系杂交产生了更多的亚型小鼠。NOD-SCID 小鼠和 SCID 小鼠相比,免疫缺陷程度更高。

(四)重度联合免疫缺陷小鼠

重度联合免疫缺陷小鼠指 T、B、NK 三种免疫细胞均缺陷的重度联合免疫缺陷的小鼠,NOG 和 NSG 是其最具代表性的两个小鼠品系。NOG 小鼠全称 NODShi.Cg-Prkdc^{scid} Il2rg^{tmlSug}/JicCrl,2000 年由日本实验动物中央研究所(Central Institute for Experimental Animals,CIEA)培育而成,该小鼠是在 NOD-SCID 小鼠遗传背景下,敲除了 IL-2 受体蛋白的 gamma 链基因。后来,美国 Jackson 实验室培育了类似的免疫缺陷小鼠 NOG.Cg-Prkdc^{scid}Il2rg^{tmlWjl}/SzJ,命名为 NSG 小鼠。IL-2 受体的 gamma 链是具有重要免疫功能的细胞因子 IL-2、IL-4、IL-7、IL-9、IL-15、IL-21 的共同受体亚基,该基因敲除后使得小鼠机体免疫功能严重降低,尤其是 NK 细胞的活性几乎丧失,所以 NOG、NSG 小鼠既缺乏 T、B 淋巴细胞,也缺乏功能性的 NK 细胞,是迄今免疫缺陷程度最高的小鼠模型,也是被公认为最好的人源异种移植的受体。目前,这种小鼠已被广泛用于造血、免疫、药物、病毒和肿瘤等多方面的人源化模型的研究。我国研究人员通过 CRISPR-Cas9 基因编辑技术制备的 T、B、NK 重度免疫缺陷的小鼠有 NPG(NOD.Cg-Prkdc^{scid}Il2rg^{tm1Vst}/Vst)、NCG(NOD/ShiltJGpt-Prkdc^{em26Cd52}Il2rg^{em26Cd22}/Gpt)和 B-NDG(NOD.CB17-Prkdc^{scid}Il2rg^{tm1}/Bcgen)等。以上不同方法开发的此类重度联合免疫缺陷小鼠的生理特点和遗传特性基本一致,可能在不同的研究应用中表型有细微的差别,有待研究者们深入探索。

第三节　肿瘤移植模型的建立

建立理想的肿瘤移植模型对研究肿瘤发病、治疗和预防有重要意义,肿瘤模型包括体内肿瘤模型和体外肿瘤模型。体内模型指肿瘤的移植模型和自身诱发模型,一般基于免疫缺陷动物建立的肿瘤模型多为肿瘤移植模型,包括人源化组织标本异种移植模型(patient derived tumor xenograft,PDX)和人源细胞系移植模型(cell derived xenograft,CDX)。随着科学技术的不断发展,各种体外肿瘤模型也在不断发展,如体外肿瘤类器官模型等。

一、肿瘤体内移植模型概述

动物体内建立人类肿瘤的异种移植瘤模型已有 100 多年历史。早期,研究者把人类肿瘤直接接种至动物体内,均因免疫排斥反应而失败。随后又将恶性肿瘤组织移植到动物的免疫抑制或免疫反应迟发部位,如动物眼前房、动物脑内、仓鼠颊囊内、鸡胚等,虽然有一定比例移植成功,但因肿瘤生长缓慢且受移植部位大小的限制,长出的肿瘤往往较小,难以传代,即使能够传代,也常失去原有肿瘤的生物学特征。随后研究者又在肿瘤移植前采用免疫抑制剂或全身射线照射等方法对动物进行预处理,这些方法对动物有很大的毒副作用,存在肠道损伤严重、骨髓感染率高和生命期限短等缺点。随着科学研究的发展,人们发现对异种移植物起排斥作用的是 T 淋巴细胞,科学家又采用了切除胸腺、脾脏的新生动物模型,同时利用抗淋巴细胞血清(anti - lymphocyte serum,ALS)和抗胸腺细胞血清(anti - thymocyte serum,ATS)进行干预,这些不同的组合可选择性破坏对同种或异种肿瘤移植的排斥作用,提高肿瘤移植的成功率,但也存在手术麻烦、动物生命周期短的缺点。1969 年首次将人结肠癌组织在裸小鼠体内移植成功,自此,裸小鼠成为人肿瘤异种移植的理想动物模型。随着免疫缺陷动物的不断发展,各种人源肿瘤异种移植模型相继建立,主要包括 CDX 和 PDX 模型。CDX 模型是将人的肿瘤细胞系移植到免疫缺陷小鼠体内而构建的肿瘤模型,由于肿瘤细胞系是经过人工纯化以及多代培养的细胞系,所以构建的 CDX 模型不能保持肿瘤组织的异质性,其生物学特性以及药效评价结果与临床相似度较低。PDX 模型是指将临床病人的新鲜肿瘤组织移植到免疫缺陷小鼠体内而构建的一种异种移植模型,是目前最接近人类肿瘤的实验动物模型。这种模型保留了原代肿瘤组织的微环境、组织病理学及遗传学特征,对于筛选抗癌药物以及预测患者疗效、毒副作用等具有重要意义。此外,PDX 模型可以保留原代病人肿瘤组织的特性,可以作为活体肿瘤用于保存和传代,为肿瘤学研究提供非常宝贵的研究标本。PDX 模型平台是精准医疗中不可或缺的重要技术手段,与其他实验模型相比,PDX 模型具有显著优势,其应用性研究发展极为迅速,促使人类肿瘤的发生、转移、标记、诊断治疗等方面的研究取得较大的进展。遗传性免疫缺陷动物的发现及人类肿瘤异种移植的成功为肿瘤学研究开辟了一个崭新的途径。

二、人源肿瘤移植的方法及保存

(一)肿瘤移植的方法

根据移植肿瘤的处理方式不同,可分为组织块移植法和悬液移植法。其中组织块移植法多用于 PDX 模型建立和传代;细胞悬液移植法则更适用于成活率高的细胞系常规接种或大批量的接种实验,优点是可以一次移植大批动物,所用瘤细胞数可精确定量。

根据肿瘤移植部位及途径不同,可分为皮下移植、肌内移植、腹腔移植、肾包膜移植和原位移植等;根据肿瘤来源不同,可分为人源肿瘤手术标本移植及肿瘤细胞系移植。

(二)肿瘤移植部位

1.皮下接种

操作简单,肿瘤表浅,便于观察和测量瘤体积,浸润和转移发生少,与在人体内的表现差异较大。

2.腹(胸)腔移植

移植部位在体内,不易观察和测量,但操作相对简单,会出现一定比例的浸润、转移或腹水。

3.原位移植

将人体肿瘤移植于动物相应器官,如人的肝癌移植到裸小鼠肝叶上。研究表明,人癌细胞的转移必须依赖肿瘤细胞之间、肿瘤细胞与间质之间、肿瘤细胞与宿主之间的相互作用。现已原位移植成功人的前列腺癌、结肠癌、肝癌、胃癌、肾癌和乳腺癌等,并建立了相应的肿瘤转移模型,便于研究肿瘤相关的侵袭和转移机制。

4.异位移植

常移植于肾包膜、足垫和尾静脉等部位。肾包膜下可为肿瘤生长提供足够的血供,对于建模较困难的 PDX 多采用肾包膜移植。爪垫皮下有丰富的淋巴管,并呈单向性淋巴引流,有窝、髂动脉旁及肾门等 3 级淋巴结,最终可达全身,因此,爪垫皮下移植是获得淋巴道转移的最佳途径。建立转移模型还可以按照血液流向选择部位,如裸小鼠尾静脉注射建立肺转移模型,这种方法的优点是缩短了靶器官内形成瘤灶的时间,但它不能模拟转移的全过程,无原发瘤最初侵袭周围组织和穿入血管等过程。

(三)移植肿瘤的保存

冷冻保存能保持不同代的瘤组织的原有特性,防止变异,也可以节省人力和物力。此外,在移植瘤传代过程中若出现荷瘤动物死亡,可提供瘤源,防止移植瘤断代。移植瘤在液氮冻存 1~2 年后存活率可达 80%~90%,有的可冻存 10 年以上。一般认为瘤细胞能长期冻存的关键是选择新鲜瘤组织、合适的冷冻速度及适宜的冻存液。

三、影响肿瘤模型成功的因素

虽然大多数人体肿瘤均已建立了移植模型,但仍有一些肿瘤移植成功率低,甚至难以传代。影响肿瘤移植成功的主要因素有:

(一)肿瘤特性

各类人源肿瘤接种于免疫缺陷动物的成功率悬殊,如恶性黑色素瘤为 85%,脑瘤仅 10%,激素依赖的乳腺癌和前列腺癌成功率更低,潜伏期亦从数天到数月不等。美国国家癌症研究所的研究者移植了 120 例临床病人肺癌样本于免疫缺陷动物体内,成功率仅为 40%；在体外建立的肺癌细胞系的移植成功率可高达 90%。研究者发现体积较大、分化程度低的人原发肿瘤更容易移植成功。肿瘤移植后，不同类型的肿瘤生长速度也不一样，女性生殖系统肿瘤和结肠癌生长最快，胚胎性骨的肿瘤生长很慢；转移和复发的肿瘤比原发肿瘤生长更快；分化低的肿瘤移植成功率较高，传代时生长更快。此外，将肿瘤手术切除标本作为瘤源时，要特别注意在无菌条件下操作，细心去除坏死组织，挑选新鲜的癌组织，同时应避免在有感染的体表、消化道、呼吸道表面取材，取材后立即置于培养液中，尽快移植入小鼠体内。

（二）宿主因素

一般来说，用已建株的肿瘤细胞系移植免疫缺陷动物其成功率高于 PDX 模型。不同的免疫缺陷动物其免疫缺陷程度不同，常用的免疫缺陷动物包括裸鼠、NOD-SCID 小鼠和 NOG、NSG 小鼠等。目前公认的免疫缺陷程度最高的动物是 NOG、NSG 小鼠，这种重度免疫缺陷小鼠的 T、B 和 NK 细胞同时缺失，对人源肿瘤移植排斥抑制最低。同时免疫缺陷动物的周龄、遗传背景、健康状态以及是否接受免疫抑制措施等因素均会影响肿瘤的移植成功率。

（三）接种部位

肿瘤异种移植，特别是将人源肿瘤移植到动物体内已有 100 多年的历史。在早期，研究者们曾使用过不同方法、途径及不同部位接种，均未得到满意结果。目前，大多数人类肿瘤移植的研究基本上都采用皮下接种，通常以腋下或躯干近头侧的成功率高。肾包膜下接种的成功率高于皮下，可能与血供丰富有关。采用脑内接种的成功率高于上述部位，潜伏期短，并且在脑内移植瘤的基础上较易建立体外培养的肿瘤细胞系。

（四）激素和宿主性别的依赖性

激素依赖的乳腺癌和前列腺癌对宿主性别具有依赖性，如 BR-10 细胞株是雌激素依赖的乳腺癌细胞，在雌性裸鼠体内生长缓慢，而在雄性裸鼠或经雄激素处理的雌性裸鼠中生长更慢。当人乳腺癌细胞株 T-470 在雌激素和垂体因子同时存在时，此细胞株能迅速生长形成肿瘤。而雌性裸鼠在没有上述激素存在时，不能维持其生长。人前列腺癌细胞株（LNCaP）只能维持在雄性鼠体内形成肿瘤，肿瘤在雄鼠阉割后或雌激素处理后消失。在 PDX 模型构建时，对激素依赖的乳腺癌和前列腺癌移植时需要对免疫缺陷小鼠性别进行选择，在有必要时需要对小鼠进行激素补充，以刺激肿瘤模型快速建立或者提高建模成功率。

（五）其他因素

成纤维细胞与肿瘤细胞联合接种，可减少宿主对肿瘤细胞的排斥，缩短潜伏期，提高成功率。另外，实验者对动物的管理和质量控制，保证标本新鲜，避免污染和选择适当部位取材,无菌操作和实验技术的提高,均会提高人源肿瘤异种移植的成功率。

四、CDX 模型的研究

通过检查人体原发肿瘤及移植瘤的组织学、DNA 指纹、肿瘤细胞的细胞周期分布状况和超微结构发现,并非所有病人原发肿瘤的细胞亚群都出现在移植瘤中。同时,出现于移植瘤中的肿瘤细胞亚群也不一定都能在人体原发肿瘤中发现。某些移植瘤表现出遗传的不稳定性,且原发瘤标记物在移植瘤中可能丢失,而一些肿瘤移植后,也可能产生新的标记分子。这些结果反映出至少部分人类肿瘤细胞系移植到裸鼠体内后,可表现为一个或几个肿瘤细胞亚群的选择性生长。人体原发肿瘤的所有细胞亚群不能全部出现在移植瘤中,是因为起源于同一原发肿瘤的移植瘤细胞在生物学性状上表现出一定的异质性,而且经过免疫缺陷动物体内长期生长传代,肿瘤可表现出基因型和表现型的不稳定性。

人源肿瘤细胞系不管在原宿主体内是否发生转移,在免疫缺陷动物皮下移植均表现为移植瘤不转移或转移率低。移植瘤与人体原发肿瘤在转移特性上的明显区别,是影响这一模型在研究人类肿瘤浸润转移发生机制中的主要障碍。

虽然影响移植瘤转移表达的因素很多,但我们可应用多种有目的、有意义的方法,如移植瘤的不完全切除,或使用重度免疫缺陷鼠、脾内接种等进行尝试,以增加移植瘤的转移率及促进恶性潜能的充分表达,使得利用体内实验动物模型研究人类肿瘤转移问题成为现实。

五、PDX 模型的研究

PDX 模型由于较好地保持了原发肿瘤的遗传特性和异质性,在肿瘤的个体化治疗研究中具有独特的优势。PDX 模型的优势在于:①移植所用标本直接来源于人体肿瘤组织,未经体外培养,稳定地保留了原发瘤的遗传特性、组织学和表型特征;②较好地保留了肿瘤间质细胞和干细胞成分,使得肿瘤的生长微环境更接近临床患者的实际情况;③不同的 PDX 模型反映了不同肿瘤患者来源的样本之间的差异,更接近于患者,适用于抗肿瘤药物的筛选和生物标志物的研究;④与细胞系移植模型相比,PDX 模型实验结果临床预见性更好;⑤可为肿瘤样本的保存和传代提供大量标本。

目前 PDX 模型主要应用于以下三个方面:①指导临床个性化用药,PDX 模型由于来源于单个患者,最大限度保留了原发瘤的遗传和组织特征,最接近患者人体实际情况,可以针对该患者进行药物敏感性筛选,提供最佳的用药指导方案;②药物有效性测试,目前抗肿瘤新药的临床通过率极低,主要是因为前期研发过程中使用的 CDX 模型不符合临床实际情况。依托 PDX 模型开展预临床 Ⅱ 期试验(P0 临床试验)可以有效解决这一问题,提高新药的临床通过率,缩短研发周期,减少研发费用;③肿瘤生物标记物研究,由于

PDX 模型可以将临床样本快速扩大,从而进行多重组学检测,在积累足够数据以后通过生物信息学分析,可以研究不同的肿瘤诊断标记物及对应的药物靶标,为新药研发提供帮助。

大部分 PDX 模型的制备过程较长(1～3 个月以上),很多进程较快的恶性肿瘤患者无法从中受益,只是对一些进程相对较慢的患者或者手术切除肿瘤组织患者的预后有一定的指导意义。如何提高现有模型的转化应用效能应该是 PDX 模型未来重点关注的方向。PDX 模型较好的保持了原发性瘤中大多数的关键基因和信号通路活性,更能模拟肿瘤患者亲本基因学特征,这些特征应用于靶向药物筛选研究具有独特优势。不同肿瘤患者来源的 PDX 模型其性质不同,甚至体现在基因的表达上,但它们可能拥有相同的药物靶点。人们可以对建立的 PDX 模型瘤组织进行基因测序和分型,分析肿瘤遗传改变情况,在基因水平上进行分组研究;针对 PDX 模型不同的基因型分组,采取相应的靶向药物进行实验,而不考虑肿瘤类型,目的是从个性研究中,整合出共性的结论。因此,随着 PDX 模型数据库的不断扩大,代表的人源特征越来越广泛,人们可能会通过靶点的检测较为准确地预测药物的敏感性,指导临床用药,未来 PDX 模型会在肿瘤临床、药物研发等领域得到更加广泛的应用。

第四节 体外肿瘤模型

类器官(organoid)和条件重编程细胞(conditional reprogramming cell,CRC)模型是近十年新兴发展起来的临床前疾病模型,为繁殖原代正常细胞和癌细胞提供了新的平台。目前这两种模型已被美国国家癌症研究所认定为精准肿瘤学的两项关键技术,用于 2019年美国癌症研究协会年会启动的人类癌症模型倡议项目。由于类器官和条件重编程细胞不仅可在培养物中长期扩增,而且还能很好地保留原始组织的表型特征和遗传异质性,所以可以构建不同疾病不同表型的类器官和条件重编程细胞模型作为资源库,并将其移植至免疫缺陷动物体内,因此类器官和条件重编程细胞在连接体外研究和体内研究两大桥梁之间起着重要作用。

一、类器官模型

(一)类器官的研究进展

类器官是指来源于多能干细胞或分离的器官祖细胞在体外通过三维(3D)培养分化出多种细胞类型,形成与体内原始组织相似的器官样结构,并可概括其功能和遗传特征的迷你器官模型。2009 年体外 3D 类器官培养领域取得重大突破,研究者成功利用小鼠肠道 Lgr5 干细胞在体外通过"自器官化"首次培养出具有自我更新能力、保持肠道腺窝绒毛状结构的微型肠道类器官,开发出适用于类器官培养的基本条件,自此开启了类器官培养技术在生物医学研究中的应用。此后随着类器官培养技术逐渐成熟,类器官研究领域得以迅速发展。

类器官的大致培养流程如图 9－1 所示。类器官的培养方法主要有两种,一种是包埋法(submerged method),另一种是气液法(air－liquid method)。类器官的细胞主要来源于多能干细胞或成体干细胞衍生而来的细胞以及人/小鼠的健康组织或癌组织。一般来说,将适量的细胞包埋于基质胶(Matrigel)中,在 ENR 培养基[Advance DMEM/F12 中加入表皮细胞生长因子(EGF)、Noggin 和 R－spondin 1]的基础上加入特定的生长因子或激素作为类器官培养基进行长期维持培养和扩增。培养不同类型的类器官需要的生长因子或激素不同,同时不同的生长因子和激素在类器官培养过程中发挥着不同的作用。这些因子主要通过抑制或促进相关信号通路的表达,进一步提高类器官的形成效率、促进类器官的生长和增殖(表 9－2)。利用 3D 体外培养系统,类器官具有概括原始组织的体内结构、功能和遗传特征的优势。

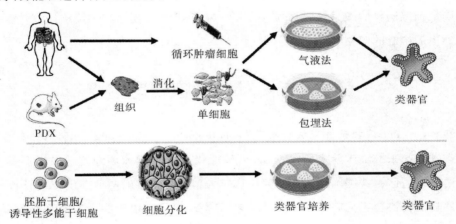

图 9－1　类器官培养流程图

表 9－2　类器官培养所需的相关因子及其作用

因子/激素	作用
EGF	促进上皮细胞的增殖,增强表皮细胞的活力
Noggin	骨形成蛋白(BMP)抑制剂,通过调节 BMP 信号通路促进类器官的形成和扩张
R-spondin 1	Wnt 信号激动剂,与 LGR5 结合促进 Wnt 信号传导促进类器官的形成和扩张
Wnt-3α	促进类器官中干细胞的增殖
A83-01	Alk3/4/5 抑制剂,抑制 TGF-β 信号通路,促进类器官的持续增殖
DHT	提高类器官的形成效率
PEG2	促进类器官的建立和持续增殖
烟酰胺	促进类器官的形成和生长

续表

因子/激素	作用
FGF10	提高类器官的形成效率
FGF2	促进类器官的生长和建立
SB202190	p38 激酶抑制剂，抑制应激信号导致的基底细胞角质化
N-乙酰半胱氨酸	通过抑制细胞氧化，促进类器官的增殖
Y-27632	Rho 相关激酶抑制剂，促进上皮细胞在体外的长期增殖

目前利用类器官培养技术已成功构建结肠癌、前列腺癌、胰腺癌、肝癌、乳腺癌、胃癌、肺癌、膀胱癌、食管癌、肾癌和卵巢癌等肿瘤类器官模型(图 9-2)。大多数已建立的患者来源的类器官培养物源自上皮细胞癌。然而并非所有癌症均起源于上皮，例如肉瘤、淋巴瘤等，因此这仍然是类器官技术的主要挑战之一。

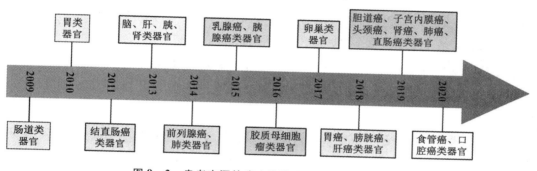

图 9-2　患者来源的癌症类器官模型的建立和发展

目前，类器官培养技术正在迅速发展，其对基础癌症研究和临床进展产生的积极影响是显而易见的。运用类器官进行科学研究具有以下几大优势：①解决传统上原代细胞难以培养的问题，同时又能在体外扩增原代细胞；②保持了原癌组织基因表达的稳定性、再现疾病的异质性；③体外类器官与人体内组织对药物的反应具有很好的相关性，可代表肿瘤患者的状态，进而在体外评价该肿瘤患者对相应的治疗药物的敏感性，可用于个性化治疗或新治疗靶点的发现研究；④便于在体外进行基因修饰并作为高通量筛选抗肿瘤药物的模型；⑤可与免疫细胞和成纤维细胞等肿瘤微环境细胞共培养，构建肿瘤微环境模型进行肿瘤免疫学领域的研究。因此，类器官在再生医学、药物毒性筛选与药物开发、疾病建模、癌症的发生发展等方面的研究具有极大的优势和应用前景。

(二)类器官的应用

原发性肿瘤细胞总是很难既进行体外培养又进行体内培养，而类器官可以有效解决这一问题。由于人类肿瘤的异质性，不同患者对临床癌症的治疗反应差异较大。因此非常需要具有高度临床患者代表性的临床前疾病模型进行相关研究，人类患者来源的类器官(patient – derived organoids，PDOs)的建立和发展使疾病建模更加具有临床代表性，为研究相关疾病的病因和发展机制、药物筛选和个性化治疗提供了具有代表意义的临床前模型。PDOs已被证明可以有效地从不同患者来源的组织中获得代表疾病不同亚型的原代细胞进行体外3D培养。大量基因组学测序分析表明，体外培养的类器官在早期传代和晚期传代(可达30多代以上)时，其基因突变谱与患者原组织的高度保持一致，表明即使在体外进行长期培养，类器官依旧保持着良好的稳定性。同时得益于类器官的高保真性，对类器官进行高通量药物筛选和个性化治疗，已成为肿瘤药物毒性筛选和药效评价研究以及探索临床个性化治疗方案的患者"替身"的理想模型。目前已有很多研究将患者离体的组织进行类器官培养后，进一步进行相关药物敏感性测试，发现类器官对测试的药物反应与患者的临床反应一致，可以很好地预测临床结果。因此类器官可能是替代患者进行临床实验以实现精准治疗以及开发新型治疗药物的有效工具。

类器官不仅可在体外模拟原组织的结构特性同时保持遗传稳定性，而且在体内实验中也可以很好地保持原组织病理学多样性。研究者将体外培养的不同患者来源的前列腺癌类器官移植于免疫缺陷小鼠体内，其组织病理学和前列腺癌肿瘤标志物与原癌组织的表达相一致。同时，还可在体外对类器官进行基因修饰后，通过将肿瘤类器官移植到小鼠体内，进一步研究肿瘤细胞的侵袭性和转移潜能。另外，动物模型一直被广泛用于研究与癌症风险增加相关的药物，但通常很难确定其作用机制。由于类器官基本保持了原始组织的表型和遗传基因的稳定性，因此它们被认为是研究不同药物遗传毒性的良好模型。研究人员用不同基因毒性化学物质对小鼠来源的上皮类器官进行处理后，将这些类器官移植到裸鼠体内以观察其产生肿瘤的潜能，其结果与早期在小鼠模型中所做的研究结果一致。随着类器官技术的不断发展，相信越来越多的应用潜能将被挖掘出来。

二、条件重编程细胞模型

(一)条件重编程细胞模型的研究进展

条件重编程技术是一种新兴的简单的共培养技术，既提高了原代细胞培养的成功率，又突破了传统原代细胞培养不可长期增殖的桎梏，可用于各种组织原代细胞的培养。2010年科学家首次将辐照过的Swiss 3T3-J2小鼠成纤维细胞(饲养细胞)和人正常细胞或肿瘤细胞共培养，并向共培养体系中加入Rho相关蛋白激酶(Rho-associated kinase，ROCK)抑制剂Y-27632，使人正常细胞或肿瘤细胞获得部分干细胞特性和体外无限增殖的能力，并在撤除饲养细胞和ROCK抑制剂后，细胞能够重新定向分化为原细胞，这种原代细胞与饲养细胞共培养的体系被称为条件重编程体系，所得的原代细胞称为条件重编程细胞。随后美国乔治城大学刘雪峰团队在此基础上发表了利用条件重编程技术在体外长期培养原代细胞的标准培养程序(图9-3)，由此条件重编程细胞技术日臻成熟。

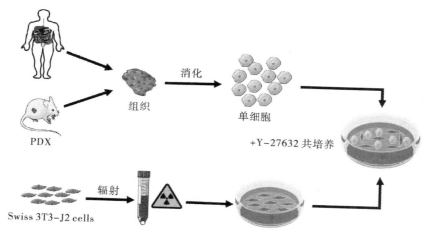

图 9 - 3　CRC 培养流程图

　　条件重编程细胞技术主要适用于原代上皮细胞的培养,不仅可用于新鲜标本的培养,如患者来源的组织、其他动物组织(如小鼠、马、犬、鱼等)、PDX 来源的组织、循环肿瘤细胞等,还能用于冷冻保存标本的培养,可在短短 7 天内生成大约 100 万个细胞。经过数年的发展,目前利用条件重编程技术已成功从人各种器官组织中成功分离培养出原代细胞(图 9 - 4)。条件重编程细胞的巨大优势在于其可在体外无限增殖,并保留了稳定的核型,最大限度地维持原发肿瘤的特性。条件重编程技术因其操作简单、耗时短,同时培养的细胞维持原代肿瘤的遗传特异性的优势,目前已广泛应用于再生医学、药物敏感性测试、基因表达谱分析、异种移植、诊断和预测医学、肿瘤个性化治疗等领域的研究,具有广泛地研究价值和发展前景。

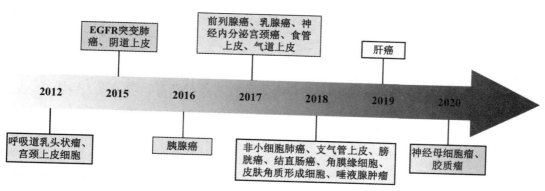

图 9 - 4　患者来源的条件重编程细胞疾病模型的建立和发展

(二)条件重编程细胞的应用

　　条件重编程细胞模型对于从体外实验转换为体内实验的研究具有重要意义。由于条件重编程细胞具有脱离条件重编程环境后可重新定向分化为原表型细胞的特性,因此将条件重编程细胞移植于免疫缺陷动物体内有助条件重编程细胞表型的恢复并以此获得癌症 PDX 模型,增强了条件重编程在建立疾病模型方面的应用价值。刘雪峰团队将前列腺癌患者来源的条件重编程细胞皮下注射于免疫缺陷小鼠体内,组织病理学表现为与原组织一致的低分化腺癌,表明条件重编程细胞保留了其致瘤和分化潜力。目前 PDX 模型已被用作临床前和转化研究的重要工具,但很难对其进行长期维护,而利用条件重编程细胞模型可以进一步弥补该缺陷。有研究将肺癌和卵巢癌的 PDX 模型进行条件重编程细胞培养后获得稳定的外植体细胞系(CR-PDX),这些 CR-PDX 细胞系保持亲本驱动程序突变和等位基因频率而无克隆漂移,之后进一步植入 NSG 小鼠中建立体内模型,该体内模型依旧保留了亲本 PDX 肿瘤的生长动力学、组织学和药物敏感性。这表明了条件重编程细胞可用于从 PDX 肿瘤生成和扩增稳定的细胞系,而不会改变模型的基本生物学特性,弥补了 PDX 模型生长缓慢和体外缺乏持续生长等局限性,进一步说明了 CRC 模型和 PDX 模型二者可以相互结合,相互转化。

第五节　免疫缺陷动物在其他医学研究中的应用

一、免疫缺陷动物在微生物学和免疫学上的研究和应用

(一)病毒、细菌感染的模型动物

免疫缺陷动物免疫机能低下,是研究病毒、细菌感染机制的良好模型动物。如淋巴细胞性脉络丛脑膜炎(ICM),病毒经脑内接种于原本病毒隐性感染的正常小鼠,可引起脑膜炎,感染细胞被当作靶细胞而遭到攻击,脑、脊髓内出现明显的细胞免疫反应。但在免疫缺陷动物体内却完全相反,ICM 感染后不会导致动物死亡,仅出现持续的病毒血症,体内不出现 ICM 抗体,也无任何免疫反应。又如乙型脑炎病毒 SA14-14-2 减毒株为乙脑活毒疫苗的选育株,在正常小鼠体内可产生符合规定的免疫原性;而在胸腺发育不良的小鼠体内的免疫原性反应对于胸腺发育不全人群疫苗接种具有参考价值。乙脑病毒感染后主要是细胞免疫,有研究发现,若要使 T 细胞缺陷的裸鼠体内产生与免疫功能正常的小鼠同等水平的免疫力,须加大 40 倍的免疫剂量才能达到,提示裸鼠体内还是存在着残余的 T 淋巴细胞。由此推论,在接种人群中产生抗体水平较低者,其 T 淋巴细胞功能是否缺陷,应作为因素之一加以研究探讨。

(二)单克隆抗体(monoclonal antibody)的制备

单克隆抗体是生物医学中的一项重大突破,实验动物在杂交瘤单克隆抗体技术中占有极为重要的地位,它是形成单克隆抗体的必需条件。目前人们采用各种方式和手段制备单克隆抗体,免疫缺陷动物不排斥杂交瘤,腹腔内接种肿瘤可以生长,能够产生高效价的抗体。有研究者利用裸鼠制备单克隆抗体,所产生的抗体量多于有胸腺的免疫正常小鼠。

（三）生物制品的检测

生物制品（疫苗、菌苗）的安全性和免疫原性是生物制品质量检测必不可少的内容之一。它涉及制品是否有潜在致癌性、感染因子以及它的毒力是否有返祖的可能性。在应用实验动物研发疫苗或培养人类二倍体细胞株时，对检测这些细胞潜在的致癌性、某些制品引起的异常反应及其发生机理等诸多方面，免疫缺陷动物是很好的实验动物模型和工具。

二、免疫缺陷动物在寄生虫学上的研究和应用

免疫缺陷动物已用于多种寄生虫感染模型的相关研究。如胸腔内接种卡氏肺孢子虫感染免疫缺陷动物，该模型的感染率高、方法简便，能成功复制出卡氏肺孢子虫疾病模型。又如用美洲锥虫（肌型）感染免疫缺陷动物，能使免疫缺陷动物产生美洲锥虫的慢性感染模型。

三、免疫缺陷动物在遗传学中的应用

近代遗传学的迅速发展，已经发现 40 多种免疫缺陷与遗传因素有关，然而多数研究报道仅介绍了实验室检查及临床表现，对发病机理的认识还停留在假说阶段，主要原因是没有与这些疾病相对应的自发性实验动物模型，无法通过患病动物来观察疾病发生与发展的全过程，从而无法阐明其遗传规律。

裸鼠的遗传因素、免疫缺陷指标以及组织学特征均与人类免疫缺陷性疾病中的原发性细胞免疫病相似，而且各品系裸鼠因遗传背景不同，所表现的细胞免疫反应和实验室检查指标亦不同，因此，这些裸鼠种群可作为研究人类各种免疫缺陷性疾病的发病机理和遗传规律的理想动物模型。

四、免疫缺陷动物在临床医学中的应用

免疫缺陷动物已广泛应用于基础医学研究。目前，临床医学研究也开始应用免疫缺陷动物，内科学、外科学、妇产科学、儿科学、眼科学及皮肤病学等。如在神经外科学方面，可利用免疫缺陷动物异种移植离断后的神经以观察离断后的神经元的生物学特征；在眼科学领域，研究者会通过在免疫缺陷动物眼内注射视网膜母细胞瘤，观察瘤细胞破坏视网膜全过程，研究视网膜屏障与该肿瘤的发生、发展关系，用以指导临床治疗。

随着免疫缺陷动物在临床医学应用的不断深入，会有越来越多的临床应用被挖掘。这里重点介绍裸鼠在皮肤病上的应用。

（一）皮肤真菌病研究中的应用

裸鼠已经被用于白色念珠菌、新型隐球菌和荚膜组织胞浆菌感染等方面的研究。于裸鼠体内经尾静脉注射 3×10^6 个白色念珠菌孢子，可实现感染。因感染孢子数较多，感

染后的裸鼠存活期为 12 ~ 13 天。在裸鼠腹腔内接种荚膜组织胞浆菌,真菌会播散,导致致命性感染,然而用 *nu* 基因杂合子裸鼠进行腹腔内感染,体内仅有少量荚膜组织胞浆菌生长,通常不致命。

裸鼠对新型隐球菌高度易感。研究学者对感染新型隐球菌后的裸鼠取材进行检测,发现在肝、脑、脾、淋巴结和肺等器官中均有明显病变,证实了细胞免疫在隐球菌感染中所起的作用。因此,裸鼠可以作为研究宿主抗真菌感染防御机理的理想模型。

(二)皮肤病发病学中的应用

裸鼠可作为皮肤病发病机理研究的常用实验动物。在银屑病的研究中,裸鼠能接受正常和病变皮肤的异种移植,银屑病患者皮肤移植至裸鼠移植皮肤仍保留其银屑病样的变化,表皮中未见多形白细胞。层片状鱼鳞的皮肤全层(表皮和真皮)移植在裸鼠身上,历时 4 月,仍然维持疾病特征;改用鱼鳞病的表皮或真皮和正常皮肤的表皮或真皮分别重组进行移植后,异常的表皮仍能保持病变的一切特征;用正常表皮和病变的真皮重组移植后,其表皮始终保持正常,证实了层片鱼鳞病的缺陷基因是直接作用于真皮的,并非经系统作用或经邻近的真皮间接对表皮病变起作用。

(三)麻风病的模型

裸鼠对麻风杆菌高度易感,是麻风病研究的有效工具。近年来,国内对这方面的工作已有重视,已成功建立了裸鼠的麻风足垫模型,并进行了治疗方面的有关研究。

(四)药物学、毒理学中的应用

皮肤病在治疗上多采用激素类药物,使用裸鼠模型评价皮肤病药物的治疗作用,无须使用免疫抑制剂,而且方法简便。应用人类皮肤移植裸小鼠,可研究化学制剂对人类皮肤的透入率,期待这些模型推广应用到多种相关研究中。

(谭邓旭　周丽桂)

参考文献

[1]Sato T, Vries RG, Snippert HJ, *et al*. Single Lgr5 stem cells build crypt - villus structures in vitro without a mesenchymal niche[J]. Nature, 2009,459:262 - 265.

[2]Fan H, Demirci U, Chen P. Emerging organoid models: leaping forward in cancer research[J]. J Hematol Oncol, 2019,12(1):142.

[3]Gao D, Vela I, Sboner A, *et al*. Organoid cultures derived from patients with advanced prostate cancer[J]. Cell,2014,159(1):176 - 187.

[4]Naruse M, Masui R, Ochiai M, *et al*. An organoid - based carcinogenesis model induced by in vitro chemical treatment[J]. Carcinogenesis, 2020,41(10):1444 - 1453.

[5]Chapman S, Liu X, Meyers C, *et al.* Human keratinocytes are efficiently immortalized by a Rho kinase inhibitor[J]. J Clin Invest, 2010,120(7):2619 - 2626.

[6]Liu X, Krawczyk E, Suprynowicz FA, *et al.* Conditional reprogramming and long - term expansion of normal and tumor cells from human biospecimens[J]. Nat Protoc, 2017,12(2):439 - 451.

[7]Timofeeva OA, Palechor - Ceron N, Li G, *et al.* Conditionally reprogrammed normal and primary tumor prostate epithelial cells: a novel patient - derived cell model for studies of human prostate cancer[J]. Oncotarget, 2017,8(14):22741 - 22758.

[8]Borodovsky A,McQuiston TJ, Stetson D, *et al.* Generation of stable PDX derived cell lines using conditional reprogramming[J]. Mol Cancer, 2017,16(1):177.

[9]Zhou L, Zhang C, Zhang Y, *et al.* Application of Organoid Models in Prostate Cancer Research[J]. Front Oncol,2021,11:736431.

[10]师长宏.肿瘤患者来源的异种移植(PDX)模型[J].实验动物与比较医学,2018,38(03):165 - 168.

[11]周雪瑞,黄选东.免疫缺陷动物裸鼠[J].生物学教学,2007,32(03):2 - 4.

[12]郑子修,钟金颜.免疫缺陷模型动物及其在生物医学研究的应用[J].动物学杂志,1994,29(01):54 - 58.

第十章

10

人源化动物模型

复杂的生物医学研究通常需要在个体水平上进行,然而出于医学伦理等方面的考虑,大多数生物学介入性研究并不能直接把人类作为实验对象。近交系小鼠因其遗传背景一致、繁殖周期短、基因修饰操作成熟等优势,已成为生物学和医学领域中最常用的实验动物模型之一。但是,由于动物与人类之间存在显著的种属差异,在动物实验中获取的研究成果并不能很好地表征临床特点,导致临床前研究结果难以向临床转化。因此,急需构建人源化动物模型来更好地模拟人类临床疾病的发生、发展以及治疗反应。

第一节　人源化动物模型的基本知识和发展历程

将人源基因、细胞或组织,通过特殊方式植入小鼠体内构建的人鼠嵌合模型即为人源化小鼠模型。由于免疫系统固有的特异性,直接在野生型小鼠中植入人源细胞或组织会引起免疫排斥反应,导致人源细胞或组织被快速清除,影响人源异种移植物的植入,因此,难以用免疫系统健全的小鼠直接构建人源化小鼠模型。免疫缺陷小鼠的出现为人源化小鼠模型的构建创造了条件,由于其缺乏正常的免疫系统,能够更好地接受人源异种移植物的植入,但是并不适用于免疫学领域的相关研究。为了弥补免疫缺陷小鼠的这一局限性,研究学者提出了在免疫缺陷小鼠体内重建人源免疫系统的设想,即构建免疫人源化小鼠模型。在本章节中主要介绍免疫人源化小鼠模型。自 1988 年首次成功将人体造血干细胞移植到重度联合免疫缺陷小鼠体内起,人源化小鼠模型的研制已历经三十余年。截至目前,人源化小鼠模型已成为人类免疫学、传染病学、肿瘤学和再生医学等领域的重要模型工具。

一、免疫人源化动物模型宿主

构建人源化动物模型的前提是要找到合适的宿主,即不断优化发展的免疫缺陷小鼠。只有当受体小鼠的自身免疫系统受到破坏,造成免疫缺陷后,移植到其体内的人源免疫细胞或组织才有可能存活并重建出具有人源功能的免疫系统。成功培育出免疫缺

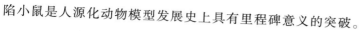

陷小鼠是人源化动物模型发展史上具有里程碑意义的突破。

（一）裸小鼠

裸小鼠存在 $FoxN1$ 基因缺陷,缺乏功能性胸腺和 T 淋巴细胞,但由于裸小鼠仍具有 B 细胞、自然杀伤细胞以及完整的先天免疫细胞,这在一定程度上限制了人源免疫细胞的植入。

（二）SCID 小鼠

SCID 小鼠胸腺和外周淋巴组织严重萎缩,缺乏 T、B 淋巴细胞。1988 年,研究者将人外周血单核细胞(human peripheral blood mononuclear cells, PBMCs)和人造血干细胞(hematopoietic stem cells, HSCs)移植入 SCID 小鼠,成功构建了人源化 SCID 小鼠模型,因此,SCID 小鼠的出现被视为人源化动物模型宿主培育的第一个突破。但是,基于 SCID 小鼠的人源化动物模型存在以下不足,人源化小鼠的培育有待进一步的突破:

1. 在 SCID 小鼠体内植入人源细胞后重建水平非常低,而且重建的人源免疫系统无功能;

2. SCID 小鼠随着年龄的增长会出现免疫渗漏现象,会恢复部分 T 淋巴细胞和 B 淋巴细胞的功能;

3. SCID 小鼠体内仍保留有 NK 细胞和其他固有免疫细胞,会对人类细胞产生排斥反应,限制人 PBMCs 和 HSCs 的植入;

4. 植入人源免疫细胞或组织前为了清除 SCID 小鼠内源造血干细胞,需要对其进行半致死剂量的放射性辐照,但 SCID 突变产生的 DNA 损伤修复缺陷,导致其抗辐照能力差。

（三）NOD – SCID 小鼠

NOD – SCID 小鼠既保留了 SCID 小鼠 T 细胞和 B 细胞缺失的特点,又保留了 NOD 小鼠先天免疫系统(补体、NK、树突状细胞和巨噬细胞)部分功能障碍的特点,能够支持更高水平的人体造血干细胞的植入。研究表明,NOD – SCID 小鼠的人源细胞植入水平比含有 SCID 突变的其他小鼠品系高 5～10 倍,因此,人们认为 NOD – SCID 小鼠是人源化动物模型宿主培育的第二个突破。NOD – SCID 小鼠的成功培育为进一步优化人源化小鼠模型提供了方向,同时也在一定程度上推动了人源化小鼠模型的应用。但 NOD – SCID 小鼠同样存在着诸多不足,主要表现为:①会出现自发淋巴瘤,致使其平均寿命仅有 8 个月;②NK 细胞仍具有一定活性,存在免疫渗漏可能;③依然存在 SCID 突变导致的抗辐照能力差的问题。这些问题提示,人源化小鼠模型的培育工作仍有很大的提升空间。

（四）重度免疫缺陷小鼠

重度免疫缺陷小鼠是在 NOD – SCID 小鼠基础上引入 IL2rg 突变造成 T、B、NK 淋巴细胞联合缺陷,极大地提高了人造血干细胞的植入水平。NOG、NSG 和 NRG 等重度免疫缺陷小鼠已成为免疫系统人源化小鼠模型最常用的宿主,支持大量人类免疫细胞的长期植入、稳定存活并发挥相应功能,因此,NOG、NSG 和 NRG 等重度免疫缺陷小鼠被视为人源化动物模型宿主培育的第三个突破。

在免疫缺陷小鼠 BRG 的基础上导入人 SIRPa 基因和 IL-15 基因构建的 SRG-15 人源化小鼠模型不仅能够促进先天性淋巴细胞发育,而且能够促进人 NK 细胞和 CD8$^+$T 细胞的发育与功能成熟。相类似地,可以在 NSG、NOG、NRG 的基础上敲入人 IL-3、hGM-CSF、hSCR-KTL 等基因,构建体内敲入了人源基因的重度免疫缺陷小鼠,这类免疫缺陷小鼠被认为是第二代免疫缺陷小鼠,能够更好地支持人源免疫细胞或组织的植入与功能发育,尤其利于人髓系细胞的发育。在此基础上,更多更先进的重度免疫缺陷小鼠被世界各地的研究人员繁育出来,被广泛应用为免疫系统人源化小鼠模型的宿主(表 10-1,图 10-1,表 10-2)。

表 10-1　人源化小鼠模型的宿主及其特点

品系	年份	固有免疫	适应性免疫	特点
Nude	1966	正常	T 细胞缺陷	人源细胞植入效率低
SCID	1983	正常	T、B 细胞缺陷	人源细胞植入效率低;免疫渗漏;对辐射敏感
NOD/scid	1995	NK 细胞活性降低,巨噬细胞功能降低	T、B 细胞缺陷	人源细胞植入效率较高;对辐射敏感;自发胸腺瘤,生存期短
Rag1/2$^{-/-}$	2000	正常	T、B 细胞缺陷	人源细胞植入效率低;无免疫渗漏;对辐射敏感
NOG	2002	NK 细胞无活性,巨噬细胞功能降低	T、B 细胞缺陷	人源细胞植入效率很高;造血多系重建;对辐射敏感;生存期长
BRG	2004	NK 细胞无活性	T、B 细胞缺陷	人源细胞植入效率高,但略低于 NOG、NSG;造血多系重建;对辐射不敏感
NSG	2005	NK 细胞缺失,巨噬细胞功能降低	T、B 细胞缺陷	人源细胞植入效率很高;造血多系重建;对辐射敏感;生存期长
NSGW	2014	NK 细胞缺失,巨噬细胞功能降低	T、B 细胞缺陷	人源细胞植入效率很高;造血多系重建;造血干细胞移植前无须辐射处理

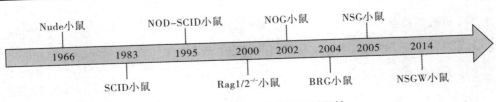

图 10-1　免疫缺陷小鼠培育时间轴

表 10-2　不同免疫系统人源化小鼠模型宿主

小鼠商品名	小鼠品系名	供应商
NSG B2m，B2m KO NSG	NOD scid Il2ry^{null}B2m^{null}	http：//www. jax. org/
BALB scid	CBySmn. CB17－Prkdc^{scid}	https：//www. taconic. com/
BRG	BALB/c Rag2$^{-/-}$IL－2Rgc$^{-/-}$	https：//www. taconic. com/
BRG hIL－3 hGM－CSF	BALB/c Rag2$^{-/-}$IL－2Rgc$^{-/-}$IL3^{h}CSF2^{h}	https：//www. taconic. com/
BRGS	BALB/c Rag2$^{-/-}$IL－2Rgc$^{-/-}$NOD. sirpa	http：//www. axenis. fr/
BRGSF	BALB/c Rag2$^{-/-}$IL－2Rgc$^{-/-}$Flt3$^{-/-}$	http：//www. axenis. fr/
DRAG	NOD. Cg－Rag1^{tm1Mom}Il2rg^{tm1Wjl}Tg（HLA－DRA，HLA－DRB1＊0401）39－2Kito/ScasJ	https：//www. jax. org/
HCTLA－4 C57BL/6	C57BL/6 CTLA4^{h}	https：//www. biocytogen. com/
HUMAMICE	C57BL/6　HLAA2$^{+/+}$/DR1$^{+/+}$/H2b2m$^{-/-}$/IAb$^{-/-}$/Rag2$^{-/-}$/Il2Rg$^{-/-}$/perf$^{-/-}$	—
huPD1 gene knock－in mice	C57BL/6 extracellular PD1^{h}	https：//www. biocytogen. com/
IL－15－NOG Tg	NOD. Cg－Prkdc^{scid}IL－2Rrgc^{m1Sug}Tg（CMV－IL2/IL15）1－1Jic/JicTac	https：//www. taconic. com/
MISTRG	M－CSF，IL－3，Sirpa，TPO，Rag2$^{-/-}$IL－2rgc$^{-/-}$	https：//www. jax. org/
NOD－scid	NOD. CB17－Prkdc^{scid}/J	https：//www. jax. org/
NOG	NOD. Cg－Prkdc^{scid}Il2rg^{tm1Sug}/JicTac	https：//www. taconic. com/
NOG－EXL	NOD. Cg－Prkdc^{scid}Il2rg^{tm1Sug}Tg（SV40/HTLV－IL3，CSF2）10－7Jic/JicTac	https：//www. taconic. com/
NOG－IL2 Tg	NOD. Cg－Prkdc^{scid}IL－2rgc^{m1Sug}Tg（CMV－IL2）4－2Jic/JicTac	https：//www. taconic. com/
NRG，NOD Rag gamma	NOD. Cg－Rag1^{tm1Mom}，Il2rg^{tm1Wjl}/SzJ	https：//www. jax. org/
NSGTM，NOD scid gamma	NOD. Cg－Prkdc^{scid}Il2rg^{tm1Wjl}/SzJ	https：//www. jax. org/
NSG HLA－A2/HDD，NSG^{TM}HLA Class I－A2	NOD. Cg－Prkdc^{scid}Il2rg^{tm1Wjl}Tg（HLA－A2/H2－D/B2M）1Dvs/Sz（NSG－HLA－A2/HHD）	https：//www. jax. org/
NSG HLA－DR	NOG/HLA－DR4/I－Ab$^{-/-}$	https：//www. jax. org/
NSGS，NOD scid gamma Il3－GM－SF（NSG－SGM3）	NOD. Cg－Prkdc^{scid}Il2rg^{tm1Wjl}Tg（CMV－IL3，CSF2，KITLG）1Eav/MloySzJ	https：//www. jax. org/
NSGW41	NOD. Cg－Kit^{W-41J}Prkdc^{scid}Il2rg^{tm1Wjl}/WaskJ	https：//www. jax. org/
Nude mouse，athymic nude	Foxn1^{nu}	https：//www. jax. org/
Scid	B6. CB17－Prkdc^{scid}/SzJ	https：//www. jax. org/

二、免疫人源化动物模型的分类及其特点

免疫人源化动物模型主要分为基因人源化小鼠模型和免疫系统人源化小鼠模型,其中免疫系统人源化小鼠模型依据人免疫系统重建的方法,又可以分为三大类:Hu – PBMC 小鼠模型、Hu – HSC 小鼠模型和 Hu – BLT 小鼠模型。

(一)基因人源化小鼠模型

基因人源化小鼠模型指小鼠中的某个或某些基因被人类基因、基因组序列或调节元件取代的小鼠模型,能够在小鼠体内表达部分人类蛋白,模拟相关蛋白反应及信号传导。构建基因人源化小鼠模型的基本原理是 DNA 定点同源重组,即将人源基因的部分片段或者基因全长定点整合到小鼠体内特定的基因位点,进而达到人源基因代替小鼠基因的目的。主要是利用 CRISPR/Cas9 基因编辑技术和 ES 细胞同源重组技术进行构建。当前,免疫检查点分子 PD – 1/PD – L1、CTLA – 4、LAG – 3、TIM – 3、TIGIT 等是肿瘤免疫治疗药物的热门靶点,针对这些免疫检查点分子构建的基因人源化小鼠模型可以在小鼠体内表达人源药物靶标,可用于临床前免疫检查点抑制剂治疗的效果评估。与免疫系统人源化小鼠模型相比,使用这些免疫检查点基因人源化小鼠模型可以大幅降低评估成本、节约研究资源,同时也可高效地获得可靠的实验数据。

(二)免疫系统人源化小鼠模型

免疫系统人源化小鼠模型是指在免疫缺陷小鼠体内植入人造血干细胞或成熟淋巴细胞,使其具有人类免疫系统及功能,能够较好地模拟人体免疫机能和病理表现的小鼠模型。根据免疫系统重建的方法,免疫系统人源化小鼠模型可分为三大类(表 10 – 3):

1. Hu – PBMC 小鼠模型

PBMC 即外周血中具有单个核的细胞,主要由淋巴细胞、单核细胞、巨噬细胞、树突状细胞和少量其他类型细胞组成,是机体发挥免疫应答功能的重要组成部分。

Hu – PBMC 小鼠模型又被称为 Hu – PBL(perihperal blood lymphocyte,PBL)小鼠模型,是一种通过植入人 PBMC 而建立的免疫系统人源化小鼠模型,主要以重建人的 T 淋巴细胞为主,是研究成熟 T 细胞功能及其效应的理想模型,可用于研究人效应 T 细胞的活化过程或用于免疫治疗药物的评估等。但是,该模型有一明显缺陷,由于重建的人源免疫细胞与鼠源细胞的主要组织相容性复合体(major histocompatibility complex,MHC)不匹配,小鼠通常在 PBMC 植入后 4~6 周会出现致死性的移植物抗宿主反应(graft versus host disease,GVHD)。因此,Hu – PBMC 小鼠模型可利用的窗口期较短,仅适用于短期研究。人们可以通过改造免疫缺陷小鼠,使其缺失 MHC – Ⅰ/Ⅱ基因,延缓 GVHD 的出现,在一定程度上延长 Hu – PBMC 小鼠模型的观察窗口期。

2. Hu - HSC 小鼠模型

造血干细胞(hematopoietic stem cell,HSC)是人体造血组织中既能自我更新,又能分化产生各系血细胞的一类细胞。普遍认为 CD34 抗原是人造血干/祖细胞的代表性表面标志。

Hu - HSC 小鼠模型是一种通过植入人 HSC 而建立的免疫系统人源化小鼠模型,可实现人源化免疫系统(包括 T、B、NK 淋巴细胞,巨噬细胞、树突状细胞等髓系细胞,以及其他谱系阴性细胞)的多系重建,但是,由于小鼠体内缺乏促进各系免疫细胞发育成熟的细胞因子及免疫器官,Hu - HSC 小鼠模型重建出的免疫系统功能不是非常完善。通过基因编辑技术,在免疫缺陷小鼠体内敲入人类细胞因子基因,可在一定程度上促进该模型中人类细胞因子的表达,从而促进人源免疫细胞的发育与成熟。该模型的突出优势在于其造血系统及免疫系统都是在小鼠体内重新发育形成的,能够被小鼠 MHC 分子识别,通常不会发生 GVHD,因此,Hu - HSC 小鼠模型的观察窗口期较长,一般在 20 周以上,可应用于人类造血系统发育、细胞介导的免疫反应以及 HIV、EBV 病毒感染等长期性研究。

3. Hu - BLT 小鼠模型

Hu - BLT(humanized - bone marrow, liver, thymus)小鼠模型是一种在植入人 HSC 的同时植入人胎肝和胎胸腺而建立的免疫系统人源化小鼠模型,能够重建出 T 淋巴细胞、B 淋巴细胞、NK 细胞、巨噬细胞、树突状细胞等多种人免疫细胞,植入的人胎肝和胎胸腺能够为人免疫系统发育提供所需的微环境,支持人 T 淋巴细胞的发育、分化及成熟,并使其不受人白细胞抗原(human leucocyte antigen,HLA)限制,从而实现有效的适应性免疫应答。该模型是人源免疫系统重建最完善的模型,适用于适应性免疫应答、HIV 感染等研究。但该模型的供体来源有限并且受伦理学的限制,不能广泛应用。

表 10 - 3 不同免疫系统人源化小鼠模型的特点

分类	构建方法	优点	缺点
Hu - PBMC	注射外周血单个核细胞或淋巴细胞	易于建立;T 细胞重建效率高	发生 GVHD,生存期短,研究时间受限
Hu - HSC	注射来自人胎肝、脐血、骨髓或 G - CSF 动员的外周血的新鲜人 CD34$^+$ HSC	多系免疫细胞发育,包括 T、B、NK 及髓系细胞	T 细胞受小鼠胸腺教育,非 HLA 限制性
Hu - BLT	将免疫缺陷小鼠经亚致死剂量辐照处理后,在肾包膜下合并移植人胎胸腺和胎肝组织,同时再经尾静脉注射分离自同一个体的胎肝或骨髓来源的 CD34$^+$ HSC 至受体小鼠内	具有完整的人源免疫系统	需要精细的手术操作,胎肝、胎胸腺来源受限

第二节　应用基因修饰方法建立人源化小鼠模型

20世纪80年代,研究者利用基因修饰方法在小鼠基因组中随机插入人cDNA,成功构建了第一个人源化小鼠模型。随着基因修饰技术的不断发展,对小鼠基因组进行人源化修饰的设计与策略变得复杂多样。

一、应用基因修饰方法建立人源化小鼠模型的主要策略

对于采用何种基因修饰策略建立人源化小鼠模型,首先要考虑以下三个主要因素:①选择随机插入还是定点插入人基因;②选用什么样的调控系统来启动表达人基因;③选用什么类型的DNA分子来编码人蛋白。

因此,在应用基因修饰方法建立人源化小鼠模型之前,需要了解基因修饰技术策略本身的优势及其潜在风险,选择适合自己研究目的的基因修饰策略,以构建所需的人源化小鼠模型。

(一)选择随机插入还是定点插入人基因

将人基因插入小鼠基因组通常有两种方式,即定点插入和随机插入。定点插入属于特异性的靶向策略,能够使人基因单拷贝精确地插入小鼠基因组中。而随机插入方式有可能将人基因插入至小鼠基因组中的非有利位点,导致小鼠内源基因被破坏或插入的人源基因不表达。

定点插入可采用以下几种方式来实现:①用人基因组替换小鼠基因组的相应部分;②将人基因部分外显子替换小鼠基因的相应部分外显子;③将人基因定点插入至小鼠基因组中易于接受外源基因转录表达的有利位点。

一般情况下,无论是通过随机插入还是定点插入的方式构建人源化小鼠模型,都不建议使小鼠同时表达相对应的小鼠蛋白和人蛋白。因此,更推荐通过定点替换的打靶策略,用人基因替换相应的小鼠基因。

(二)选用什么样的调控系统来启动表达人基因

根据启动子不同来源,可分为三类:①同源人基因启动子;②与人基因相关的小鼠基因启动子;③异种启动子,即与所表达的人基因无关的启动子。

根据基因表达的部位与时间不同,启动子的类型又可分为:①全身表达启动子;②组织特异性表达启动子;③可诱导表达的启动子。

选用什么样的调控系统来启动表达人基因与研究目的是直接相关的,因此,选择何种启动子需要综合考虑人基因在小鼠体内表达的时间、强度及范围等多方面因素。即植入小鼠体内的人基因是只需要在特定的窗口期内表达还是需要长期表达;需要在小鼠体

内全身表达,还是只在特定组织内表达;是否只在诱导剂存在的条件下才表达等。

(三)选用什么类型的 DNA 分子来编码人蛋白

用于编码人蛋白的 DNA 分子可分为以下几种类型:①人 cDNA;②人基因组;③人 cDNA 与基因组的混合。

其中选用人 cDNA 来构建人转基因载体最为简单方便。人基因组载体能够保留基因组内含子中可能存在的关键增强子因素,可能使构建的人源化小鼠模型中的人源基因有更好的表达效果。更为重要的是,在基因人源化小鼠模型中,人基因组载体的正确外显子拼接效果受细胞拼接机制的保护。但是,由于人基因组载体包含了正常基因内含子和外显子结构域,载体通常比较大,制备过程难度较大。

二、基因人源化小鼠模型的构建方法及其特点

基因人源化小鼠模型的构建技术主要分为以下三种:

(一)原核注射法

1982 年,研究者通过显微注射方式将人 DNA 导入小鼠受精卵的原核或细胞质中,成功研制出了首例转基因小鼠。原核注射转基因技术的主要优势在于简单、直接、快速。该技术适用于不同品系小鼠的受精卵,运用该技术导入的人 DNA 分子结构具有多样性,既可以是单核苷酸,也可以是大片段的基因组载体。应用此技术研制的人转基因小鼠,多是通过人 cDNA、全身表达或组织特异性表达启动子来协同实现的。若想要表达的人基因更接近正常生理状态,选用较大片段的人基因组片段更为合适,因为大片段基因组里可能包含有某些原本不太清楚但实际发挥功能的调控序列。

(二)ES 细胞同源重组技术

胚胎干细胞(embryonic stem cell,ESC)是在胚胎植入子宫前,从囊胚状态的胚胎内细胞团分离出来的一群多能干细胞,理论上可分化为任意的体细胞。ES 细胞同源重组技术是指利用同源重组技术对 ES 细胞特定位点的基因进行改造,通过显微注射或者胚胎融合的方法将经过遗传修饰的 ES 细胞引入受体胚胎内。基因打靶技术即是建立在 ES 细胞与 DNA 同源重组技术等基础上的分子生物学技术。

1980 年,小鼠 ES 细胞体外培养体系的成功建立为开展小鼠基因精确修饰操作打下了基础。1987 年,基因同源重组技术在 ES 细胞中获得成功,使精确敲除特定 DNA 序列,构建基因敲除小鼠成为可能。利用基因同源重组技术原理建立的 ES 打靶技术,成功实现了对相应基因的特定替换修饰,为研制各种人源化小鼠模型创造了条件。该技术的核心过程包括:构建包含需要修饰的基因片段及抗性标记物的 DNA 打靶载体,通过电穿孔等方法将打靶载体导入 ES 细胞,利用载体中的抗性筛选基因经药物筛选阳性 ES 细胞,将阳性打靶 ES 细胞显微注射入小鼠囊胚,将囊胚移植入代孕母鼠,待嵌合小鼠出生后与

野生小鼠杂交,给获得的具有生殖传递 ES 细胞性状的基因修饰小鼠进行基因型鉴定,将阳性杂合子小鼠进行杂交以获取纯合子小鼠。截至目前,ES 打靶技术已历经 30 多年的发展,已然成为成熟且稳定可靠的基因修饰方法。但该技术在实际操作中仍存在局限性,如有时候打靶效率低,需要筛选较多的 ES 细胞克隆;有些阳性 ES 细胞克隆的生殖系传递过程比较费时并且难以保证成功;ES 细胞在体外经多代培养后,可能损失其生殖系传递能力;与原核注射转基因技术和 CRISPR/Cas9 显微共注射技术相比,ES 细胞囊胚注射制备的杂合子小鼠,需要先获得嵌合小鼠,所以研制周期相对较长,而且会提升无法获得生殖系传递小鼠的可能性,从而增加研制的不确定性;更重要的是,该技术还存在 ES 细胞系的背景与种属问题。

(三)CRISPR/Cas9 显微共注射技术

CRISPR/Cas9 介导的基因组编辑技术是通过靶向目标基因组位点的 gRNA – Cas9 核酸酶,引起特定 DNA 双链断裂,然后利用非同源末端连接或同源定向修复的方式激活修复,从而破坏靶基因或实现精确突变的一项生物技术。在靶向 gRNA – Cas9 核酸酶的基础上,添加含有相应同源序列的人基因载体,即可实现人相关基因的插入或替换。通过显微注射的方法,将 gRNA – Cas9 – 人基因 DNA 载体导入小鼠受精卵,使人基因定点插入小鼠基因组中,即可实现研制人源化小鼠模型的目的。与原核注射法相一致,CRISPR/Cas9 介导的基因编辑技术也是通过受精卵注射的方法对基因进行编辑,具有成本低、速度快、无物种限制等优势。除此之外,CRISPR/Cas9 显微共注射技术还具有对基因进行定点修饰的功能。当然,该技术也存在有待解决的技术问题,比如脱靶效应、大片段 DNA 定点插入效率低等,在一定程度上限制了其实际应用。

三、药物靶点基因人源化小鼠模型

通过基因编辑技术在具有正常免疫系统的小鼠体内导入人源药物靶点基因而获得的药物靶点基因人源化小鼠模型,能够表达人类药物靶点分子,可作为研究人类靶向药物疗效及毒性评估的有效模型和有力工具。当前,越来越多的具有完整免疫系统的小鼠经过基因改造,编码一个或多个人源化的正负免疫调节受体或配体基因,如 PD – L1、CD47、BTLA、CD137、TIM3、LAG – 3、ICOS、GITR、OX40、OX40L 等,以用于评价免疫检查点抑制剂的抗肿瘤疗效。其中表达"人源化"CTLA – 4 或 PD – 1 分子的小鼠已被用于鉴定临床候选 PD – 1 抗体和 CTLA – 4 抗体的疗效。

第三节　免疫系统人源化小鼠模型的构建方法

免疫系统人源化小鼠模型是通过将人的造血细胞、淋巴细胞或组织植入免疫缺陷小鼠体内,从而使其重建人类免疫系统的小鼠模型,它们能够较好地模拟人体免疫特征,对推动免疫学领域的相关研究具有重要意义。

一、Hu – PBMC 小鼠模型

Hu – PBMC 小鼠模型又被称为 Hu – PBL 小鼠模型,其构建方式是将 PBMC 中的成熟淋巴细胞经腹腔(ip)或静脉(iv)注射到免疫缺陷宿主小鼠中进行人源免疫系统重建,是一种较为简单和经济的免疫系统人源化小鼠模型(图 10 – 2)。在移植 PBMC 后,人 T 淋巴细胞会快速增殖,最快一周就可以在小鼠外周血检测到人 CD3$^+$T 细胞。大约 2~3 周,免疫细胞快速重建,经流式细胞术检测分析,小鼠外周血中 CD45$^+$CD3$^+$T 细胞比例可达 25% 以上,提示 Hu – PBMC 小鼠模型重建成功,大约 4 周左右,小鼠外周血中可检测到约 50% 的人 CD45$^+$细胞,其中约 90% 为 CD45$^+$CD3$^+$T 细胞,CD4$^+$T : CD8$^+$T 细胞比率约为 1 : 1,提示 Hu – PBMC 小鼠模型以成熟 T 细胞的重建为主。但是,Hu – PBMC 模型会发生致死性的 GVHD,通常在 PBMC 植入后的第 4~6 周开始出现,其严重程度与人 T 细胞的植入水平直接相关,可以通过小鼠体重减轻、炸毛、弓背等症状来评估。由于 GVHD 的发生,Hu – PBMC 小鼠模型实验观察窗口期较短,因此该模型适用于以 T 细胞免疫为主的短期研究。

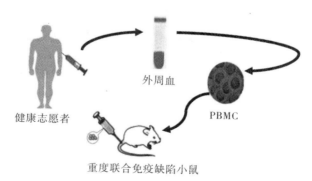

外周血

PBMC

健康志愿者

重度联合免疫缺陷小鼠

图 10 – 2　Hu – PBMC 小鼠模型的构建示意图

二、Hu – HSC 小鼠模型

Hu – HSC 小鼠模型的构建首先需要对新生或成年免疫缺陷小鼠进行亚致死剂量的辐照处理,破坏受体小鼠的自体骨髓造血功能,然后在辐照后 24 小时内经尾静脉或者骨髓腔注射来自人胎肝、脐带血、骨髓或粒细胞集落刺激因子(G – CSF)动员的外周血中的

新鲜人 CD34$^+$ HSC(图 10 - 3)。其中胎肝和脐带血是最常用的人 CD34$^+$ HSCs 来源,相较于成年人 HSCs,其更易定植于免疫缺陷小鼠体内。该模型可重建出 T、B、NK 细胞,淋巴细胞及各种髓系细胞,实现人源化免疫系统多系重建。但是该模型的重建周期较长,一般在人 HSC 植入 12 周左右才能在小鼠外周血中检测到含量较低的 T 淋巴细胞。

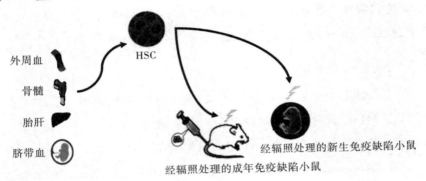

图 10 - 3　Hu - HSC 小鼠模型的构建示意图

三、Hu - BLT 小鼠模型

Hu - BLT 小鼠模型是将免疫缺陷小鼠经亚致死剂量辐照处理后,在肾包膜下合并移植人胎胸腺和胎肝组织,同时再将分离自同一个体的胎肝或骨髓来源的 CD34$^+$ HSCs 经尾静脉注射(iv)至受体小鼠内而构建的一种免疫系统人源化小鼠模型(图 10 - 4)。Hu - BLT 小鼠体内能检测到 T 细胞、B 细胞、NK 细胞、单核细胞、树突状细胞、巨噬细胞等多种人免疫细胞。与 Hu - HSC 小鼠模型相似,能够重建出多系的免疫系统,可产生人源性的适应性免疫应答。但是,与 Hu - HSC 小鼠模型相比,Hu - BLT 小鼠模型的人造血干细胞植入程度更高,是人源免疫系统重建最完善的小鼠模型。经流式细胞术检测,Hu - BLT模型中可表达稳定的人 CD45$^+$ 细胞,当 CD45$^+$ 细胞比例超过 25% 时标志着Hu - BLT模型构建成功。

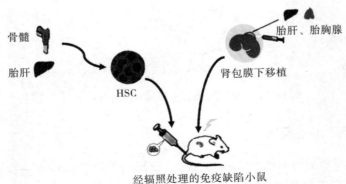

图 10 - 4　Hu - BLT 小鼠模型的构建示意图

第四节　人源化小鼠模型在疾病研究中的应用

将人源基因通过基因编辑技术植入具有完整免疫系统的小鼠体内,或将人免疫细胞、组织或器官移植到免疫缺陷小鼠体内而构建的小鼠模型即为人源化小鼠模型,该模型能够表达人免疫相关蛋白,甚至能够在小鼠体内重建出完整的人源免疫系统。如今,人源化小鼠模型已被广泛应用于人感染性疾病、肿瘤学、免疫学、肝脏疾病等领域的基础与临床前研究,成为研究人类疾病的重要临床前模型,是人类疾病体内研究的活体替代模型。

一、人源化小鼠模型在感染性疾病研究中的应用

感染性疾病是由病原微生物引起的一类疾病,研究人类感染性疾病的发病机制及其免疫应答过程,需要在理想的动物模型上进行大量的活体实验。然而,某些致病原仅仅对人类具有易感性和致病性,不能在动物模型上实现感染过程,即具有种属特异性,往往必须借助相关的人源分子或组织才能发挥其感染及复制功能,这就限制了人们对某些感染性疾病发病机理的理解,进而影响防治策略的有效制定。因此,急需构建具有人源功能性基因、细胞或组织的人源化小鼠模型来推动人类感染性疾病的研究进程。通过在免疫缺陷小鼠体内重建人源免疫系统或通过基因编辑技术使小鼠能够表达某一特定的人基因,可以使人特异性致病源在小鼠体内实现感染,为进一步探讨其致病机制提供条件。

(一)基因人源化小鼠模型在感染性疾病研究中的应用

小鼠对许多具有感染性的人病原体如人免疫缺陷病毒(HIV)、人乙型/丙型肝炎病毒(HBV/HCV)、中东呼吸综合征冠状病毒(MERS)、EB 病毒、登革热病毒等均不敏感,这些病原体无法与小鼠细胞表面相关分子结合实现有效感染及复制,这可能与小鼠缺乏感染所需的特殊宿主因子有关。基因人源化小鼠模型的出现,为研究这些感染性疾病的发病机理及疫苗测试提供了理想模型。

有研究发现,人蛋白 CD81 和封闭蛋白是 HCV 感染人细胞的两个关键因子,通过构建能够表达这两种人蛋白的人源化小鼠模型,可以在小鼠体内实现 HCV 感染。另外有研究者通过在小鼠体内敲入 HBV/HDV 功能性受体 NTCP 基因,成功构建了可被 HDV 感染的 HDV–hNTCP 人源化小鼠模型,为研究 HDV 感染的病理机制、细胞免疫应答反应以及抗 HDV 新疗法提供了合适模型。还有研究者通过对人中东呼吸综合征发病机理的研究,发现 MERS–CoV 通过结合细胞表面的 DPP4(CD26)分子来感染人细胞,应用替换敲入的基因修饰策略,将人 DPP4 基因组序列替换掉小鼠相应区域的基因组序列,构建的人源化 DPP4 敲入模型能够成功被 MERS–CoV 感染,国内已有研究者成功应用该基因人

源化小鼠模型对一种新型的抗 MERS 纳米抗体的中和保护作用进行了效果评估。总而言之,基因人源化小鼠模型可作为一种有力工具,用于研究人类感染性疾病的发病机理、免疫应答反应以及抗体中和保护作用的效果评估等。

(二)免疫系统人源化小鼠模型在感染性疾病研究中的应用

免疫系统人源化小鼠在研究人类感染性疾病中具有广泛应用,包括病毒感染、细菌感染、寄生虫感染等相关研究。

1. Epstein – Barr *病毒*（EBV）

EBV 是世界上最普遍的人类病原体之一,在成年人中的持续感染比例高达 90%。在过去,由于 EBV 对人类细胞具有种属特异性,所以对该病毒的研究仅限于体外系统,随着免疫系统人源化小鼠的出现,关于 EBV 的体内研究才得以开展。有研究者在成功构建 Hu – HSC – NSG 小鼠后,用 EBV 进行感染,并持续监测 5 周,发现用抗体阻断 PD – 1,不仅不能改善免疫系统人源化小鼠体内 EBV 特异性免疫控制,而且还促进了病毒相关的淋巴瘤形成,在低剂量 EBV 感染期间,$PD – 1^+$、$Tim – 3^+$ 和 $KLRG1^+CD8^+T$ 细胞的扩增与病毒载量下降相关,这些发现与先前的体外研究结果是相反的。可见,利用免疫系统人源化小鼠模型进行研究为理解 EBV 感染的免疫应答机制提供了新的证据。

2. HIV

艾滋病是一种危害性极大的传染病,由 HIV 引起。黑猩猩曾是用于 HIV 研究的唯一动物模型。1988 年,人源化小鼠模型 CB17 – SCID 的成功构建为 HIV 研究提供了新的平台。研究者最初应用 Hu – PBL – SCID 小鼠模型揭示了 HIV 在体内感染、复制及其致病机理,随后应用 Hu – HSC 和 Hu – BLT 小鼠模型再现了人感染 HIV 后的疾病发展过程。这些基于免疫系统人源化小鼠模型的研究成果,增进了研究者对 HIV 感染、潜伏期、疾病发展过程、传播以及病毒学的了解。另外,还有研究者利用 Hu – HSC 小鼠模型进行 HIV 抗逆转录药物的药效评价试验,并探讨了 HIV 特异性 $CD8^+T$ 细胞和浆细胞样树突状细胞在病毒复制和免疫应答激活中的关键作用,以及它们在靶向治疗中的潜力。

在 HIV 抗体疗法研究中,针对 HIV 的强黏膜抗体是预防性疫苗研究的主要目标,近年来,研究者通过改造 IgG3 铰链结构,增加了 Fab 片段的灵活性,通过合并来自两个亲本中和抗体的 Fab 片段获得了优化的 HIV 双特异性抗体,实现了更高效的病毒靶向功能。免疫系统人源化小鼠对抗 HIV 的广泛中和抗体(broadly neutralizing antibodies,bNAbs)的研发也具有重要意义,可利用 HIV 感染的 Hu – HSC 小鼠模型进行双特异性抗体的体内活性评估。

总而言之,免疫系统人源化小鼠模型在增进研究人员对 HIV 感染后疾病发生发展机理的认识的同时,也为研究者进一步探索有效的病毒特异性抗体和常规抗逆转录病毒疗法提供了工具。

3.登革热病毒（DENV）

登革热病毒是小型黄病毒,属于黄热病毒属,能引起登革热急性传染病,出现一系列临床症状,包括致命性的失血性休克综合征以及伴有肝衰与脑病的急性肝炎。与小鼠细胞相比,DENV在人类细胞中更具易感性,其感染的靶细胞主要是树突状细胞。有研究者在Hu-HSC-NSG人源化小鼠体内同时植入人胎肝和人胎甲状腺组织,成功建立了一种新的BLT-NSG人源化小鼠模型。在该模型中,发现小鼠血清中登革热病毒的抗体滴度增加,在急性期和记忆期,BLT-NSG人源化小鼠脾脏中的B细胞分泌了具有中和保护作用的特异性DENV抗体,T细胞活化,增加了干扰素-γ(Interferon-γ,IFN-γ)的分泌,即免疫系统人源化小鼠模型可用于登革热病毒诱导的免疫应答机制研究。

二、人源化小鼠模型在肿瘤学研究中的应用

过去常用的肿瘤动物模型主要是同源小鼠移植模型(syngeneic model),在该模型中多数小鼠的肿瘤细胞系均来源于致癌药物的诱导,具有复杂且不稳定的遗传变异性,此外,该类小鼠肿瘤细胞系在小鼠体内生长迅速,可利用的药物干预观察窗口期短,难以真实反映临床患者的肿瘤特性。后来,随着免疫缺陷小鼠的出现,CDX模型和PDX模型开始用于体内实验。与CDX模型相比,PDX模型能够更好地维持人源肿瘤的异质性。

肿瘤免疫治疗是继手术、放疗、化疗与分子靶向治疗后,又一种能够改善肿瘤患者生存期的全新治疗方法。2018年诺贝尔生理学或医学奖获得者,美国的James Allison和日本的Tasuku Honjo两位科学家首次提出了肿瘤免疫疗法新理论,并成功开展了靶向CTLA-4和PD-1两个免疫检查点分子进行肿瘤免疫治疗的基础研究。然而,在实际临床应用中,肿瘤免疫治疗仍有许多重要问题需要回答与解决,例如,为什么该疗法只对部分病人有效;哪些因素决定其反应性;如何提高有效治疗范围使更多的病人能受益;如何发现和验证肿瘤免疫学的新靶点与分子等,这些问题的解决需要应用合适的临床前模型进行大量研究。但是,由于免疫系统的种属差异性,普通小鼠模型并不能很好地反映人类免疫系统与肿瘤之间的相互作用,许多在临床前动物模型中获取的研究成果并不能在临床患者中得到验证。而依赖于免疫缺陷小鼠的人肿瘤移植模型CDX模型和PDX模型由于缺乏正常的人免疫系统和肿瘤免疫微环境,也在一定程度上限制了肿瘤免疫机制及免疫治疗疗效的临床转化。如何利用动物模型模拟人体肿瘤组织与免疫系统之间的相互作用,成为肿瘤免疫研究中至关重要的一环。免疫系统人源化小鼠模型(human immune system,HIS)与人肿瘤异种移植模型CDX模型和PDX模型相结合构建的肿瘤免疫双人源化小鼠模型可能会是一种理想模型。该模型能够较好地代表临床患者免疫系统与肿瘤微环境的相互作用,可作为肿瘤患者的"替身"进行临床前研究,以探讨肿瘤-免疫微环境的相互作用机制,评估肿瘤免疫新疗法的有效性及毒性等(图10-5)。

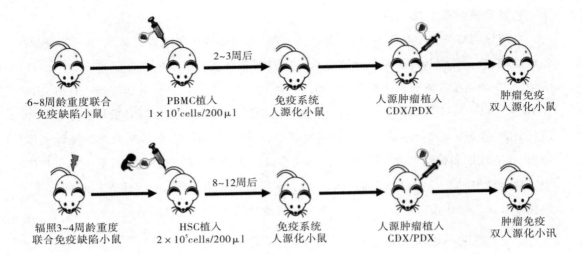

图 10 – 5 肿瘤免疫双人源化小鼠模型的构建示意图

（一）CAR – T 治疗中的应用

嵌合抗原受体 T 细胞免疫疗法（chimeric antigen receptor T – cell immunotherapy，CAR – T）的原理在于利用经嵌合抗原受体修饰的 T 细胞特异性地识别肿瘤相关抗原，从而使效应 T 细胞的靶向性和杀伤活性均较常规的免疫细胞更高，从而发挥更强的抗癌作用。CAR – T 疗法在临床上主要应用于 B 细胞淋巴瘤、白血病等血液系统恶性肿瘤的治疗，而在实体肿瘤中的应用相对较少。将经过修饰的、能特异性靶向肿瘤细胞的人 T 淋巴细胞植入免疫缺陷小鼠体内构建 Hu – PBMC 小鼠模型，可用于 CAR – T 治疗的抗肿瘤疗效评估。

（二）肿瘤免疫检查点抑制剂研究中的应用

肿瘤细胞可以通过多种途径逃逸免疫系统的识别及杀伤，激活肿瘤微环境中特定的抑制性信号通路是肿瘤逃避免疫监视的途径之一，这些抑制信号被称为免疫检查点。目前已报道的免疫检查点包括：细胞毒性 T 淋巴细胞抗原 4（cytoxic T lymphocyte – associated antigen – 4，CTLA – 4）、程序性死亡受体 – 1 / 程序性死亡受体 – 配体 1（programmed cell death – 1 / programmed cell death – ligand 1，PD – 1 / PDL1）、T 细胞免疫球蛋白 – 3（T cell immunoglobulin – 3，TIM – 3）、T 细胞免疫球蛋白 ITIM 结构域（T cell immunoglobulin and ITIM domains，TIGIT）、淋巴细胞活化基因 – 3（lymphocyte activation gene – 3，LAG – 3）及唾液酸结合免疫球蛋白样凝集素 – 15（sialic acidbinding Ig – like lectin – 15，Siglec – 15）等。有研究者通过构建 Hu – PBL – NSI 和 Hu – HSPCs – NSI 两种免疫系统人源化非小细胞肺癌 PDX 模型进行抗 PD – L1/PD – 1 单抗的治疗效果评估，发现与 Hu – HSPCs – NSI 小鼠相比，Hu – PBL – NSI 人源化小鼠模型在免疫检查点抑制剂治疗中显示出更高的抗肿瘤效果；此外，有研究者应用 Hu – PBL – SCID 小鼠模型对不同单抗活化人 T 细胞的效能进行评估,发现不同单抗对 T 细胞的活化作用具有显著的差异性。这些研究均表明人源化小鼠模型在评估免疫检查点抑制剂的疗效上具有较好的特异性和敏感性,是用于免疫检查点抑制剂疗效评估的良好动物模型。

(三)免疫联合治疗中的应用

临床数据显示,免疫检查点抑制剂在黑色素瘤、肺癌、肾癌、乳腺癌等肿瘤治疗中均产生了较好地临床效果,但是并非所有患者都能对免疫检查点抑制剂的单药治疗起反应,联合免疫治疗可能能够改善免疫检查点抑制剂单药治疗的抗性,发挥较好的抗肿瘤作用。人源化小鼠模型可用于免疫联合治疗的疗效评估,例如,在 Hu - PBL - BRG 小鼠模型中植入人结肠癌组织后进行抗 CD137 和抗 PD - 1 单抗联合治疗的疗效评估,发现与单药治疗组相比,联合治疗能够更好地抑制肿瘤生长。应用植入卵巢癌细胞系的 Hu - PBMC 小鼠模型,评估双特异性抗体 CD3/CLDN6(6PHU3)靶向 T 细胞的免疫调节疗效,结果显示该双特异性抗体能促进 CD3$^+$T 细胞的激活,显著抑制 CLDN6$^+$肿瘤的生长。总而言之,人源化小鼠模型可作为评估肿瘤免疫新疗法疗效的工具,指导临床开发新的免疫组合疗法,甚至有望解决临床治疗中存在的问题,如寻找明确的生物标志物以解决临床反应率低的问题、开发肿瘤免疫治疗与传统治疗方法相结合的联合疗法以提高临床反应率、减缓免疫相关不良反应等。

三、人源化小鼠模型在肝脏疾病研究中的应用

肝脏对人类的生物学活动有着重要意义,由肝炎病毒感染引起的相关肝脏疾病对人类健康有着巨大危害。虽然已经构建了一些针对肝炎病毒的研究的动物模型,但这些感染动物模型存在各种局限性。由于肝炎病毒感染具有宿主种属特异性,除了黑猩猩,绝大多数的实验动物并不能实现自然感染,黑猩猩是唯一一种对肝炎病毒易感的非人类灵长类动物,其肝细胞是肝炎病毒感染的天然靶细胞,因此,可在黑猩猩体内研究肝炎病毒感染机制及其适应性免疫应答反应。但是,高昂的价格及伦理问题限制了黑猩猩的应用。因此,需要构建人源化小鼠模型来有效模拟人体肝炎病毒感染特征,实现病毒自然感染过程及免疫应答反应的在体研究。随着肝脏疾病研究历程,用于肝脏疾病研究的人源化小鼠模型由最初的肝脏嵌合小鼠模型发展为肝脏与免疫双嵌合小鼠模型,随后又在肝脏与免疫双嵌合小鼠模型的基础上通过肝炎病毒感染建立了感染小鼠模型。这些人源化小鼠模型,可用于肝脏损伤与修复、病毒感染后的免疫应答反应、药物筛选和代谢反应以及病毒 - 宿主间的相互作用机制等方面的研究。

(一)用于肝脏疾病研究的人源化小鼠模型及其应用

1.肝脏嵌合小鼠模型

构建肝脏嵌合小鼠模型必须满足两个前提条件:其一是宿主小鼠必须是免疫缺陷小

鼠,允许人源肝细胞的植入与存活,这样才能避免发生种属差异引起的排斥反应;其二是宿主小鼠的肝细胞必须有损伤,这样才能为人源肝细胞的再生提供空间。

20世纪90年代,研究学者成功构建了第一个肝脏嵌合小鼠模型,即 u-PA/SCID 模型,其原理是通过敲入尿激酶型纤溶酶原激活剂(u-PA)基因,诱导小鼠肝脏过表达 *u-PA* 而引起肝脏损伤。但是过高水平的 *u-PA* 会导致小鼠肝脏损伤严重,使小鼠存活周期严重缩短,因此,人们对 u-PA/SCID 模型进行了改进,利用 Tet - on 调控系统以及腺病毒感染的方法来转入 *u-PA* 基因,使转入的 *u-PA* 基因表达可调控,从而能够控制小鼠肝脏损伤程度,解决了小鼠存活周期短的问题。第二种肝脏嵌合小鼠模型是 $Fah^{-/-}$ $Rag2^{-/-}$ $Il2rg^{-/-}$(FRG)模型,其原理是通过敲除延胡索酰乙酰乙酸水解酶(fumarylacetoacetate hydrolase,FAH)引起延胡索酰乙酰乙酸的积累,进而导致肝脏损伤。与 u-PA 模型相比,FRG 模型的优点在于 FRG 小鼠的肝细胞损伤程度可通过 2 - (2 - 硝基 - 4 - 三氟甲基苯甲酰基) - 1,3 - 环己二酮(NTBC)进行人为控制。随后,人们利用在肝内的特异性表达的 I 型单纯疱疹病毒的胸苷激酶(HSVtk)将无毒的环氧鸟苷(ganciclovir,GCV)磷酸化为强毒性代谢物三磷酸丙氧鸟苷,从而损伤肝细胞,成功构建了第三种肝脏嵌合小鼠模型 TK - NOG 模型。除此之外,研究学者还通过给予白喉毒素(diphtheria toxin,DT)来诱发肝损,建立了 Alb - TRECK/SCID 小鼠模型和 Alb - cre/DTR/SCID - beige 小鼠模型。这些模型都属于可诱导型肝损模型。

总而言之,肝脏嵌合小鼠模型必须是在免疫缺陷小鼠上利用基因编辑技术引起内源性肝细胞损伤的前提下进行构建。

2. 肝脏与免疫双嵌合小鼠模型

由于肝脏嵌合小鼠模型缺乏人的免疫细胞,限制了其在免疫学方面的研究应用。通过向该模型移植人的免疫细胞,获得的肝脏/免疫双嵌合的小鼠模型,可用于肝脏疾病的免疫学研究。

2011年,美国北卡罗来纳大学的 Su Lishan 团队利用 albumin 启动子来控制 *FK506 - caspase8* 基因的表达以诱发小鼠肝脏损伤,并在该小鼠体内植入人肝细胞和人造血干细胞,成功建立了肝脏与免疫双嵌合小鼠模型,即 AFC8 小鼠模。此外,人们还通过在 u-PA/NOG 小鼠上植入成人肝细胞以及 HSC,或者在诱导型急性肝衰竭 FRGS 小鼠模型的基础上植入人骨髓间充质干细胞,成功建立了肝脏与免疫双嵌合小鼠模型。

肝脏与免疫双嵌合小鼠模型的成功构建为推动肝脏疾病的免疫学研究提供了有力工具。

3. 感染小鼠模型

在肝脏与免疫双嵌合小鼠模型的基础上给予肝炎病毒感染可建立肝炎病毒感染小鼠模型,利用人源化肝炎病毒感染小鼠模型,可进行肝炎病毒(HAV/HBV/HCV/HDV)感染过程及感染后宿主免疫应答反应的相关研究。根据报道,有研究学者应用 AFC8 双嵌合小鼠模型进行 HCV 感染后特异性 T 细胞反应的研究;应用 A2/NSG – HuHSC/Hep 双嵌合小鼠模型进行 HBV 感染,并探讨 HBV 诱导的急性肝脏损伤与肝脏中 M2 样巨噬细胞密切相关,HBV 可促进巨噬细胞 M2 样极化,表明 HBV 介导的肝脏疾病很可能与 M2 样巨噬细胞的高水平浸润有关。与免疫细胞浸润的相关性及其具体的作用机制;应用 HBV 感染的 hBMSC – FRGS 小鼠,对 HBV 感染后,小鼠体内毒血症的发生发展和特异性免疫反应进行探讨。

(二)肝脏代谢研究

肝脏是药物代谢的主要场所,因药物作用导致的肝脏损伤时有发生。因此,对药物代谢反应、药物毒性等进行临床前监测具有重要意义。但是由于种属差异,药物在小鼠肝脏内的代谢情况与在人类肝脏内的代谢情况存在差异。因此,需要构建人源化小鼠模型来进行临床前药物测试研究,以提供更多的关于药物代谢、药物毒性的信息,从而提高用药策略的安全性和合理性,减少肝脏损伤。

早在 2004 年就有研究报道指出,人源化小鼠模型可以表达和代谢所有主要人类细胞色素 P450(Humancytochrome P450,hCyp)基因家族。随后,有研究学者在 Alb – TRECK/SCID 模型上观察到酮洛芬(Ketoprofen)和异喹胍(debrisoquine)两种药物的代谢与其在人体内的代谢具有相似特征。TK – NOG 模型也可用来研究药物代谢,有研究发现,呋喃苯胺酸(Furosemide)在 TK – NOG 小鼠体内引起的毒性反应类似于其在人体内诱导的毒性反应。此外,TK – NOG 小鼠模型还被用于波生坦(bosentan)诱导的胆汁淤积性肝毒性的研究。

人源化小鼠模型在肝脏疾病的研究中具有广泛应用,包括肝炎病毒感染研究、药物代谢研究等。但该模型本身仍有需改进的局限性,例如如何改善小鼠天然免疫系统对人源肝脏和免疫细胞植入的影响,如何进一步提高小鼠的人肝嵌合率及模型的稳定性等。

(罗宝花)

参考文献

[1]Walsh N, Kenney L, Jangalwe S,et al. Humanized mouse models of clinical disease [J].Annu Rev Pathol,2017,12(1):187 – 215.

[2]HesseltonRM, Greiner DL, Mordes JP,et al. High levels of human peripheral blood mononuclear cell engraftment and enhanced susceptibility to human immunodeficiency virus type 1 infection in NOD/LtSz – scid/scid mice[J]. J Infect Dis,1995,172(4):974 – 982.

[3]郑亚伟,郝莎,胡林萍,等.免疫缺陷小鼠和人源化小鼠模型的发展及其在血液学研究中的应用[J].中华血液学杂志,2015,36(11):966 – 971.

［4］De La Rochere P, Guil – Luna S, Decaudin D, *et al*. Humanized Mice for the Study of Immuno – Oncology［J］. Trends Immunol,2018,39(9):748 – 763.

［5］李爽,邹建玲,鲁智豪,等. 免疫系统人源化小鼠模型的建立、应用及挑战［J］. 中国医学前沿杂志(电子版),2017,9(10):15 – 20.

［6］De La Rochere P, Guil – Luna S, Decaudin D, *et al*. Humanized Mice for the Study of Immuno – Oncology［J］. Trends Immunol,2018,39(9):748 – 763.

［7］Stripecke R, Münz C, Schuringa JJ, *et al*. Innovations, challenges, and minimal information for standardization of humanized mice［J］. EMBO Mol Med,2020,12(7):e8662.

［8］Chatterjee B, Deng Y, Holler A, *et al*. CD8 + T cells retain protective functions despite sustained inhibitory receptor expression during Epstein – Barr virus infection in vivo［J］. PLoS Pathog,2019,15(5):e1007748.

［9］Neff CP, Kurisu T, Ndolo T, *et al*. A topical microbicide gelformulation of CCR5 antagonist maraviroc prevents HIV – 1 vaginal transmission inhumanized RAG – hu mice［J］. PLoS One,2011,6(6):e20209.

［10］Cheng L, Ma J, Li J, *et al*. Blocking type I interferon signalingenhances T cell recovery and reduces HIV – 1 reservoirs［J］. J Clin Invest,2017,127(1): 269 – 279.

［11］Marsden MD, Zack JA. Humanized Mouse Models for Human ImmunodeficiencyVirus Infection［J］. Annu Rev Virol,2017,4(1):393 – 412.

［12］Song DG, Powell DJ. Pro – survival signaling via CD27 costimulation drives effective CAR T – cell therapy［J］. Oncoimmunology,2012,1(4):547 – 549.

［13］May KF Jr, Roychowdhury S, Bhatt D, *et al*. Anti – human CTLA – 4 monoclonal antibody promotes T – cell expansion and immunity in a hu – PBL – SCID model：a new method for preclinical screening of costimulatory monoclonal antibodies［J］. Blood,2005,105(3): 1114 – 1120.

［14］Lin S, Huang G, Cheng L, *et al*. Establishment of peripheral blood mononuclear cell – derived humanized lung cancer mouse models for studying efficacy of PD – L1/PD – 1 targeted immunotherapy［J］. MAbs,2018,10(8):1301 – 1311.

［15］Ashizawa T, Iizuka A, Nonomura C, *et al*. Antitumor Effect of Programmed Death – 1 (PD – 1) Blockade in Humanized the NOG – MHC Double Knockout Mouse［J］. Clin Cancer Res,2017,23(1):149 – 158.

［16］Gutti T L, Knibbe J S, Makarov E, *et al*. Human hepatocytes and hematolymphoid dual reconstitution in treosulfan – conditioned u-PA – NOG mice［J］. Am J Pathol,2014,184: 101 – 109.

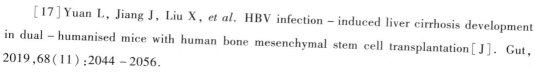

[17] Yuan L, Jiang J, Liu X, *et al.* HBV infection – induced liver cirrhosis development in dual – humanised mice with human bone mesenchymal stem cell transplantation[J]. Gut, 2019,68(11):2044 – 2056.

[18] Bility M T, Cheng L, Zhang Z, *et al.* Hepatitis B virus infection and immunopathogenesis in a humanized mouse model: Induction of humanspecific liver fibrosis and M2 – like macrophages[J]. PLoS Pathog,2014,10:e1004032.

[19] Dusséaux M, Masse – Ranson G, Darche S, *et al.* Viral load affects the immune response to HBV in mice with humanized immune system and liver[J]. Gastroenterology,2017, 153:1647 – 1661.

第十一章 基因修饰动物

11

基因工程(genetic engineering),又称为 DNA 重组技术,是以分子遗传学为理论基础,分子生物学和微生物学等现代生物学方法为手段,按照预先设计,在体外通过基因的敲除、敲入、突变等方式改造,或重新组合目的基因片段,或将构成新的 DNA 导入活细胞内,使重组基因在细胞内表达,产生遗传物质和状态的转移以及重新组合,从而改变生物原有的遗传特性,获得新品种、生产新产品的一种遗传技术。

基因修饰动物(genetically modified animals)是在基因工程的基础上结合胚胎操作技术,使已进行修饰的目的基因进入生殖细胞且稳定遗传给后代动物,由此获得的动物。目前,基因修饰动物已成为生命科学研究中应用最广泛、关注度最高的实验动物。

第一节 基因工程技术的发展

随着分子生物学领域新技术的高速发展和人类基因组 DNA 序列的破译,科学家们对基因组的研究不断深入,发现了基因遗传的奥秘,发明了基因工程新技术,推动了生命科学研究领域的新发现。

一、基因工程技术的起源

(一)基因工程技术的起源与发展

在遗传学史上,孟德尔(Gregor Johann Mendel)1865 年通过长期的豌豆杂交试验,发表并催生了遗传学的两个基本定律——分离定律和自由组合定律,系统地揭示了生物遗传性状世代相传的规律,奠定了遗传学发展的基础。同时,孟德尔提出了"遗传因子"的概念,认为在体细胞中,"遗传因子"成对存在,在生殖细胞中单个存在。时至今日,从事生命科学相关学科工作的每一个研究者都铭记着他的名字和他所发现的遗传定律。

19 世纪末至 20 世纪初,德弗里斯(Hugo de Vries)提出了细胞核的成分"泛生子"(pangenes)决定遗传特性这一观点。丹麦遗传学家约翰逊在 1896 年发表的《论遗传和变异》(*Heredity And Variation*)一文中阐述了他的遗传学思想,之后认识到孟德尔的因子学说和德弗里斯的泛生子学说极为相似,后来他又根据重新发现的孟德尔定律对论文再次进行了修订和补充,并于 1905 年在《遗传学原理》(*Elements Of Heredity*)里率先采用基因(gene)来描述遗传性状的物质基础,首次引用"基因""基因型""表现型""纯系"等概念,并指出存在两种变异性——可遗传变异性和不可遗传变异性。

英国遗传学家贝特森于 1905 年最先命名了"遗传学"(genetics),并提出"杂合子""纯合子"等概念。正是贝特森通过坚持不懈的努力,才使孟德尔从默默无闻的神父成为众所周知的遗传学奠基人。1901 年 12 月,贝特森在向英国皇家园艺学会提交的实验报告中,把决定相对性状的遗传因子称为"相对因子"(allelomorph),后来几经修改,将该术语简化成现在通用的"等位基因"(allele)(即在同源染色体上占有相同位置的基因)。在这份报告中,贝特森还提出了"纯合子"(homozygote)(同一类型的两个等位基因结合形成的合子)、"杂合子"(heterozygote)(由一对不同的等位基因结合形成的合子)以及"上位基因"(epistatic gene)等遗传学术语。

DNA 结构的发现是科学史上最具传奇性的事件之一,James D. Watson 和 Francis H. C. Crick 于 1953 年 3 月 7 日完成 DNA 分子结构模型构建。DNA 分子是双螺旋结构,每一个螺旋单位包含 10 对碱基,长度为 34 埃(1 埃 = 10^{-10} 米),螺旋直径为 20 埃。之后 James D. Watson 和 Francis H. C. Crick 在建立了 DNA 分子双螺旋模型的基础上,于 1958 年至 1971 年先后确立了中心法则,破译了 64 种密码子,成功地揭示了遗传信息的流向和表达问题。并且一系列的三联密码子(除极少数的几个以外)同氨基酸之间的对应关系,在所有生物中都是相同的,也就是说物种间的遗传密码是通用的,重组的 DNA 分子不管导入什么样的生物细胞中,只要具备转录翻译的条件,均能转译出同样的氨基酸。

DNA 分子双螺旋结构模型和半保留复制机制的发现,是生物学史上的一座里程碑,它为 DNA 复制提供了构型上的解释,使人们对 DNA 作为基因的物质基础不再怀疑,奠定了分子遗传学的基础。

接着,限制性核酸内切酶和 DNA 连接酶等的发现,使 DNA 分子进行体外切割和连接成为可能。1972 年首次构建的第一个重组 DNA 分子,提出了体外重组的 DNA 分子是如何进入宿主细胞,进行复制和有效表达等问题。经研究发现,质粒分子(DNA)是承载外源 DNA 片段的理想载体,病毒、噬菌体的 DNA(或 RNA)也可改建成载体。即人工合成的 DNA 分子(基因)同样可以转录翻译出相应的氨基酸。至此,为基因工程问世在技术上做好了准备。

1973 年,Cohen 等首次完成了重组质粒 DNA 对大肠杆菌的转化,同时又与别人合作,将非洲爪蟾含核糖体基因的 DNA 片段与质粒 pSC101 重组,转化大肠杆菌,转录出相应的 mRNA。此研究成果的发表不仅宣告质粒分子可以作为基因克隆载体,能携带外源 DNA 导入宿主细胞,而且证实真核生物的基因也可以转移到原核生物细胞中,并在其中实现功能表达。

1977 年,日本科学家首次实现真核基因在原核细胞中的表达,在大肠杆菌中克隆并表达人的生长激素释放抑制素基因。1978 年,美国 Genen tech 公司利用重组大肠杆菌合成人胰岛素,揭开了基因工程产业化的序幕。

20 世纪 80 年代起,是基因工程的蓬勃发展阶段。基因工程开始向高等动植物的遗传特征改良及人体基因治疗等方向发展,开发了一系列的新基因工程操作技术。世界上第一只转基因动物——转基因小鼠于 1982 年通过显微注射培育。1990 年启动了破译人类基因组常染色质遗传密码的人类基因组计划,并于 2003 年 4 月 15 日完成人类基因组序列图的绘制,这是人类探索自身奥秘史上的一个重要里程碑,为 21 世纪人们全面了解这些信息的奥秘奠定了基础。

(二)基因工程技术的主要工具及基本过程

基因工程是在生物医学研究成果的基础上逐步发展起来的。基因工程研究取得的技术成果和资源,给生物学研究和临床医学带来了革命性改变。基因工程技术在实验动物领域的应用同样具有巨大的发展潜力,促进了基因修饰方法的不断发展和基因修饰动物应用领域的迅速扩大。

基因工程主要工具包括外源 DNA、载体分子、工具酶和受体细胞。一个完整的基因工程技术程序包括:①外源目标基因的分离及克隆;②构建适合转移且表达的载体或重组目标基因表达调控的结构;③导入外源基因;④外源基因在宿主基因组上的整合、表达及检测,筛选基因修饰生物;⑤核实外源基因表达产物的生理功能;⑥选育和建立基因修饰新品系及其效益分析;⑦建立生态与进化安全保障机制;⑧评价其消费安全。基因工程中所用的载体主要是质粒和温和噬菌体两类,而在实际应用中的载体几乎都是经过改造的质粒或温和噬菌体。

目前,围绕外源基因导入受体细胞,发展了一系列用于不同类型受体细胞的 DNA 转化方法和病毒转导方法,特别是基因枪和电穿孔仪的使用,克服了某些克隆载体应用的物种局限性,大大提高了外源 DNA 转化的效率。外源基因导入受体细胞的方法,主要有以下几种:

1. 显微注射法

该方法是目的基因导入的最简单方法,是基因修饰动物制备中应用较多的技术。将外源基因片段直接注入原核期胚胎或培养的细胞中,然后通过基因的重组、缺失、复制或复位等方式使外源基因嵌入宿主染色体内。

2. 颗粒轰击技术

颗粒轰击技术是将基因转移到细胞或组织的通用方法,将目的基因包被金属后,利用基因枪等装置,加速包裹目的基因的金属颗粒进入细胞,从而提高细胞的转化率。

3. 脂质体载体方法

该方法具有安全、简单、低毒、无免疫原性等优点,多用于体外转化细胞,或通过瘤组织内注射进行体内转化,该方法已有少数临床应用的报告。目前最常用的载体是阳离子脂质体(lipofectin),它可自发地与 DNA 形成复合物,保护外源 DNA 不被核酸酶降解。由于它可与细胞膜直接融合而能有效地避免溶酶体破坏,故远比传统的脂质体效率高,但是靶向性有限。

4. 受体介导法

利用肝细胞上富含转移因子和糖蛋白受体的特点,人工合成多聚阳离子氨基酸,进而连接转移因子(或糖蛋白)和目的基因构成复合物,通过与肝细胞表面的受体结合来实现目的基因的转移。此法靶向性好,但受体介导的内吞小泡会被转运到溶酶体,易被溶酶体降解而造成目的基因表达时间短暂,表达效率低下。有研究表明利用氯喹(chloroquine)抑制溶酶体酶或腺病毒与内吞小泡相融合从而将其破坏释放出外源 DNA,可提高转化效率。

5. 逆转录病毒(retrovirus, Rv)

Rv 构建简单,装载的外源基因容量最大可达 8 kb,整合入宿主细胞基因组而无病毒蛋白表达。但此法仅能感染分裂期细胞,体外制备滴度较低,且其随机整合会有引起"插入性突变"的可能。

6. 腺病毒(adenovirus, Adv)

Adv 为近年肝细胞癌基因治疗中报告最多的一种病毒载体。体外制备滴度较大,装载外源基因容量最大可达 35 kb,且不整合入宿主细胞基因组,因而避免插入突变的危险,能感染分裂细胞和非分裂细胞。但易引起宿主免疫反应而使转染效率下降,且大剂量静脉给予可导致严重的肝脏炎症反应,因此通过全身给药受到限制。Nagao 等发现瘤内注射重组 Adv 后,目的基因可有效表达,但表达时间短暂,重复注射后表达效率降低且诱发体液和细胞免疫反应。

7. 腺相关病毒(adeno – associated virus, AAV)

AAV 是一种缺陷病毒,对人类无致病性,能用于运载外源性重组基因组。它能感染非分裂 S 相细胞,还能将基因转入非周期(noncyling)性肿瘤细胞。该病毒已应用于肝癌细胞的基因治疗。

8. 单纯疱疹病毒(herps simplex virus, HSV)

HSV 对非分裂细胞有天然的亲合力,装载外源基因容量达 30 kb,体外制备滴度接近腺病毒。但构建时难以去除与裂解细胞有关的基因,造成细胞毒性较大。

第二节 基因修饰动物制备常用技术

实验动物模型对生物医学的发展做出了卓越贡献,但是相当多的疾病动物模型难以用人工诱发的方法制备,而且许多疾病在实验动物身上不发生或仅在高等哺乳类动物身上才发生。因此,难以通过自发或人工定向诱导的方法获得。基因工程技术的出现,使人类精确研究基因与疾病的联系成为可能,并且可以在个体发育的任何阶段进行遗传功能分析。因此,利用基因工程技术开发基因修饰动物疾病模型,已成为生物医学研究中探索各类疾病发展及各种基因功能的重要手段。

目前基因修饰动物构建技术主要分为:转基因技术、胚胎干细胞同源重组技术及现代基因编辑技术。

一、转基因技术

转基因技术(transgene technology,Tg)是将人工分离和修饰过的基因导入到生物体基因组中,由于导入基因的表达,引起生物体性状可遗传修饰的技术。转基因技术包括外源基因的克隆、表达载体制备、重组基因导入技术、受体细胞体外培养系统,以及转基因途径等。外源基因的人工合成技术、基因调控网络的发展,使得 21 世纪的转基因技术将走向转基因系统生物技术——合成生物学时代。即通过实验手段将目的基因导入动物胚胎细胞中,并随机整合入基因组中,进入生殖细胞,使其能稳定地遗传到下一代,由此获得的动物即为转基因动物。世界上第一个转基因小鼠的面世,是人类遗传学研究中的革命性里程碑,标志着人类开始进入在动物体上对基因组遗传信息进行改造和修饰的新时代。

(一)转基因技术的发展

转基因动物技术自 20 世纪 70 年代开始发展,其涉及的领域从农牧业、生物制品、医疗开发、环境工程到科学研究等方方面面,尤其在生物医学中的药物开发、疾病研究和生命科学的基础研究领域发展应用最为迅速。

1974 年,Jaenisch 和 Minti 首先将 SV40 病毒 DNA 注入小鼠胚胎的囊胚腔,得到了第一个带有外源基因的 SV40 嵌合转基因小鼠,其体内部分组织含有 SV40 的 DNA。1976 年,他们又将莫氏白血病病毒基因导入到小鼠基因组中,建立了世界上第一个转基因小鼠品系。而将转基因技术发扬光大的则是美国的 Gorden 等人,他们于 1980 年用显微注射法将构建的 *HSV - TK* 基因转入小鼠的基因组。1981 年,Constantini 等用显微注射术把兔分珠蛋白基因转入小鼠受精卵中,得到的 24 只子代鼠中,有 9 只为转基因动物。1982 年,Palmiter 等成功将含金属琉蛋白(metallothionein)基因启动子与大鼠生长激素基因拼接成的融合基因转入到小鼠的受精卵中,获得了体重为原来两倍的"超级小鼠"。这一结果的发表,证明了外源基因可以在生物体内稳定地遗传表达,使转基因技术得到了广泛关注,随后转基因猪、牛、羊、鸡、兔、鱼等也相继成功构建。1997 年,克隆羊"多莉"的出现,促使体细胞核移植这一全新技术成为焦点,这是生物技术行业的又一划时代发明。

中国科学家在"中国克隆技术之父"童第周的领导下,于 1981 年成功克隆出亚洲鲤鱼,其研究论文发表在 1986 年的《水生学报》上,这是世界上第一次报道体细胞克隆动物。我国从 80 年代初期正式开始了转基因动物的研究。中国科学院发育所率先成功地将人 β-珠蛋白基因、大肠杆菌 *galk* 和 *gpt* 基因、牛及人生长激素等基因分别注入小鼠受精卵,获得了多种转基因小鼠。随后,在转基因猪、牛、羊和兔等家畜的研究方面也取得成功。2017 年 11 月 27 日,中国科学院公布世界上首只体细胞克隆猴"中中"诞生,10 天后第二只克隆猴"华华"诞生。这是人类第一次实现非人灵长类哺乳动物体细胞克隆,标志着中国的克隆技术走在了世界的前列。

由于转基因动物技术打破了生物物种之间的生殖界限,实现了物种之间的遗传信息交换和重组,因此,转基因动物技术在 1991 年第一次国际基因定位会议上被公认为是在遗传学中排在连锁分析、体细胞遗传和基因克隆之后的第四代技术,被大会列为生物学发展史 126 年中的第 14 个转折点。21 世纪后,转基因技术已经成为生命科学研究、医学、农业等领域的基础研究手段,并广泛应用于生产和生活中。虽然受精卵细胞原核显微注射方法已经能够获得较好的转基因动物,但科学家们还在不断地努力探索,希望开发出更加高效且整合稳定表达的转基因技术。在此过程中,产生了多种转基因技术,如转座子介导转基因技术、精子载体转基因技术、RNA 干扰技术、干细胞转基因技术等。

(二)常用转基因技术

常用转基因动物技术有显微注射技术、反转录病毒载体技术、精子载体技术、电转移技术、基因直接导入技术等。按照外源导入的方法和对象的不同,主要有下列四种技术方法:

1.受精卵原核显微注射技术

受精卵原核显微注射方法是目前世界上运用最为广泛、最为经典的方法。20 世纪 60 年代就有报道称,经过针刺并移植回母体的小鼠胚胎还是能够发育成为成活的小鼠,这就为原核注射法提供了生物学基础。随后研究人员利用这一报道,开展了转基因的构建研究,并最终通过玻璃针刺入小鼠受精卵,注入大分子片段而获得了转基因小鼠。该技术的特点是通过显微注射直接将外源基因导入受精卵,再移植到受体,使其发育成为转基因动物的一种方法。

受精卵原核注射法的优点:①技术成熟,稳定性高;②可导入较长的基因组片段;③产生的转基因动物可稳定遗传外源基因;④可同时进行多基因的转入;⑤方法简单直观。

但该方法也有不足之处,如:①外源基因插入位点及拷贝数不可控;②产生阳性转基因小鼠的概率较低,仅达10%左右;③需要较为复杂和昂贵的仪器设备;④注射过程中可能对胚胎产生机械损伤,影响表型分析;⑤转基因载体样品要求纯度特别高。

2.反转录病毒技术

反转录病毒是一种动物病毒,它可以广泛地感染人或动物,其病毒颗粒具有两条相同的 RNA 链。当这些病毒感染宿主细胞时,病毒 RNA 在细胞质反转录形成线性的双链 DNA,再运送到宿主细胞核,不需要任何形式的改变就可以直接整合到染色体上。因此在进行转基因动物的构建过程中,需要对原病毒进行改造,加入需要导入的基因和调控元件,去除病毒在宿主体内产生后代的能力,使宿主不会因该病毒感染而导致疾病。将插入有外源基因的反转录病毒载体,通过辅助细胞包装成高感染滴度的病毒颗粒,再感染桑葚期的胚胎细胞,随后将胚胎导入子宫,可发育成携带外源基因的子代动物。原则上载体中可插入各种基因组 DNA 和 cDNA,反转录病毒载体的容纳量在 10 kb 以下,不能插入较大的外源基因。目前国际上已利用反转录病毒法成功构建了转基因小鼠、大鼠、牛、鸡和灵长类动物。

该技术的优点为:①整合率高,且胚胎存活率较高;②病毒 DNA 随机单拷贝整合;③应用范围较广。

该技术的不足之处:①由于病毒感染过程是在多次卵裂之后,故多数子代动物为嵌合体动物;②病毒载体的容量不大,大概只能容纳 10 kb,与显微注射法上百 kb 的容量相比确实小不少;③病毒载体 LTR 可干扰外源基因表达;④来源于病毒,虽然经过改造,但是依然有安全性问题。反转录病毒作为载体具有致癌性,而且还能使胚胎对病毒感染有抗性。

3.精子介导法

在精子悬液中加入外源基因片段,精子可以捕获外源 DNA,以精子作为载体,将外源 DNA 片段与精子混合在一起,外源 DNA 有一定概率会整合到精子的基因组中,随后通过受精作用就可将外源基因导入到动物的基因组中。但是这样的整合效率较低,目前有新的方法是加入一定量的 NaOH,通过化学作用去除精子外膜,加大外源基因的整合效率,最后通过单精显微注射技术注射到卵子中以完成受精,最后获得转基因动物。

这种方法的最大优点就是简单、快速、费用低,不需要昂贵的仪器和复杂的操作。但是获得的转基因阳性率不高。

4.体细胞核移植法

克隆羊"多莉"来自体细胞克隆法。1997 年,Wilmut 等人将成年绵羊乳腺上皮细胞的核,移植到去核的卵母细胞中,获得了重构细胞,然后通过电激活等技术,使得细胞核和卵母细胞融合,并移植到假孕羊体内,成功得到了体细胞克隆羊。该方法就是将体细胞细胞核转入到去核卵母细胞内,虽然看似简单,但是其生物学含义巨大。该方法的成功,说明体细胞的分化是可逆的,同时卵母细胞内包含了去分化以及重编程的有效成分。

体细胞核移植技术用于生产转基因大动物的优势主要表现为:①不需要运用大量的胚胎,降低成本,减少开发时间;②转基因后代有稳定遗传的特性;③多种细胞的细胞核都可以用于移植。缺点是:①由于在取核、去核和移植过程中对于胚胎的操作较为复杂,产生的转基因后代可能表现出生理或免疫缺陷;②克隆的效率不高,流产率高;③对设备和操作的要求高于任何一种转基因技术。

二、胚胎干细胞同源重组技术

胚胎多能干细胞(embryonic stem cell, ES)是指从囊胚期的内细胞团中分离出来的尚未分化的胚胎细胞,能在体外培养,具有发育全能性的细胞。它具有胚胎细胞和体细胞的某些特性,既可进行体外培养、扩增、转化和制作遗传突变型等遗传操作,又保留了分化成包括生殖细胞在内的各种组织细胞的潜能。可以利用 ES 细胞转基因技术和嵌合体技术得到转基因动物。

(一)胚胎干细胞同源重组技术的发展

美国科学家 Mario Capecchi 和 Oliver Smithies 早在 1989 年根据同源重组(homologous recombination)的原理,首次实现了 ES 的外源基因的定点整合(targeted integration),即"基因打靶"(gene targeting)。如果用外源抗性基因将基因上的一段重要序列替换掉,就成功实现了目的基因敲除(gene knockout),利用这种 ES 的显微注射就可以制作出基因修饰动物;正是因为这一工作,Capecchi 和 Smithies 于 2007 年与 Evans 分享了诺贝尔生理学或医学奖。

基于胚胎干细胞的同源重组技术俗称"传统的基因打靶技术"。因其技术成熟、修饰准确、效果稳定等优点,受到众多科学家一致好评。此外,世界上所有重要的小鼠动物模型均通过此技术制备。尽管新兴核酸酶敲除技术如 ZFN、TALEN、CRISPR/Cas9 等相继出现,但基于胚胎干细胞的同源重组技术依然是唯一可以满足所有基因组修饰要求的技术。

同源重组(homologous recombination)是指发生在姐妹染色单体(sister chromatin)之间或同一染色体上含有同源序列的 DNA 分子之间或分子之内的重新组合。在基因修饰动物制作过程中,需要针对目的基因两端特异性片段设计带有相同片段的重组载体,将重组载体导入到胚胎干细胞后,外源的重组载体与胚胎干细胞中相同的片段会发生同源重组。同源重组一直是胚胎干细胞操作的主要技术,通过改造胚胎干细胞中的某些基因或用突变基因替换正常基因,科学家能够创造出各种疾病的小鼠模型。

基因打靶就是通过同源重组技术将外源基因定点整合进靶细胞基因组上某一确定的位点,以达到定点修饰改造染色体上某一基因的目的。基因打靶技术目前已被广泛认为是一种理想的特定修饰与改造生物体遗传物质的最佳方法,其中包括了多种不同的基因敲除和敲入系统,特别是条件性和诱导性基因打靶系统的建立,使得对基因在时间和空间上的靶位修饰更加明确、效果更加精确可靠。

(二)利用胚胎干细胞同源重组技术的外源基因导入

该技术以整合有外源基因的胚胎干细胞作为供体细胞。以小鼠为例,大致过程如下:

1. 分离培养 ES 细胞

首先获取发育至囊胚期的胚胎,经培养后,剥离和分散内细胞团,再行培养,最后分离、扩散和鉴定 ES 细胞。

2. 打靶载体设计、构建及导入

将目的基因、与细胞内靶基因特异片段同源的 DNA 片段,都重组到带有标记基因(如 neoR 基因、TK 基因等)的载体上,成为重组载体。简言之,就是把一个抗性基因插入到同源臂的两端,利用"同源重组"把同源臂中的抗性基因替换到基因组对应同源臂中去。同源臂内的抗性基因——"正筛选标记"(可以确保得到的 ES 细胞克隆中已经进行了重组);打靶载体同源臂外部分加入一个致死基因——"负筛选标记",可以防止打靶载体随机插入造成的假阳性。正负筛选标记综合起来,基本上可以确保拿到的 ES 克隆是打靶载体两端通过同源重组插入的。

正负筛选标记后,得到的阳性克隆仍有可能出现个别碱基或片段的错误,因而需要通过基因组测序及 Southern blot 杂交技术(基因敲除小鼠检测基因标准)对上一步得到的阳性克隆进一步筛选,最终得到稳定整合外源基因的胚胎干细胞阳性克隆,然后,将阳性克隆扩大培养并液氮保存。

通过基因打靶(定点整合)技术,将外源基因经逆转录病毒感染或磷酸钙转染或电转导等方法导入同源的小鼠 ES 细胞中,使外源 DNA 与胚胎干细胞基因组中相应部分发生同源重组,用正筛选标记筛选转染后的胚胎干细胞,得到阳性克隆。

3. 显微注射及胚胎移植

通过显微注射技术将 ES 阳性克隆注入特定品系小鼠囊胚中,与其内细胞团紧靠在一起,成为嵌合体。将注射过的囊胚,经培养后筛选无发育缺损的囊胚,移植至交配第 3 天的假孕受体鼠子宫内,发育成转基因动物。待后代小鼠出生后,通过观察小鼠的毛色比例(通常选用的 ES 细胞为黑色 C57BL/6 小鼠背景,而囊胚供体为 BALB/c 背景),来判断嵌合程度的高低以及该小鼠的后代中可能获得生殖系传递的能力。

该技术的优点为:①可用多种方法将外源基因导入 ES 细胞,其细胞的鉴定和筛选比较方便;②可预先在细胞水平上鉴定外源基因的拷贝数、定位、表达的水平及插入的稳定性等,故转基因动物外源基因整合率的可控程度高于显微注射法;③ES 细胞注入囊胚以及囊胚移植到子宫,在操作上均比较简便。

该技术的不足之处:①本法中建立 ES 细胞系是一项高难技术,其培养条件苛刻,大动物的 ES 细胞系建立尤其困难,因此该技术较难应用于大动物的构建;②所得个体为嵌合动物,需要经过回交和筛选才能获得纯系的阳性动物;③构建周期长、费用高。

三、现代基因编辑技术

由于基因编辑技术在促进基因组中序列的正确校正方面所具有的特殊优势,基于基因编辑的疗法正被积极地开发为治疗多种疾病的下一代有效方法。到目前为止,基因编辑系统历经了三代,包括锌指核酸酶(zinc - finger nuclease,ZFN)技术、转录激活因子样效应子核酸酶(transcription activator - like effector nuclease,TALEN)技术和成簇的规律间隔的短回文重复序列(clustered regularly interspaced short Palindromic repeats,CRISPR)介导的基因组编辑技术(表 11 - 1)。

表 11 - 1 三种现代基因编辑技术对比

	ZFN	TALEN	CRISPR
来源	细菌及真核生物	真核生物	细菌
识别模式	蛋白质 - DNA	蛋白质 - DNA	RNA - DNA
靶点 DNA 序列识别区域	ZF 结构域	RVD 重复	gRNA 蛋白
切割元件	FokI 蛋白	FokI 蛋白	Cas 蛋白
识别长度	18 ~ 36 bp	20 ~ 40 bp	22 bp
双键断裂模式	黏性末端	黏性末端	Cas9 产生平末端 Cpf1 产生黏性末端
最小模块识别碱基数量	3 nt	1 nt	1 bp
优点	平台成熟,效率高于被动同源重组	设计较 ZFN 简单,特异性高	靶向精准,脱靶率低,细胞毒性小,廉价简便
缺点	设计依赖于上下游序列,脱靶率高,细胞毒性较高	模块组装繁琐,成本高,细胞毒性较高	靶向切割部位必须有 PAM,NHEJ 依然会产生随机毒性
适合领域	基因敲除及转录本调控	基因敲除及转录本调控	基因敲除、转录本调控及碱基编辑
是否能编辑 RNA	否	否	是

(一)ZFN 技术

基因插入/删除步骤包括:①基因组的某确定区域 DNA 双链断裂(DNA double strand

break,DSB);②修正缺陷内源基因或引入外源基因;③DSB 修复。真核生物中的 DSB 修复有两种内源性修复机制:非同源末端连接(non – homologous end joining,NHEJ)及同源直接修复(nomology directed repair,HDR)。NHEJ 在生物体内发生频率高,但准确性低。为了降低非特异性突变,提高基因编辑保真度,研发人员开发了一种工程核酸酶——ZFN。

ZFN 技术诞生于 1996 年,直到 2002 年,Bibikova 等人第一次用 ZFN 技术在果蝇中成功突变 *yellow* 基因。ZFN 是 Cys2 – His2 锌指蛋白(zinc – finger protein,ZFP)和衍生自 FokI 核酸内切酶的非特异性 DNA 限制酶的融合蛋白,可使靶向的 DNA 断裂,ZFPs 在真核细胞中很常见,并与转录调控和蛋白质 – 蛋白质相互作用相关。

ZFN 的 DNA 结合域含有 3 个独立的 ZF 重复结构,每个 ZF 结构识别 3 个碱基,因而一个锌指 DNA 结合域可以识别 9 bp 特异性序列,ZFN 二聚体可以识别 18 bp 长度的特异性序列。ZFN 诱导的双链断裂易受细胞 DNA 修复过程的影响,从而导致靶向诱变和靶向基因的替换均以非常高的频率进行。目前最常用的 ZF 结构为 Cys2 – His2 锌指。

ZFN 技术虽然实用,但 ZFN 作用需要两个 FokI 切割区域的二聚化,且至少需要一个识别单元结合 DNA,一旦形成异源二聚体,就很可能造成脱靶效应,并最终导致 DNA 错配和序列改变,当断裂的数目超过了 DNA 的修复能力,会产生较强的细胞毒性。ZFN 另外一个缺点是亲和力不高,虽然经过优化设计后,用较短接头连接 ZF 模块可以提高其特异性,但利用此技术来获得高质量基因编辑产品还有较长的路要走。

(二)TALEN 技术

TALEN 技术于 2009 年诞生,与 ZFN 类似。TALEN 包含与目的 DNA 结合域融合的非特异性 FokI 核酸酶域,该 DNA 结合结构域由高度保守的氨基酸重复序列组成,这些重复序列来自黄单胞菌分泌的蛋白 – 转录激活因子样效应物(transcription activator – like effector,TALE),包含 33 ~ 35 个氨基酸。

该技术利用 TALE 重复结构域——重复可变双残基(repeat – variable di – residue,RVD)中氨基酸序列与靶位点核酸序列之间存在的对应关系(氨基酸 – DNA),能快速设计出特异性结合目的 DNA 蛋白模块。几乎所有工程 TALE 重复序列都使用 4 个具有高变残基 NN、NI、HD、NG 的域,分别识别 G、A、C、T。

与 ZFN 相比,TALEN 进行基因编辑的设计和使用相对简单,周期更短,虽然也存在脱靶效应,但 TALEN 比 ZFN 特异性更高且细胞毒性更小。但值得一提的是,TALEN 比 ZFN 大,大概需要 3 kb 的 cDNA 才能编码一个 TALEN,而编码单个 ZFN 仅需 1 kb,这使得 TALEN 的递送更具挑战性。

(三)CRISPR/Cas9 技术

CRISPR/Cas9 是一种由 RNA 指导 CRISPR 关联(CRISPR associated,Cas)核酸酶对靶

向基因进行特定 DNA 修饰的技术。CRISPR 是广泛存在于细菌和古生菌基因组中的特殊 DNA 重复序列家族,是其为应对病毒和质粒不断攻击而演化来的获得性免疫防御机制。

1. CRISPR 结构介绍

CRISPR 序列由众多短且保守的重复序列区(repeats)和间隔区(spacers)组成。重复序列区含有回文序列,可以形成发卡结构。而间隔区比较特殊,它们是被细菌俘获的外源 DNA 序列,当这些外源 DNA 再次入侵时,CRISPR/Cas 系统就会予以精确打击。CRISPR 序列的启动子被认为是上游的前导区(leader),在上游还有一个多态性的家族基因 *Cas*,该基因编码的蛋白均可与 CRISPR 序列区域共同发生作用。*Cas* 基因与 CRISPR 序列共同进化,形成了在细菌中高度保守的 CRISPR/Cas 系统。目前已经发现了多种类型的 *Cas* 基因(图 11 – 1)。

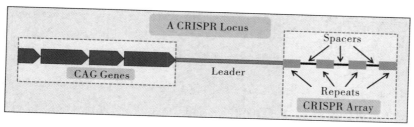

图 11 – 1 完整的 CRISPR 位点(Locus)的结构

2. 工作原理

CRISPR/Cas 系统首先俘获一段外源 DNA,实现"黑名单登记"。CRISPR/Cas 系统将识别出入侵者(病毒或噬菌体)并找到它的原间隔序列,然后把入侵者间隔序列记录到 CRISPR 序列中。当病毒或噬菌体首次入侵细菌,病毒或噬菌体的双链 DNA 被注入细菌内部。CRISPR/Cas 系统会从这段俘获的外源 DNA 中截取一段序列,然后将其作为新的间隔序列被整合到基因组的 CRISPR 序列之中。因此,这段与间隔序列对应的截取一段序列被称为前间隔序列(protospacer)。然而,从俘获的外源 DNA 中截取一段序列的选取并不是随机的。原间隔序列向两端延伸的几个碱基十分保守,被称为前间隔序列临近基序(protospacer adjacent motif,PAM)。通常 PAM 由 NGG 三个碱基构成(N 为任意碱基)。病毒或噬菌体入侵时,*Cas*1 和 *Cas*2 编码的蛋白将扫描这段外源 DNA,并识别出外源 DNA 的 PAM 区域,然后将临近 PAM 的 DNA 序列作为候选的前间隔序列。接着,*Cas*1/2 蛋白复合体将前间隔序列从外源 DNA 中剪切下来,并在其他相关酶的协助下,将原间隔序列插入临近 CRISPR 序列前导区下游,随后,DNA 进行修复,将打开的双链缺口闭合。如此,一段新间隔序列就被添加进细菌基因组的 CRISPR 序列之中。

CRISPR/Cas 系统共有三种方式(Type I、II、III)来合成 crRNA(CRISPR – derived RNA),CRISPR/Cas9 系统属于 Type II(目前最成熟且应用最广的类型)。当病毒入侵时,

CRISPR 序列会在前导区的调控下转录出 pre – CRISPR – derived RNA(pre – crRNA)和 trans – acting crRNA(tracrRNA)。其中,tracrRNA 是由重复序列区转录而成的具有发卡结构的 RNA,而 pre – crRNA 是由整个 CRISPR 序列转录而成的大型 RNA 分子。随后,pre – crRNA、tracrRNA 以及 Cas9 编码的蛋白将会组装成一个复合体。它将根据入侵者的类型,选取对应的间隔序列 RNA,并在核糖核酸酶Ⅲ(RNaseⅢ)的协助下对这段间隔序列 RNA 进行剪切,最终形成一段短小的 crRNA(包含单一种类的间隔序列 RNA 以及部分重复序列区)。crRNA、Cas9 以及 tracrRNA 组成复合体,为下一步剪切做好准备。

在病毒的二次感染中,Cas9/tracrRNA/crRNA 复合物可以对入侵者的 DNA 进行精确的打击,实现靶向干扰。crRNA、Cas9 以及 tracrRNA 组成的复合体会扫描整个外源 DNA 序列,识别与 crRNA 互补的前间隔序列,复合物定位到 PAM/前间隔序列的区域,DNA 双链将被解开。crRNA 与互补链杂交,而另一条链则保持游离状态。随后,Cas9 蛋白发挥作用,剪切 crRNA 互补的 DNA 链和非互补的 DNA 链。最终,Cas9 使双链断裂从而达到外源沉默 DNA 表达的效果。

3. 应用

CRISPR/Cas9 系统可对基因组特定基因位点精确编辑。在向导 RNA(guide RNA, gRNA)和 Cas9 蛋白的共同作用下,细胞基因组 DNA(看成外源 DNA)将被精确剪切。CRISPR/Cas9 剪切需要满足几个条件:①编辑区域附近需要存在相对保守的 PAM 序列(NGG);②向导 RNA 要与 PAM 上游的序列碱基互补配对。CRISPR/Cas9 系统最基础的应用是基因敲除,需在基因的上下游各设计一条向导 RNA(gRNA1、gRNA2),将其与含有 Cas9 蛋白或编码 RNA 一同转入细胞,gRNA 通过碱基互补配对可以靶向 PAM 附近的目标序列,Cas9 蛋白使该基因上下游 DNA 双链断裂;随后,生物体 DNA 损伤修复应答机制,会将断裂上下游两端的序列连接起来,从而实现了细胞中目标基因的敲除。若是在此基础上为细胞引入一个修复的模板(供体 DNA 分子),细胞按照提供的模板在修复过程中引入片段插入(knock in,KI)或定点突变(site specific mutagenesis)实现基因的替换或者突变。

随着研究的深入,CRISPR/Cas9 技术因强大、简单且高效的基因精确编辑能力,已经被广泛应用于基因修饰动物模型制备中。除敲除(knock out,KO)特定基因、定点敲入目的基因和敲低(knock down,KD)等基础编辑方式,还可以被用于基因激活、疾病模型的构建,甚至是基因治疗,已成为当今使用最多的基因编辑技术。

第三节　基因修饰动物的制备流程

基因修饰动物的制备流程主要分为三个部分:目的基因构建重组(上游),显微注射(中游),基因修饰动物的检测和建系(下游)。

本节将以 CRISPR/Cas9 技术进行基因修饰动物的构建为例,介绍基因修饰动物的制备过程。

一、目的基因构建重组

根据目的基因的所有转录本剪接体的特点,选择合适的靶点进行基因编辑。利用张峰实验室的 sgRNA 在线设计网站(http://crispr. mit. edu/)设计两条识别特异性好且脱靶风险低的 sgRNA,将其加入带有 T7 启动子序列上游引物(T7 - sgRNA - FP)后,与下游引物序列(sgRNA - RP)一起合成带有 sgRNA 序列的上下游引物对;以标准 gRNA 骨架为模板,使用 sgRNA 序列的上下游引物对扩增标准 gRNA 模板进行 PCR 扩增,将 sgRNA 转入标准 gRNA 骨架,使用 PCR 产物回收试剂盒回收 PCR 产物。上述 PCR 产物转录得到 gRNA,使用 RNA 回收试剂盒纯化 gRNA,将纯化 gRNA、Cas9 蛋白及 DNA 混合进行酶切反应后,琼脂糖凝胶电泳检测酶切活性,酶切效率≥70% 方可用于后续显微注射。

在进行转基因及基因置换等基因编辑时,需要构建相应的生物目的基因。预先构建目的基因载体,主要包括启动子、DNA 片段、PolyA 三个部分,也可以通过筛选 BAC 文库获得包含各种元件的大片段,根据构建的需要,还可以添加其他多种载体组件,如 IRES 序列(用于构建人工双顺反子转基因或包括两个及以上蛋白编码区域的连接)、可筛选标记(如正选择标记 neo、pure、hygro 等,负筛选标记 HSV - tk、dt、hprt 等)、报告基因(如 LacZ、GFP 等),位点特异性重组酶(如 cre 重组酶、Flp 重组酶等)、可诱导系统(如四环素诱导系统等)。

二、目的基因导入和胚胎移植

目的基因的导入是将已构建好的携带外源基因的基因载体系统通过物理、化学、生物方法导入受体细胞内,目的基因导入受体细胞及胚胎移植是基因修饰动物的重要环节,它们决定细胞水平筛选和外源基因的传递。将受体细胞(一般指早期的胚胎细胞)移植到受体动物的输卵管或者子宫,使其发育成新的个体。

以小鼠为例,介绍利用受精卵原核显微注射方法制作基因修饰动物的方法和流程(图 11 - 2)。

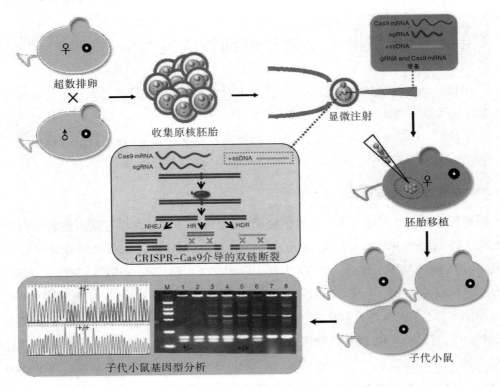

图 11 - 2　CRISPR/Cas9 技术构建基因修饰小鼠流程

(一)同期发情和超数排卵

实验开始的第一天,给供体(donor)雌鼠注射孕马血清促性腺激素(pregnant mare serum gonadoropin,PMSG)诱导供体雌鼠同期发情。间隔 46~48 h 后,也就是实验的第三天,给供体注射人绒毛膜促性腺激素(human chorionic gonadotrophin,HCG)诱发超数排卵。HCG 注射后,于当天下午将供体鼠与雄鼠合笼交配。

(二)受体鼠的准备

挑选处于发情期的雌鼠于实验的第三天下午和提前准备好的结扎雄鼠合笼,制备胚胎移植时用的受体鼠。一般结扎雄鼠均是提前准备,雄鼠结扎后至少有两次不能使雌鼠受孕才能用于受体鼠的制备。

(三)受精卵收集

实验第四天早晨检查供体和受体鼠阴道栓,有阴道栓的为阳性。处死供体雌鼠,打开腹腔,取出输卵管和小部分子宫。在显微镜下找见输卵管膨大部,然后剪开,可见卵团自动溢出来。用透明质酸酶消化掉卵细胞周围的颗粒细胞。将形态正常的受精卵收集在一起,在 37℃、5% CO_2 条件下用改良 KSOM 培养基培养,直至用于显微注射(表 11 - 2)。

表 11 - 2 胚胎采集

雌鼠注射 0 h HCG 并与雄鼠合笼	采集胚胎细胞	采集方法
~28 h	1 cell	撕开输卵管膨大部
~44 h	2 cell	
~55 h	4 cell	冲洗输卵管
~65 h	8 cell	
~72 h	桑葚胚	
~85 h	早期囊胚	冲洗子宫

（四）显微注射

将外源基因注射到受精卵的过程,是在带有机械臂的倒置相差显微镜下进行的。用固定针吸住受精卵,将吸入注射针内的外源 DNA 溶液注入雄原核中。注射后的受精卵再移到 KSOM 中,在 37℃ 、5% CO_2 条件下稍微培养后挑选形态完好的受精卵移植。

（五）胚胎移植

麻醉假孕受体鼠,在其背部输卵管部位切出一小口,找出卵巢和输卵管。将输卵管拉出体外,可用小血管夹夹住输卵管周围脂肪以固定。用吸管吸 10 ~ 15 个已注射受精卵,依次吸气泡、M2 培养液、气泡、受精卵、气泡、M2 培养液,在解剖显微镜下将其移植到受体鼠的输卵管。将输卵管送回体腔。相同方法移植另一侧,缝合切口。待 F0 代仔鼠出生后,剪尾鉴定,鉴定得到的阳性小鼠用于后续繁育。

三、基因修饰动物的检测和建系

基因修饰个体基因整合与表达检测包括基因水平、转录水平、蛋白质水平等。进行检测前,必须对潜在基因修饰动物进行编号,可以避免基因检测结果的混乱,保证检测结果的有效性。

（一）基因修饰动物编号

利用打耳号、剪脚趾、染料涂抹、打耳标等方法可以有效地对动物实施编号,这样可以避免基因检测结果的混乱,保证检测结果的有效性。可以通过剪取动物耳朵、尾巴、脚趾等组织来获得基因检测所需要的基因组 DNA。

（二）基因修饰 DNA 水平检测

采用 Southern blot 杂交、原位杂交和 PCR 等方法进行检测。PCR 法作为检测阳性基因修饰动物的基本方法,一般都是作为初筛法来使用,即通过对外源基因特异性的序列设计引物,利用基因扩增技术获取阳性条带。如果通过 PCR 检测,检测到了阳性条带,那么说明该潜在基因修饰动物可能为转基因动物。

(三)基因修饰 RNA 水平检测

采用 Northern blot 杂交方法,如果表达过低或存在内源性的同源基因表达,则受限制,反转录聚合酶链反应(RT‐PCR)则是高敏感、特异检测转基因表达的方法。

(四)基因修饰蛋白质水平检测

采用 Western blot 分析时,内源性同源产物会有干扰,所以抗体的特异性非常重要;通过 Southern blot 确定为阳性的动物,我们才能确认为转基因动物,并称之为"首建动物"(founder)。利用这些动物来繁育出整个转基因动物品系。

需要注意的是,一般获得的首建动物都为杂合子,即两条等位基因上只有一条包含有外源基因,因此需要利用孟德尔遗传规律筛选出纯合的转基因动物;有时候虽然我们经过 Southern blot 确定了首建动物,但是由于基因表达强弱不同使得蛋白翻译情况有差异或者基因插入附近的某些构象干扰了基因表达,最终导致转入基因在蛋白水平并没有变化。所以在转基因动物无明显表型的情况下,可以通过 Western blot 来检测外源基因相关蛋白的表达情况,以确定转基因在蛋白水平来说是否成功,如果蛋白表达水平和基因修饰目标一致,那么说明该基因修饰在多个水平都是成功的;如果蛋白表达无差异,而 Southern blot 又能检测得到,说明外源基因的蛋白表达由于某些干扰出现了缺失。

(五)基因修饰动物建系

通常会产生多个首建动物,基因修饰同源重组过程中存在随机插入的可能性,每一个首建动物都不同,需要建立不同的系,用于得到表达水平各异的稳定遗传的基因修饰动物品系。首先要考虑基因修饰动物的遗传学背景,将首建动物与相应的遗传背景小鼠交配产生基因修饰的纯合子或者杂合子品系。基因修饰动物的表型分析是非常重要且细致困难的工作,需要全面仔细的表型分析来确定其表型。

第四节 基因修饰动物分类及应用

基因修饰动物模型根据其基因修饰类型的不同,可分为转基因动物、基因敲除动物、基因敲入动物和基因敲低动物。

一、基因修饰动物的分类

(一)转基因动物模型

本部分主要介绍狭义转基因动物,即通过生物学方法将设计的目的基因用显微注射等方法导入到动物胚胎细胞中,并整合入动物生殖细胞基因组中,然后将着床前的胚胎细胞再植入受体动物的输卵管(或子宫)中,使其发育成携带有外源基因的转基因动物,并能稳定遗传至下一代。广谱表达启动子或组织/细胞特异性启动子都不能人为地调控转基因的表达水平。具有可调控性启动子的诱导性基因表达系统(inducible gene expression system)和位点特异重组系统(site specific recombination)的出现使转基因可以在一定时间、一定的组织细胞中正确地表达。

1. 诱导性基因表达系统

该系统允许转基因在特定时间、特定组织及特定细胞类型内调控基因表达水平。目前,应用最广泛的诱导性表达系统是基于可诱导的四环素操纵子调控系统 Tet - Off/Tet - On 和雌激素受体与激素他莫昔芬(tamoxifen)系统。通常在实际操作中,需要构建两种转基因小鼠,一种是用组织特异性或其他启动子表达的 Tet - Off/Tet - On 转基因小鼠,另一种是将转基因克隆于 TRE - CMV 启动子后的表达目的基因的转基因小鼠。接着,将上述两种转基因小鼠交配,使两个基因同时转入一只小鼠体内(图 11 - 3)。

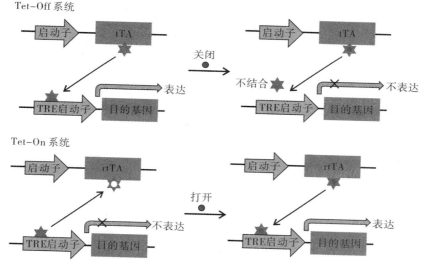

图 11 - 3　Tet - Off /Tet - On 示意图

2. 点特异重组系统模型

该系统包括 Cre - Loxp 系统和 FLP - FRT 系统,其中 Cre - Loxp 系统介导的点特异重组系统应用最为广泛。Cre - Loxp 系统最常用于条件性基因敲除(conditional gene knockout,CKO),也可用于转基因的条件性表达。Cre(causes recombination)是从噬菌体 P1 中分离的一种 38 kDa 的重组酶,识别 Loxp [locus of crossing (x) over,P1]位点。Loxp 元件是一段长 34 bp 的有方向性序列,由两端各 13 bp 的回文序列和中央 8 bp 的非对称序列组成。Cre 重组酶可以介导两个 Loxp 元件间的重组反应,每个重复序列可以结合一个 Cre 重组酶分子,重组发生在间隔区。如果同一条 DNA 链上的两个 Loxp 元件方向相同,Cre 重组酶会介导 Loxp 元件间的 DNA 序列切除并环化,原序列中只留下一个 Loxp,另一

Loxp 元件重组进入环化切除序列中并随着细胞分裂而丢失。如果同一条 DNA 链上的两个 Loxp 元件方向不同,Cre 重组酶会介导 Loxp 元件间的 DNA 序列倒置。如果两个 Loxp 元件位于不同的 DNA 链上,Cre 重组酶会介导不同的 DNA 链上之间发生链间重组,导致大片段互换(图 11 - 4)。

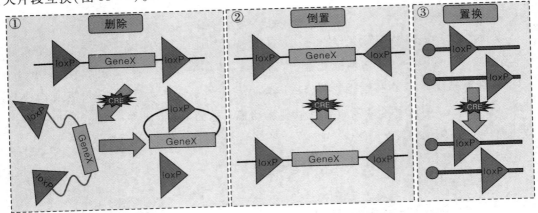

图 11 - 4　Cre - Loxp 系统示意图(刘恩岐,2014)

(二)基因敲入动物模型

基因敲入是利用基因同源重组,在目的基因位置引入特定的突变或外源有功能基因(基因组原先不存在、或已失活的基因),如在目的基因引入点突变(模拟人类遗传疾病模型),或将报告基因(如 *EGFP*、*RFP*、*mCherry*、*YFP*、*LacZ*、*Luciferase* 等)、需要表达的功能性 cDNA(如 Cre、Dre 等)通过同源重组的方式引入目的基因的特定位点,从而使报告基因或其他 cDNA 的表达与目标基因的表达一致。

1. 全身性基因敲入动物

全身性基因敲入动物可分为两种,第一种为定点敲入,即在不删除宿主基因组序列的前提下,将外源基因定点整合后控制其高效表达,通过人为控制插入位点可以有效避免基因插入内源基因外显子产生突变,干扰其表达,还可以尽量避免插入位点效应对于外源基因表达产生的基因沉默,让基因敲入更稳定。目前,ROSA26 位点因其启动子在小鼠体内广泛表达,表达效果虽然在不同研究者有所差异,但存在这种普遍性表达活性对于动物模型研究具有重要意义,已成为小鼠基因敲入最常用的位点。ROSA26 位点位于小鼠第 6 号染色体,表达 4 个非编码转录本,该位点基因敲入对小鼠健康无副作用,并能保证转入基因的正常稳定表达,虽在该位点敲入的纯合小鼠子鼠出生率略低于杂合子鼠,但也可正常发育及繁殖。常规的 ROSA26 位点敲入是将外源基因编码区插入至其第一个内含子中,位于基因捕获位点的上游 248 bp,限制性内切酶 XbaI 位点处。ROSA26 位点基因敲入成功解决了转基因动物插入位点不确定、无法预测表达量的问题。

另一种是原位敲入,即在原基因敲除的位点插入新基因,是基因敲除的逆过程。这种敲入首先使用基因修饰技术切割该段基因,接着利用同源重组将经过点突变的片段整合入原基因组位点来构建。这种敲入方式比直接敲入一个新基因更加直接单纯,也是目前基因敲入的重要策略之一。

2.条件性基因敲入（conditional knock in，CKI）动物

全身性基因敲入动物因外源性基因广泛全身表达可能会造成一些不可预知的表型,一些外源基因的持续性表达会引发动物在胚胎期致死、特定发育阶段致死或紊乱等问题。因此,研究者们为解决调控敲入基因的时空特异性表达,加入 Cre/Loxp 重组系统调控外源基因表达,通过控制 Cre 重组酶的时空特异性表达,即可在特定时间地点启动敲入基因的表达。

（三）基因敲除动物模型

基因敲除是指通过一定的途径使机体特定的基因失活或缺失的技术。基因敲除主要是应用 DNA 同源重组原理,用设计的同源片段替代靶基因片段,从而达到基因敲除的目的。随着基因敲除技术不断发展,除同源重组外,新原理和技术也逐渐被应用于基因敲除,例如基因的插入突变和 RNA 干扰（RNA interference，RNAi）,同样可以达到基因敲除的目的。

1.全身性基因敲除动物

全身性基因敲除是通过基因敲除技术,把需要敲除目的基因的所有外显子或几个重要的外显子或者功能区域敲除掉,获得全身所有的组织和细胞中都不表达该基因的小鼠模型。主要用于研究某个基因(要求该基因为非胚胎致死性基因)对全身生理病理的功能。

2.条件性基因敲除动物

许多重要基因,尤其是与发育相关基因的敲除,可能会引起胚胎致死及发育迟缓等问题,并且有些基因的表达具有时空性和细胞类别特异性。为解决这些问题,研究者们开发了 CKO 技术。

CKO 是通过基因敲除把两个 Loxp 位点放到目的基因一个或几个重要的外显子的两端制备出 floxed 小鼠,该 floxed 小鼠在与表达 Cre 酶小鼠杂交之前,该目的基因表达完全正常,而当该 floxed 小鼠与组织特异性表达 Cre 酶的小鼠进行杂交后,可以在特定的组织或细胞中敲除该基因,而该基因在其他组织或细胞表达正常。CKO 主要应用于具有胚胎致死性目的基因的研究;用于研究基因在特定的组织或细胞中的生理病理功能;与控制 Cre 重组酶等表达诱导系统相结合,还可以对某一基因的表达同时实现在时间和空间两方面的调控。

（四）基因敲低动物模型

基因敲除动物是分析基因功能的经典生物医学技术,可以完全使某个基因失活,但一些生物医学研究需要调低动物模型体内的某个基因表达。而细胞内原本就存在一些

机制可以从 RNA 水平调控基因表达,如 RNAi。利用这一原理,研究者构建了表达 RNAi 的基因修饰动物,这类动物通过随机敲入或定点插入将某个 RNAi 表达载体整合入基因组,利用 RNAi 表达机制调低对应基因的表达。RNAi 基因修饰不仅丰富了体内研究基因功能的可塑性及系统性方法,而且可以快速、可靠且经济地产生基因修饰动物。虽然,RNAi 基因修饰不能代替其他精准修饰的基因编辑技术,但在特定的时空、细胞或组织中可逆地抑制内源基因表达。

二、基因修饰动物的应用

目前,基因修饰动物研究已广泛应用于生物医学、遗传学、发育生物学及畜牧学等领域,已建立了大量的基因修饰动物模型,为研究癌症、精神类疾病、代谢类疾病及免疫性疾病以及基因时空特异性表达调控等提供宝贵的动物模型。同时,为建立人类各种疾病动物模型提供更有效的途径。另外,基因修饰动物技术为培育优质、高产、抗病的新动物品系及获得某些重要的具有生物活性的蛋白质提供了更理想的手段。

(一)人类疾病模型及药物筛选模型

基因修饰动物在应用于人类疾病模型及药物筛选模型等方面具有重要作用。研究表明,许多疾病与基因遗传具有一定程度的相关性,而基因修饰动物是在分子、细胞、整体等层面研究目的基因的有力工具。在动物体内修饰目的基因,在体内研究外源基因的表达规律及产生效应,或者基因缺失产生的影响,从而分析致病基因的致病机理,并进行药物的研发及筛选,对疾病的预防与治疗具有重要意义。

目前已建立了多种人遗传性疾病的动物模型,如阿尔茨海默病模型、骨关节炎模型和代谢障碍类疾病模型等。$Tnfrsf11b$ 敲除小鼠模型具有典型的骨质疏松症和动脉钙化的表型,可以为人类骨质疏松症治疗药物的筛选和评价、骨质疏松基因治疗、破骨细胞和成骨细胞的相互作用机制等研究提供理想的动物模型和新型研究手段,具有重要的理论意义和应用价值。刘忠华教授利用体细胞核移植技术,成功制备了绿色荧光蛋白(green fluorescent protein,GFP)转基因猪,该转基因猪为人类疾病模型及异种器官移植的研究奠定了重要的基础。此外,基因修饰动物作为药物筛选模型,如抗艾滋病病毒药物筛选模型在新药的研发、药物毒性检测等领域也发挥着重要作用。

(二)肿瘤学研究中的应用

利用基因修饰技术,制备某些常见的基因修饰肿瘤动物模型,可以加深我们对肿瘤发生的了解。利用某些处于前癌状态的转基因动物,可为有关肿瘤的多步发生中"第二步打击因子"的实验提供了强有力的手段。将不同的癌基因再导入这些处于前癌状态的动物,可以证实它们对肿瘤发生发展的不同影响,并有可能为抗癌治疗建立更多更可靠的动物模型。

因此,基因修饰技术在肿瘤病因学、发病学和治疗学的应用研究中具有十分重要的意义。1984 年,Brinster 等将癌基因导入小鼠受精卵,所产生的小鼠能发生脉络丛乳头状瘤,从而开创了肿瘤研究的新纪元。随着多种肿瘤转基因及基因突变型转基因动物模型的建立,极大地推动了肿瘤形成分子机制的研究。在癌基因、抑癌基因的研究中获得丰硕成果,并为潜在致癌源的测试、肿瘤治疗及抗癌药物的筛选开拓了新途径。近 10 多年来肿瘤学研究最大的突破是发现了癌基因,截至 1990 年,已发现癌基因约有 100 个,其功能各不相同。研究证明,各种脊椎动物都携带癌基因,正常情况下并不引起细胞癌变,只有在某些条件下才能被激活,致使癌基因发生扩增等导致细胞癌变。癌基因相关研究首先是借助基因修饰技术发展起来的。

目前较常用的几种基因修饰动物模型有:①用四环素反式因子 rtTA(reverse tetracycline responsive transactivator)与四环素(tetracycline)或四环素类似物多西环素(doxycycline)结合后可激活四环素操纵子的表达 Tet – On 转基因小鼠,而 tTA(tetracycline responsive activator)与多西环素结合则发挥抑制四环素操纵子表达的作用。这样,tet – on 转基因小鼠可因多西环素的摄入而激活癌基因的表达。Tet – Off 转基因小鼠则将持续表达癌基因,直至因多西环素的摄入而被特异抑制。②猿猴病毒 40 大 T 抗原(simian virus 40 large T antigen,SV40 Tag)已成为公认的癌基因,国际上利用 SV40 Tag 基因与具有不同组织表达特异性的启动子结合,即用组织特异性启动子表达或 Cre – Loxp 条件表达 Tag,已成功制备了前列腺、卵巢、乳腺、膀胱、肺、肾、肝、脑、胃等组织的各种肿瘤小鼠模型。SV40 Tag 转基因小鼠能自发产生脑神经瘤、原发性外胚层肿瘤、垂体瘤和甲状腺瘤。

(三)免疫学及异种移植研究中的应用

人类相关疾病机理研究、药物研发、器官移植研究和干细胞研究中,免疫缺陷动物模型也有重要的应用。随着包括 ZFN、TALEN、CRISPR/Cas9 等新兴靶向基因修饰技术出现,为制备高效率的免疫缺陷动物模型构建提供了技术支持,这些技术已应用于中型和大型免疫缺陷动物模型构建,并获得了包括 KO Rag1/Rag2 兔、KO Rag1/Rag2 猪、KO IL2rg 猪等免疫缺陷动物模型。这些动物模型不仅能用于人类 SCID 相关疾病研究,评价干细胞移植的效率和安全性,还可以进行临床前手术治疗研究,生产人源化动物模型等,进而架起实验动物与医学应用的桥梁,促进临床前细胞再生策略综合评价体系的发展。

人类器官移植的供体向来稀少,人与人之间的器官移植往往受制于器官本身的供体数量。因此,动物器官向人移植被提上了研究日程。然而种间的排斥反应异常激烈,可在移植后短时间内通过排斥反应导致器官功能丧失。转基因动物的出现,使得研究人员可以通过克隆受体的补体调节蛋白基因并转移至供体动物基因组中,使之在供体内表达,采用这种转基因动物器官移植后,就可避免超级排斥反应的发生,其效果类似于同种移植。目前,转基因猪已成功向人提供皮肤移植的材料。

有研究者将重排的 Ig 基因和其对应的抗原基因分别注射到小鼠受精卵得到转基因小鼠,为研究免疫耐受性产生的机制提供动物模型。还有研究者利用转基因动物技术对自身反应性 T 淋巴细胞克隆的排除进行了研究,证明了 T 细胞克隆灭活学说,对克隆灭活理论的研究具有重要意义。更有研究者以大鼠胰岛素启动子控制 *MHC* 基因,以此重组基因建立转基因小鼠,用该转基因小鼠研究结果表明,转基因小鼠中出现的 I 型糖尿病(胰岛素依赖性糖尿病)(diabetes mellitus type 1,DMT1)仅仅是由于在胰岛 β 细胞中的过量表达 MHC,导致胰腺机能障碍,胰岛素分泌减少而引起,在此发病过程中并无自身免疫反应发生,为 DMT1 病因学研究提供了直接的证据。

(四)在代谢类疾病中的应用

敲除低密度脂蛋白受体(low – density lipoprotein receptor,LDLR)或者载脂蛋白 E(apolipoprotein E,ApoE)的小鼠模型,在 8 周时便可观察到明显的硬化斑块,可作为动脉粥样硬化的高质量模型。使用肝脏特异性 *Arid*1*a* 敲除小鼠研究发现,*Arid*1*a* 可特异地调控肝细胞重编程,若在肝细胞中特异性敲除 *Arid*1*a* 基因,会抑制肝脏门静脉损伤所诱导的肝细胞去分化,导致肝脏的损伤修复出现缺陷。

(五)生物反应器中的应用

近年来,应用转基因动物乳腺生物反应器生产转基因药物蛋白被广泛研究,这种全新的生物药物生产模式具有成本低、效益高和产量高等优点。该类生物药物蛋白的研发已在许多领域取得突破性成果,这些生物医用蛋白在相关疾病的诊断和治疗等方面具有巨大的应用价值,如血清白蛋白、溶菌酶、α1 胰蛋白酶(α1 – antitrypsin,α1 – AT)和乳铁蛋白等。我国在转基因动物生物反应器药物蛋白研发领域取得了显著成就,已利用猪、牛、羊等生物反应器成功表达了抗肿瘤蛋白、免疫球蛋白等药用及保健蛋白。2005 年,中国农业大学李宁院士等,利用转基因体细胞克隆技术,分别获得了导入"人乳铁蛋白""人α – 乳清白蛋白""溶菌酶"及"岩藻糖化蛋白"等基因并成功表达的转基因牛。此后,我国又陆续获得了携带有人胰岛素基因的转基因克隆牛,有效表达治疗人恶性肿瘤的 CD20 蛋白的转基因牛以及含转乳糖分解酶基因的转基因牛等。目前,一些药物蛋白的表达量处于世界领先水平,推动着生物医学领域的发展。

(六)在病毒性疾病研究中的应用

利用转基因动物技术在研究病毒性疾病的致病机理、预防治疗等方面已取得一些成果。主要有以下几个方面:①将病毒的全基因组 DNA 导入小鼠基因组,这种转基因小鼠不仅具有表达病毒蛋白的能力,还能进行病毒 DNA 的复制,目前已制备成功的有 AIDS病毒、乙型肝炎病毒和人白细胞白血病 I 型病毒的小鼠模型,它们在发病机理探讨和治疗药物的筛选等方面有重要价值;②将病毒特定基因如乙肝病毒 *X* 基因、*S* 基因导入小鼠

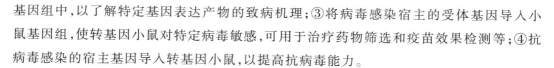

基因组中,以了解特定基因表达产物的致病机理;③将病毒感染宿主的受体基因导入小鼠基因组,使转基因小鼠对特定病毒敏感,可用于治疗药物筛选和疫苗效果检测等;④抗病毒感染的宿主基因导入转基因小鼠,以提高抗病毒能力。

(七)在基础生物研究中的应用

转基因动物对于基础生物学研究的贡献主要集中在基因功能方面。基因的变化可以改变蛋白结构和表达情况,进而对机体的生理代谢产生影响,然而获得基因变化的生物体极其不易。随着转基因动物的出现,研究人员使用小鼠或大鼠等生长繁殖快的动物制作转基因动物,并在很短的时间内获得大量的转基因动物群体,在 RNA、蛋白质、生理水平直接检测转入基因所导致的表达产物和表型的变化,更加有利于研究基因的功能和基础的生物学问题。同时,转基因动物还可用于组织特异性和发育阶段性基因调控的研究。此外,在生物研究中的细胞系分离也可以用到转基因动物。利用各种荧光标记的转基因动物,通过组织特异启动子启动荧光的表达,进而筛选出特异的组织细胞,分离出该细胞系用于后续研究。

(八)药物研发和药效评估

基因修饰小鼠对药物研发做出的贡献不容小觑。基因修饰的疾病模型小鼠是药物开发不可或缺的研究工具;另外,在近来火热的肿瘤免疫治疗研究领域中,免疫检查点基因修饰人源化小鼠也为抗体药物的临床前药效评价提供可靠模型。

(九)在神经变性疾病中应用

因表达突变基因的神经退行性疾病小鼠模型,并不能表现出像病人脑中一样的典型神经细胞死亡的重要病理特征,许多有治疗效果的药物在小鼠模型中有效,但在临床上对病人却无效。为了探索与人类更相似的大动物能否更好地模拟神经退行性疾病,在美国 Emory 大学合作者的支持下,我国遗传与发育生物学遗传研究所的李晓江教授和李世华教授于 2008 年就已成功地将外源性的突变基因引入到猕猴体内,建立了世界首例转基因亨廷顿舞蹈病的猴模型。在这个模型中,可以明显地观察到相应的病理特征和行为变化。然而,由于表达外源性致病基因片段的毒性过强,实验中的转基因猴子出生后,基本在较短时间内就死亡了,不能将致病基因传代,严重限制了科学家们对其进一步探索和研究,无法达到筛选治疗疾病的药物的目的。所以,迫切需要新的基因修饰模型用于该类研究。2015 年,李晓江博士在 *Molecular Neurodegeneration* 上发表综述,讨论了用 CRISPR/Cas9 技术来构建大型动物模型,能够更为真实地模拟人类退行性疾病。2018 年,该团队经过 4 年努力,利用 CRISPR/Cas9 技术及体细胞核移植技术,成功培育出世界首例亨廷顿舞蹈症基因敲入猪,能精准地模拟人类神经退行性疾病的症状。

第五节　影响基因工程小鼠繁殖的因素及条件的优化

随着社会的发展、环境的改变和科学技术的进步,影响繁殖的因素也发生变化。各种因素都可能会对实验动物的繁育,尤其是基因工程小鼠的繁殖产生影响,这就使得我们不得不考虑影响繁殖力的内在因素及外在因素。

一、内在因素

(一)遗传因素

繁殖力是考评繁殖情况的重要标准,通过杂交,繁殖力的遗传得以证明,近交繁殖可引起个体繁殖能力降低,相反,杂交可以提高母鼠产子数及子代成活率。雄性的精液质量、精子数量、精子能力与遗传性有直接关系,受精卵的数目取决于精液质量和受精能力。但由于特殊用途的小鼠多采用近交繁殖的方法,由此会很大程度地影响繁殖能力。基于以上原因,在选择亲本时应该选择品质好、繁殖能力强的个体。

(二)背景品系

各品系小鼠繁殖能力不一,一些品系会出现攻击性及第一胎食仔(如 C57BL/6)情况,其中近交系繁殖会导致繁殖能力退化、每窝产仔数下降及仔鼠质量下降等。突变如转基因、基因敲除、自发突变也会影响其繁殖能力。

(三)疾病

某些疾病会影响小鼠的繁殖性能,造成胚胎期或者围产期死亡。解剖结构上缺陷或先天性缺陷(如阴道口闭锁、阴道斜隔、雄性隐睾、雌雄同体)均会影响其繁殖能力。

(四)年龄因素

小鼠的繁殖能力随年龄的变化而变化,表现为雄性小鼠的精子质量、数量以及交配母鼠的受孕率受年龄影响,随着的雄鼠年龄增长其精液质量也在提高,但生长到一定程度后精液质量又开始下降,同样,雌鼠的繁殖力也随着年龄变化而变化,如若首次交配大于 3 月龄可能无法繁殖。

(五)泌乳与哺乳

雌性小鼠有产后发情的特点,但这一现象与母鼠泌乳期间的卵巢功能、哺乳仔鼠数量有关系。受哺乳期的影响,若产后发情的母鼠配种,会导致受精卵着床延迟从而使其妊娠期延长。

(六)激素

激素水平会影响发情周期从而影响繁殖,外源激素也会影响其繁殖。

李-波特效应：由于缺少雄性刺激导致的繁殖抑制。

魏顿代效应（Whitten Effect）：将雄鼠放入雌鼠群体中会引起雌鼠同步性周期。

布鲁斯效应（Bruce Effect）：雌性小鼠在交配后不久与陌生雄鼠直接接触或暴露于含有陌生雄鼠气味的环境中，会导致雌鼠妊娠终止的可能性增加，而与配偶雄鼠及其气味的接触无变化。

二、外在因素

（一）环境因素

实验小鼠由人工饲养，因此环境因素可直接对其产生影响，如实验小鼠的生长、繁殖能力和实验结果。

1. 光照

光照会影响小鼠的繁殖能力和生长能力，光照对小鼠的主要影响因素有照度、光线波长、明暗交替时间。所以，小鼠的繁殖能力可通过人工控制灯光来进行改变，小鼠的发情期及性周期均与光源波长有关，雄鼠的生殖能力和精液质量受波长、明暗交替时间影响。

2. 温度

温度的变化对小鼠的繁殖性能影响很大，温度偏离最适温度会影响小鼠的繁殖，温度过高会降低小鼠的受精率，增加胚胎死亡率。高温会使雄鼠睾丸的温度升高，导致精子活率下降，同时也会影响卵子受精及受精卵在输卵管内的运动，使受精卵着床率显著降低。因此为了提高胚胎成活率和产仔数，应该给交配的小鼠提供适宜的温度。夏季温度太高会使仔鼠生长发育缓慢。冬季室温过低时，会使种鼠的生长繁殖受到影响，且容易发生疾病。最适合小鼠生长的室温为 19℃ ~25℃，较理想的室内相对湿度为 40% ~70%。

3. 噪声

噪声指频率过高、声压过大，带有冲击性，具有复杂声波的声音。这类声音会对小鼠的心理和生理造成不利的影响。噪声可降低小鼠的受孕率、产出率及增加食仔的发生。

4. 垫料

我国大多数实验动物的垫料使用锯末、刨花等，其木材来源及种类不固定且无法追踪，故质量难以控制，不确定性太大，批次间差异大，从而影响小鼠的繁殖。我国也有使用玉米棒芯作为垫料，其来源丰富，但农药、化肥污染严重，对实验动物的生长发育繁殖不利，会降低实验动物的繁殖。故应选用质量合格，来源稳定的垫料。

5. 气味

频繁换笼可干扰孕期小鼠的繁殖，甚至引起母鼠食仔。

(二)营养因素

1. 营养水平

哺乳期母鼠在低营养水平饲喂时,卵巢机能下降。相反,高营养水平饲喂小鼠可使其性成熟加快。缺乏蛋白质,会使精液量减少、质量下降。但饲喂过量蛋白质则可引起母鼠肥胖从而会影响母鼠发情周期、导致受孕率降低、产仔数下降、难产等。雄鼠肥胖时其性交能力下降,畸形精子数量增加,精子活性降低,同时性欲减退,交配困难。

2. 维生素和矿物质水平

实验动物的健康生长、繁殖离不开维生素和矿物质,但需要在合适范围内,过量也会影响实验动物的繁殖能力。

(三)管理因素

实验动物都是由人工饲喂的,可以通过人为的方法控制其繁殖,在对整个种群或个体繁殖能力进行全面评估后,根据需要量制定出合适的管理方案。科学的饲养、合适的方案,严格的交配制度,会提高小鼠的繁殖效率。但如果管理不善,会使动物的繁殖能力降低,甚至有可能造成实验动物不育。

科学合理地开展实验动物的繁育工作要结合以上因素进行全面考虑,严格执行各环节工作,争取把各影响因素减少到最低,只有这样才能提高实验动物的生产繁殖能力。

三、小鼠繁殖条件的优化

(一)更换

周期性更换交配的雌性和雄性小鼠,更换长期不生育小鼠。一般合笼 1 个月还未见雌鼠怀孕的,则需要分别更换雌性和雄性小鼠。

(二)提早

在雌性小鼠性成熟后尽早实施交配繁殖,尽量与有交配繁殖经历的雄鼠进行交配。

(三)记录

对繁殖情况进行详细的记录:生殖频率、每胎产仔数、死胎数、雌雄比例等信息,需要尽可能详细的记录在案,以备需要时查询。掌握每只小鼠的繁殖状况,可以随时调整交配繁殖方案。

(四)发情

雌鼠性成熟后每 3~5 天有一个发情期,发情期为 4~5 天,可以充分利用发情期内与雄鼠合笼繁殖。小鼠在产后 12~14h 内有一次产后性周期,可以利用这次发情与雄性小鼠合笼,提高小鼠的繁殖效率。

第六节　基因工程小鼠辅助生殖

随着生物医学研究不断发展,KO、CKO 及 KI 等基因修饰动物的应用越来越广泛。某些基因的修饰可能会影响小鼠的生殖能力,实验需要大量同日龄基因修饰小鼠,小鼠感染病菌,以及长时间种群内自交等情况,均可能会造成基因修饰小鼠繁殖能力降低或者遗传性状改变进而影响动物实验,常规的繁育方式无法满足这些小鼠品系繁育及实验需求。因此,需要联合人工辅助生殖技术(artificial reproductive technology,ART),进行相关品系的净化或扩繁。

人工辅助生殖技术是指采用一系列人为干预措施,借助当前先进的生物技术,帮助或增进动物繁育的生殖技术。根据需要不同,辅助生殖的方法主要包括:人工诱导超数排卵技术、体外受精技术、胚胎移植技术、卵巢移植技术和人工授精技术等。

一、人工诱导超数排卵技术

超数排卵(superovulation)是指利用促性腺激素对动物排卵进行调控,并获得大量卵细胞或胚胎的方法,简称"超排"。小鼠体外受精、净化扩繁、胚胎早期发育以及显微注射等胚胎工程,均需要大量卵子或胚胎用于实验,这类实验一般采用人工诱导排卵。人工诱导排卵不仅可以控制动物的排卵时间,同时可以使群体发情时间趋于同步化,还可进一步诱导雌鼠产生大量集中成熟的卵母细胞。

小鼠的超数排卵受到雌鼠的品系、年龄、体重、激素剂量以及激素注射时间等多种因素影响。

(一)雌鼠影响

雌鼠的性成熟度是影响超数排卵的主要因素。雌鼠品系不同,适于超排的最佳年纪也不同。一般最佳超排年龄为 3~6 周龄,在这一时期,卵泡波已出现,对激素敏感的卵泡数量急剧增加,适于超排。但是,年龄并不是反映性成熟度的唯一指标,营养情况和健康状况也会影响卵泡的成熟。营养不良或者患病一般可导致小鼠发育迟缓,进而导致超排的卵母细胞数降低。

近交系和封闭群小鼠超排后排卵数是不同,甚至是同一品系小鼠不同饲养环境下的超排反应也可能不同。

(二)促性腺激素剂量以及注射时间

促性腺激素剂量及注射时间,对小鼠的超排数目也有很大影响。目前,通常使用孕马血清模拟内源性促卵泡激素促进卵母细胞成熟,使用人绒毛膜促性腺激素(human chorionic gonadotropin,HCG)模拟促黄体素的作用诱导排卵,对小鼠进行超排。孕马血清促性腺激素(pregnant mare serum gonadotropin,PMSG)具有类似促进卵泡发育的分子结构,并且主要的特异性功能也类似与促卵泡生成素(follicle stimulating hormone,FSH)。在小鼠的排卵过程中,PMSG 可模拟 FSH 的生理功能,用于发情和超数排卵。

PMSG 和 HCG 联合使用,可有效地促进小鼠排卵,具体的促性腺激素剂量因小鼠品系、健康状况及营养状况的不同而不同。两种药物的注射均为腹腔注射。PMSG 和 HCG 的注射时间间隔不仅影响卵母细胞发育的同步性,还影响获得的卵母细胞数目。内源性 LH 的释放一般在注射 PMSG 之后 50 h 左右,小鼠的排卵一般发生在注射 HCG 之后的 10 ~ 13 h。为控制排卵,注射 HCG 的时间应早于内源性 LH 释放时间。因此,注射 PMSG 和 HCG 的时间间隔应控制在 46 ~ 48 h 之间。反复超排会使小鼠对超排激素产生相应的抗体,因此,尽量避免对同一只小鼠反复进行超排。如实验需要对同一只小鼠再次进行超排时,应适当增加超排激素剂量。

二、体外受精技术

体外受精是指获能精子和成熟卵子在体外人工控制的环境中完成受精过程的技术。使用体外受精技术无需使用大量的种子雄鼠交配合笼,就可以获得大量处于早期卵裂阶段的同时期胚胎,也可以使某些因雄鼠交配困难或雌鼠不能怀孕而无法产生后代的珍贵基因修饰小鼠得到后代。体外受精技术所用的卵母细胞和精子,可以是新鲜获取,也可以是经冷冻保存后解冻复苏的。目前,体外受精技术已成为恢复冷冻小鼠品系的重要方法。体外受精技术的主要操作包括:卵母细胞的制备、体外受精液滴准备、精液采集及获能、体外受精及受精卵培养观察(图11 – 5)。不同实验室使用的体外受精试剂不同,本部分主要介绍本实验室使用试剂。

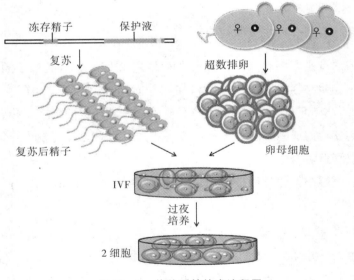

图 11 – 5　体外受精技术流程图

（一）体外受精液滴准备

在受精的前一天或者当天提前 0.5～1 h 制备受精液滴、精子获能滴、胚胎培养滴，并用胚胎测试过的并经过气体平衡的矿物油覆盖于培养液上，并置于 37℃ 的 5% CO_2 培养箱进行平衡。具体液滴数目及大小如下表 11-3。

表 11-3　体外受精液滴准备

	培养皿个数	培养液	微滴大小（μl）	微滴数目
获能皿	1	HTF	120	1
受精皿	3 只雌鼠/滴	HTF	120	3 个/皿
胚胎培养皿	1	KSOM	30～50	6～7 个/皿

（二）卵母细胞的制备

取适于超排的小鼠，第一天腹腔注射 8 U PMSG，第三天腹腔注射 8U HCG（两种激素间隔 46～48 h），HCG 注射后 13 h 后开始取卵。取卵母细胞时，处死供卵雌鼠，从输卵管壶腹部获得颗粒细胞包裹的卵母细胞团，每个微滴加入 3 只雌鼠的所有卵丘团，重复以上步骤收集所有的卵子（每个液滴内 40～50 枚卵子）。

（三）精液采集及获能

鲜精精子采集及获能：取有交配经验的适龄雄鼠并处死，在无菌条件下迅速分离附睾尾和输精管，尽可能去除脂肪和血管，用镊子固定附睾，用 1 ml 注射器针头划开附睾尾挤出精子，将精子团放入获能滴在 37℃ 的 CO_2 培养箱获能 1 h。

冷冻精子采集获能：从液氮中取出精子冻存管放入 37℃ 水浴锅中水浴 10 min，剪开冻存管，利用三通管将精子悬液推入获能液中 37℃ CO_2 培养箱培养 30 min 进行获能。

（四）体外受精

受精皿微滴中加入已获能的精子，鲜精 7～10 μl/滴，冻精 10～16 μl/滴，37℃ 的 CO_2 培养箱培养 4～6 h 进行体外受精（具体精液体积根据精子状态及密度而定）。

（五）受精卵培养观察

37℃ CO_2 培养箱培养 4～6 h 进行体外受精后，形成受精卵，受精卵与颗粒细胞脱离，此时可以观察到受精卵排出的第二极体，将胚胎转入 KSOM 中培养，定时观察受精情况用于相关实验或胚胎移植。

三、胚胎移植技术

胚胎移植技术是指通过人工方法，把体外发育到某一阶段的胚胎，移植进雌性受体的输卵管或者子宫的技术（图 11-6）。

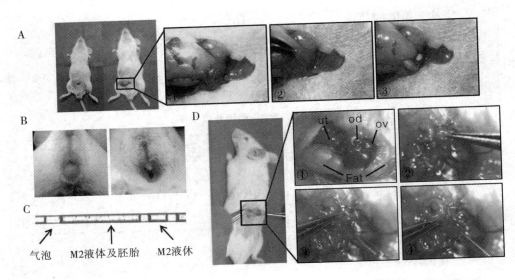

A.结扎雄鼠制作流程图;B.小鼠发情期及阴栓示意图;C.胚胎装管示意图;D.胚胎移植流程图。

图 11-6　胚胎移植流程图

(一)结扎雄鼠准备

选 7~8 周 ICR 雄鼠:①麻醉小鼠,腹腔内侧剃毛;②横向切一个小口,钝性分离内部组织,找出输精管,用镊子提起输精管,剪断输精管;③将脂肪及输卵管轻轻地放回小鼠腹腔内,用同样的方法结扎另一侧,双侧结扎后的雄鼠需单笼饲养并写好标记牌。公鼠结扎完成后,恢复两周待伤口愈合,与正常适龄雌鼠试交配 3 周,若不能使雌鼠怀孕,则证明结扎成功,可用于后续实验。

(二)假孕雌鼠准备

使用自然发情的雌鼠与结扎雄鼠交配,检查阴道栓确认见栓后,方可进行胚胎移植。通常单细胞至桑葚胚期的胚胎可以移植到假孕 0.5 天的雌鼠输卵管,桑葚胚至囊胚期胚胎可以移植到假孕 2.5~3.5 天的雌鼠的子宫角。假孕雌鼠一般选用大于 6 周,体重为 25~30 g的雌鼠。若雌鼠体重过大,卵巢周围脂肪组织过多,会影响移植手术的质量。一般良好的假孕雌鼠为封闭群小鼠,例如 ICR 及 KM 小鼠。

(三)胚胎移植

将胚胎从培养液滴中挑出转入 M2 培养液清洗三遍,在体视显微镜下装载胚胎。移植时,麻醉受体雌鼠,背部脊椎剃毛,剪开皮肤组织后,在肌肉上剪开小口后看见白色脂肪垫,用镊子提出,脂肪夹夹住脂肪,换细头回植专用镊子,固定雌鼠生殖器官。输卵管移植时,避开血管将卵巢囊膜轻轻撕开,找到输卵管伞状口,将回植针插入其中,将胚胎吹入输卵管,一般移植 10~15 枚胚胎/侧;子宫移植时,换细头回植专用镊子,固定雌鼠生殖器官,暴露子宫,用镊子轻轻提起子宫角,使用 1 ml 注射器针头避开子宫上血管,在子宫接近输卵管位置刺一个小孔,插入装有胚胎的口吸管,将胚胎吹入子宫。回植后小鼠尽量单独饲养并写好笼盒标记牌。

四、卵巢移植技术

卵巢移植(transplantation of ovary)是指切取供体小鼠带血管的卵巢,移植到受体小鼠的卵巢系膜内,卵巢系膜可以将供体卵巢固定在正确的位置,经过一段时间恢复,受体卵巢和供体卵巢建立血液供给,供体卵巢可对垂体激素作出反应并排出成熟的卵母细胞,将受体小鼠与雄鼠合笼后,产下子代,鉴定其基因型,筛选来自供体卵母细胞发育而来的子代。卵巢移植不仅可以挽救那些不能存活或者存活率很低的基因修饰雌鼠的生殖功能,还可挽救利用冷冻卵巢保存的小鼠品系(图11-7)。

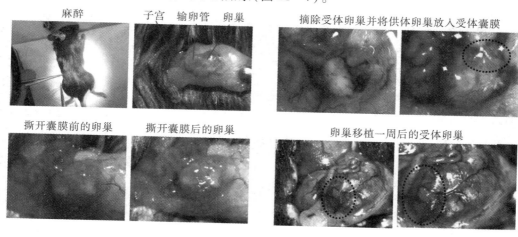

图 11-7 卵巢移植流程图

卵巢移植的具体步骤包括:①处死或者麻醉供体小鼠,取出卵巢,立即将取出的卵巢移植进受体鼠卵巢系膜内,或者先放入 PBS 中短暂停留后移植入受体鼠卵巢系膜内;②麻醉受体鼠,暴露受体鼠卵巢及子宫;③在输卵管伞口部的对侧,将卵巢系膜剪一小口;④用眼科镊将供体卵巢移入卵巢囊膜内;⑤将卵巢和子宫轻轻放回小鼠腹腔,缝合切口及皮肤。

五、人工授精技术

人工授精(artificial insemination,AI)是指利用器械人工采集雄性动物的精液,经一系列检查与处理后,再用器械将精液输入到雌性动物生殖道内适当的位置而繁殖后代的技术。人工授精的优势主要包括:提高优良雄性动物的利用率、提高雌性动物的受胎率、加速其遗传改良的进程、预防疾病的传播、克服雌雄动物体格差异导致交配不易、跨地域的品种资源交流、快速繁育以及降低饲养成本。人工授精与体外受精的不同之处,在于体外受精过程发生在体外,而人工授精的受精过程发生在雌鼠的生殖道内。人工授精技术的基本程序包括采精、精液品质检查、精液稀释、精液保存与输精等环节。

目前,人工授精分为手术授精和非手术授精。非手术授精,通常将一根钝针插入雌鼠的生殖道内,借助于内窥镜将精子送入子宫内,授精后雌鼠立即与输精管结扎的雄鼠合笼诱导假孕。主要步骤分为:①给雌鼠先注射 0.5～1.0 U 的 PMSG,48 h 后注射等剂量 HCG,诱发雌鼠排卵;②注射 HCG 12 h 后处死雄鼠,分离出附睾尾或输精管,尽可能去除脂肪,将附睾尾或者输精管放入液状石蜡覆盖、经 37℃ 和气体预平衡的 HTF 培养液滴中,用眼科镊轻轻挤压出精子,然后将精子置于 37℃ 下孵育获能;③将配有照明光源的内窥镜固定在铁架台上;④牢牢抓住雌鼠并将其腹面朝上,使阴道开口端与子宫颈相对;⑤将钝头针轻轻地通过宫颈插入到子宫;⑥注入足量精子悬液,使精子可以到达两个子宫角;⑦人工授精完成后立即将雌鼠与输精管结扎的雄鼠合笼以获得阴栓。需要注意的是:①注入精子的数量对受精率有很大影响,推荐精子的注入量为(3～10)×10^6个;②人工授精当天可以看作妊娠的第一天;③雌鼠与输精管结扎的雄鼠合笼后,即使没有检到阴栓也可得到妊娠的结果,但妊娠率下降。

手术法授精需要的精子数量较少,适用于冷冻精子的人工授精。主要步骤分为:①授精前一天将雌鼠与输精管结扎的雄鼠合笼以获得阴栓;②处死雄鼠,分离出附睾尾或输精管,尽可能去除脂肪,将附睾尾或者输精管放入液状石蜡覆盖、经 37℃ 和气体预平衡的 HTF 培养液滴中,用眼科镊轻轻挤压出精子,然后将精子置于 37℃ 下孵育获能;③将前一天检栓的雌鼠麻醉,手术暴露小鼠生殖系统;④撕破卵巢囊膜暴露输卵管伞部,将精子悬浮液(2～5)×10^4装入移液管中,并将精子输入输卵管的壶腹部(重复该步骤,对另一侧的输卵管进行精子移植);⑤将生殖器官重新放入体腔内,缝合肌肉层及皮肤层。

第七节　基因工程小鼠的保种

基因修饰小鼠开始扩繁或动物实验结束后暂不使用时,可使用精子冻存或胚胎冻存技术先将动物进行冷冻保种。冷冻保种不仅可以降低动物保存的成本,还可以保证基因修饰小鼠不因疾病、人为因素或是遗传性状的改变造成太大损失。可用于小鼠保种的生殖细胞或组织有卵母细胞、胚胎、精液及卵巢等。本部分主要介绍小鼠保种最常用的两种方法,即精子冻存和胚胎冻存。

一、精子冻存

精子冻存保种所需的供体较少,方法简便、快捷且经济。但精子冻存后,需要进行 IVF 复苏,确定冻存精子活力。选择精子冻存保种时,应注意以下问题:①尽量冻存纯合子基因修饰小鼠精子,因为精子冷冻后复苏,一般与其背景雌鼠所得卵子进行 IVF 便可获得杂合子目的基因修饰小鼠,杂合子目的基因修饰小鼠进行兄妹交配,子二代便可得到纯合子目的基因修饰小鼠,冻存杂合子小鼠会降低目的基因小鼠的获得率;②精子冻存适宜冻存单基因修饰小鼠,单基因修饰小鼠进行精子冻存经过一次 IVF,便可得到杂合子目的基因修饰小鼠,多基因修饰小鼠进行精子冻存后,需要反复回交和自交才能得到纯合子目的小鼠;③不同品系小鼠精子对低温保存的耐受性不同;④处死小鼠取精子时,附睾尾部残留的血液必须去除干净,残留血液会降低精子活性;⑤精子冻存后,必须复苏验证其活力,验证活力无问题后,方可进行长期保存。

(一)准备工作

精子冻存雄鼠准备,一般需准备进行精子冻存的 2~3 只适龄雄鼠,提前 2~3 个月与雌鼠交配,并生产 2~3 窝,确定雄鼠生育能力良好,方可用于冻精。在采集精子的前 7 天(至少 2~3 天),将雄鼠单笼饲养。

精子冻存试剂准备,提前制作冻存液滴,精子冻存液 R18S3 120 μl/皿,用胚胎测试过的并经过气体平衡的矿物油覆盖于培养液上(使用 35 mm 培养皿),放入 37℃5% CO_2 培养箱中平衡 30 min。

(二)精子冻存

精子冻存主要步骤包括:①处死雄鼠,腹部开口,迅速分离附睾尾;②在体视显微镜下快速去除附睾尾上的脂肪和血液,去除血液和脂肪的附睾在 M2 中清洗,将在 M2 中清洗后的附睾尾放入 R18S3 液滴中,用镊子固定附睾尾,用维纳斯剪将附睾尾剪三个口,使精子团可顺利流出;③计时 3 分钟,置于 37℃恒温台上,1 分钟/次,摇动 3 次,3 分钟后将附睾取出,可见 R18S3 液滴因精液流出已浑浊;④用移液枪将 R18S3 液滴吸入干净的培养皿内 10 μl/滴(注意避免液滴沾染太多液状石蜡),一般可做 10 个液滴,精子冻存管先吸入 3~5 cm HTF(作为冻存保护液),隔一段空气柱后,再吸入 10 μl 精液,最后吸入一段空气,冻存管两端封口;⑤在液氮表面漂浮 10 min,然后存放液氮罐中,做好相应记录。

精子冻存结束后,要对冻存精子进行解冻复苏验证,保存验证受精能力良好的精子(受精率 20%~30% 及以上)长期储存备用,舍弃复苏验证效果不好的冻存精子。具体精子解冻复苏参考本章节体外受精部分。

二、胚胎冻存

胚胎冷冻按照冷冻原理可分为两大类:程序化冷冻及玻璃化冷冻。

(一)胚胎常规程序化冷冻

胚胎程序化冷冻又称为慢速降温冷冻法或者平衡法,是指将待冻存胚胎放入中等浓度的冷冻保护剂中,慢速降温,胚胎在含有冷冻保护剂的溶液中发生脱水皱缩,一段时间后,细胞内外渗透压达到平衡,经慢速降温至 -80℃,将胚胎转移至液氮内长期保存,该方法虽费时,但可靠,适用于冻存各时期胚胎。

该方法胚胎冻存的主要步骤包括:①准备胚胎冻存所需清洗液滴、试剂及培养皿;②收集待冻存胚胎,放入含有冷冻保护剂的溶液中;③慢速降温至 -80℃,使胚胎脱水皱缩,冷冻保护剂可以降低冰点且使胚胎适当脱水,从而达到减少胚胎内外冰晶形成过程中的胚胎损伤,在降温早期通过使用低温处理的镊子或者移液管接触装有胚胎的冷冻管进行"植冰",植冰后,在过冷条件下,胚胎内外冷冻保护剂中的冰晶继续生长,可使胚胎冷冻过程中进一步得到保护;④将装有胚胎的冻存管做好标记投入液氮中,长期保存。

在胚胎冻存后,也要进行解冻复苏验证。胚胎解冻复苏验证的主要步骤包括:①准备胚胎解冻复苏所需 M2 清洗液滴及培养皿等;②从液氮中取出冷冻管,逐滴加入解冻保护液,室温下使胚胎升温,冷冻保护液完全融化后,停留 5~15 min,转移胚胎及解冻保护液至透明平皿中,在体视显微镜下检出胚胎;③将检出胚胎移入室温孵育的 M2 液滴中清洗,逐滴清洗 3 次,进一步去除残余的冷冻保护剂;④将胚胎转移至培养液滴中,待下一步观察或胚胎移植使用。

(二)胚胎玻璃化冷冻

胚胎玻璃化冷冻是将待冻存胚胎放入高浓度的冷冻保护剂中快速冷冻。该方法快捷简便,省略了控温及植冰的过程,无需准备程序冷冻仪。但该方法对微小变化敏感,需操作人员经验丰富,尽量减少胚胎在室温放置时间。

胚胎玻璃化冷冻的主要步骤包括:①准备胚胎冻存所需清洗液滴、试剂及培养皿等,0℃预冷冻存管及保护液;②收集待冻存胚胎(每组 30 枚左右),冷冻前先放入室温的 M2 培养液中备用;③将胚胎转入冷冻平衡液中,轻轻吹打洗涤 3 次后,依次转入 3 个冷冻平衡液内进行洗涤及平衡;④使用移液枪收集装有待冻存胚胎(约 5 μl)冷冻平衡液,加入提前预平衡的冻存管底部;⑤将盛有胚胎的冷冻保存管置于 0℃恒温金属浴上平衡 5 min;⑥冷冻预平衡后,向盛有胚胎的冷冻保存管中加入冷冻保护剂 100 μl,再次平衡 5 min;⑦平衡结束后,将盛有胚胎的冷冻保存管做好标记,迅速投入液氮罐进行长期保存。

胚胎玻璃化复苏冷冻的主要步骤包括:①准备胚胎解冻复苏所需 M2 清洗液滴及培养皿等;②从液氮中取出冷冻管,加入解冻保护液 0.9 ml,轻轻吹打 3~5 次,待冷冻保护液完全融化后,转移胚胎及解冻保护液至透明平皿中,再次向冷冻管中加入 0.5 ml 解冻保护液,重新回收冷冻管中的剩余胚胎,室温静置平衡 5 min;③在解剖显微镜下检出胚胎,将检出胚胎移入室温孵育的 M2 液滴中清洗,室温静置平衡 5 min,新 M2 滴清洗 3 次,进一步去除残余的冷冻保护剂;④将胚胎转移至培养液滴中,待下一步观察或胚胎移植使用。

(张彩勤 赵 亚 毛玉宁)

参考文献

［1］刘恩岐,尹海林,顾为望.医学实验动物学［M］.北京:科学出版社,2008.

［2］刘恩岐,李亮平,师长宏.人类疾病的动物模型［M］.北京:人民卫生出版社,2014.

［3］陶伟,李雪.图说基因工程［M］.北京:中国农业科学技术出版社,2015.

［4］张连峰,秦川,李万波,等.小鼠基因工程与医学应用［M］.北京:中国协和医科大学出版社,2010.

［5］刘忠华,宋军,王振坤,等.体细胞核移植生产绿色荧光蛋白转基因猪［J］.科学通报,2008(05):556－560.

［6］郭祥玉,郑英慧,杨伟莉,等.神经退行性疾病灵长类动物模型的建立与分析［A］.中国神经科学学会.第六届亚太神经科学联合会学术会议暨中国神经科学学会第十一届全国学术会议论文集［C］.中国神经科学学会:中国神经科学学会,2015.

［7］韦日明,诸葛秀红.浅谈实验动物小鼠的繁殖［J］.高教学刊,2015(01):74－75,78.

［8］安德拉斯·纳吉.小鼠胚胎操作实验手册［M］.3版.北京:化学工业出版社,2006.

［9］张彩勤,赵亚,谭邓旭,等.基因工程小鼠制备和保种、育种技术研究［J］.实验动物学,2016,33(04):52－57.

［10］Gaj T, Gersbach CA, Barbas CF. ZFN, TALEN, and CRISPR/Cas－based methods for genome engineering［J］. Trends Biotechnol,2013,31(7):397－405.

［11］Kim Y, Kweon J, Kim A, *et al*. A library of TAL effector nucleases spanning the human genome［J］. Nat Biotechnol,2013,31(3):251－258.

［12］Cong L, Zhang F. Genome engineering using CRISPR－Cas9 system［J］. Methods Mol Biol,2015,1239:197－217.

［13］Hsu PD, Lander ES, Zhang F. Development and applications of CRISPR－Cas9 for genome engineering［J］. Cell,2014,157(6):1262－1278.

［14］Li HL, Nakano T, Hotta A. Genetic correction using engineered nucleases for gene therapy applications［J］. Dev Growth Differ,2014,56(1):63－77.

［15］Doetschman T, Georgieva T. Gene Editing With CRISPR/Cas9 RNA－Directed Nuclease［J］. Circ Res,2017,120(5):876－894.

［16］Wang Guohao, Liu Xudong, Gaertig Marta A,*et al*. Ablation of huntingtin in adult neurons is nondeleterious but its depletion in young mice causes acute pancreatitis［J］. Proc Natl Acad Sci USA,2016,113:3359－3364.

［17］Yang Huaqiang, Wang Guohao, Sun Haitao,*et al*. Species－dependent neuropathology in transgenic SOD1 pigs［J］. Cell Res, 2014, 24: 464－481.

第十二章 实验动物行为学

12

　　行为是动物在个体层次上对外界环境的变化和内在生理状况的改变所做出的整体性反应,并具有一定的生物学意义,动物只有借助于行为才能适应多变的环境,以最有利的方式完成取食、饮水、筑巢、寻找配偶、繁衍后代和逃避敌害等各种生命活动,以便最大限度地确保个体的存活和子代的延续。动物的行为与动物的形态和生理一样,同时也受到遗传和环境两方面的影响。行为学虽常表现为某种形式或者运动形式,但它不局限于一种动作或运动形式。

　　动物行为学(animal ethology)是一门研究动物的沟通、情绪表达、社交、学习、繁殖等行为的学科。动物行为学中所说的行为学包括了个体行为和种群行为,通常是指动物各种形式的运动(跑、跳、游泳和飞翔等),鸣叫发声,身体姿态,个体间的通讯和能够引起其他个体行为学发生反应的所有外部变化。

第一节　实验动物行为学的发展历程

　　动物行为学的发展经历了一个漫长且缓慢的过程,目前已成为多学科交叉的新学科。在理论上,动物行为学涉及生物学的多个分支学科如动物学、生理学、神经生物学、遗传学、分子生物学等,以及生理学、社会学甚至经济学等其他学科;在技术上,现代物理学、化学、数学、计算机科学等都是它不可或缺的支撑学科。

一、动物行为学的萌芽时期

　　人类对动物行为的观察、研究及应用已有相当长的历史。但是,在 20 世纪以前属于动物行为学缓慢发展的阶段,属于萌芽时期。早在旧石器时代(公元前 34 000 ~ 前 105 00),人类就开始关注周围的动物,人类在进行动物家养驯化过程中,也需要了解动物的生活周期和行为。古希腊著名科学家亚里斯多德(Aristotle,公元前 384 ~ 前 322)在他的论著中系统地描述了数百种动物的生活史和行为,开始了观察、描述动物行为的新纪元,被称为"动物学之父"。17 世纪至 18 世纪,更多的科学家关注于动物行为研究,开始比较、探讨和研究不同物种行为。19 世纪动物行为研究的四大先驱——达尔文（Charles Robert Darwin）、摩根（Conwy Lloyd Morgan）、法布尔（Jean Henri Casimir Fabre）和巴甫洛夫（Ivan Petrovich Pavlov）出版了一系列动物行为学相关论著。1859 年，达尔文的《物种起源》的发表，对动物行为学的研究产生了深远的影响。达尔文的著作中有关于动物和人类行为的研究，为科学且客观的实验和观察工作开辟出了一条道路。进化论的主要倡导者、动物心理学创始人之一摩根，在其论著《动物的生命和智慧》中详细记录了动物的繁殖、发育、演变的整个过程，逐一阐述了动物在进化过程中，自然界环境对个体的影响以及个体发生的变化，最终目的是要从动物的行为特征中，寻找它们心理的变化。法国著名的昆虫学家、动物行为学家法布尔是第一位在自然环境中仔细观察动物的科学家，并把自己的观察所得详细、清晰地记录下来，他花了大量时间观察昆虫的生活，说明了昆虫行为的复杂性，并著有《昆虫记》一书。俄国生理学家、心理学家、高级神经活动学说创始人、高级神经活动生理学奠基人巴甫洛夫提出了条件反射这一重要概念，他发现经过训练的犬，能对一个原本不会发生反应的刺激产生行为反应，这一重要的实验揭示了动物学习过程的本质，这是一切动物训练的理论基础，开启了动物训练的新篇章。

二、动物行为学的迅速发展时期

20 世纪是动物行为学迅速发展和真正延伸的世纪。1906 年，美国比较心理学家和动物行为学家詹宁斯（Herbert Spencer Jennings）对原生动物的行为进行了详细研究，在该书关于个体生物体的反应和个体对刺激的反应研究，提供了从原生动物到人类的所有动物的活动和反应性相似性的新实验证据。之后，詹宁斯又出版了《原生动物的行为》一书，该书是第一本专门论述动物行为的著作。德国动物学家海因洛特（Oskar Heinorth）在1871 年至 1945 年间，详尽研究了多种鸭、鹅，比较了它们的运动方式、解剖学特征、社会行为、鸣叫及繁殖行为。海因洛特是第一个将比较形态学应用在动物行为学的科学家，因此被认为是动物行为学的始祖之一。接着，奥地利动物学家劳伦兹（Konard Zacharias Lorenz）受其老师海因洛特影响，建立了现代动物行为学，被称为"现代动物行为学之父"，他研究了动物特别是鸟类的本能与行为之间的关系，并将其观点应用于人类的行为，其中最为著名的是侵略行为。1931 年至 1941 年，劳伦兹和荷兰裔英国动物学家廷伯根（Nikolaas Tinbergen）在自然和半自然条件下对动物进行了长期的观察，发表了诸如"社会性乌鸦的行为学""鸟类环境世界中的伙伴""关于本能的概念""对雁鸭类行为的比较研究"等论文，建立了物种的行为图谱，发现了所研究的行为型的功能。提出了显示、位移、仪式化等新概念和新研究课题。特别是劳伦兹提出的"印记"这一术语，极好地说明了先天性和后天获得性行为的结合问题，在行为分析、行为生态方面做出了很大的贡献。德国动物学家弗里希（Karl Ritter von Frisch）从 1909 年开始研究鱼类的颜色变化，继而研究鱼类和蜜蜂的辨色能力，证明了鱼类具有辨别颜色和亮度的能力，而且辨声能力超过人类。他证明蜜蜂能够辨别除了红色外所有的色彩,甚至可以看到紫外光。并且,蜜蜂除了视觉,也同时具有嗅觉,因此蜜蜂能够辨识 12 种相近的花朵气味。由于蜜蜂在采访花蜜和花粉的同时,也接受了该花朵的色泽、形状、香味、滋味等综合刺激,所以才会有重复采集同一种植物花蜜和花粉的行为机制的诞生,此项研究为动物感觉生理的研究奠定了基础。1973 年,劳伦兹与廷伯根和弗里希共同获得了诺贝尔生理学或医学奖。

三、动物行为学的现代发展

近年来,动物行为学的研究获得了蓬勃的发展,主要是把动物行为与生命科学中许多其他的许多分支学科相互渗透在一起,从不同的角度进一步完整且系统地阐述动物行为的原因、机制、发生或发育,进化与适应功能等问题,不仅揭示了动物行为发生发展的规律及其功能,促进了行为生物学的发展,同时对其他学科也产生了很大的影响,而且对促进心理、生理、遗传、进化等学科的发展也起到了积极的作用。除了研究动物行为,还把研究内容从行为维系群体的作用,扩展到行为的个体发育进化史、行为的控制及社会性组织等方面。通过这些研究,动物行为学发展成为涉及行为学、生态学、生理学、心理学、遗传学、进化论、社会学和经济学等多个领域的综合性学科。

第二节 动物行为学中的基本概念

人类及动物的行为学特征与生存环境、种群间互相作用、种群内生存竞争、进化地位等多种因素有关,如冬眠和夏眠行为是动物应对食物短缺或不利条件的一种生存策略。人类和动物行为均具有如下的特征,①遗传性(heredity):几乎所有的动物都具有与生俱来的、可以遗传的本能行为,如呼吸、疼痛、吸吮、惊恐、摄食、母性等;②获得性(acquirement):动物的多种行为是在个体发育过程中通过各种学习活动而获得;③适应性(adaptability):人或动物为适应生存环境,不断地调整个体的思维、生理功能和行为;④社会性(sociality):社会性是动物界比较普遍的现象。例如,小到蚂蚁,大到大象在群体内部都有不同水平的社会分工;⑤能动性(initiative):是指人类行动的特点。

由于人类具有高度发达的大脑,可以通过学习、总结、逻辑推理等对未来的挑战作出合理的预判,从而采取主动的行为改变,或利用人类的力量改变自然环境,这是人类所具备的优于其他动物应对自然环境的优势。动物行为学对于医学生物学研究的进步有着重要的作用,通过对动物行为学的研究也可了解人类生理过程及相关疾病。研究实验动物行为学,需要对动物的行为加以定义。本节将对实验动物学中常见的基本概念进行介绍。

一、反射(reflex)

反射是指动物对外界或内部感觉刺激的一种反应。反射的特点包括:①在刺激和反应之间有着极强的关系,在相同的条件下,同一刺激总是引起完全相同的反应;②这种反应的固定性是因为在传导神经冲动的神经和引起反射作用的神经之间有着固定的解剖学联系——反射弧;③由于脊椎动物中,多数反射弧只到达脊髓,少数反射弧可到达脑干,因此,反射活动不受脑的高级中枢控制,大都属于无意识的活动。

反射可以区分为条件反射和非条件反射。在非条件反射中,刺激和反应之间的联系是先天的,即反应只能被一定的刺激所引起(遗传决定)不受其他刺激影响。在条件反射中,刺激和反应之间的联系是后天获得的,即刺激和反应之间的联系是在学习过程中建立起来的。

二、动机(motivation)

动机是指动物在即将发生某一行为之前的内部待机状态。动机形成于动物的内部,是由外来刺激、当时的生理状态、遗传和外部环境所形成的动物个性等多种因素所导致。动机实际上是动物对刺激所做出的一种随机的或无定向的运动反应,其强度随诱发刺激强度的变化而变化。动机的最终结果是使动物趋向于有利刺激和避开不利刺激。动机在昆虫和无脊椎动物中最为常见,最简单的动机类型为直动性。

三、反应(reaction)

反应是指有机体或者某个特定体系接受外来刺激作用而引起变化的现象和动作。动物行为学的反应具有疲劳现象,某种刺激可以诱发动物的一种行为,如果这种刺激在短时间内反复多次出现,那么这种行为就会逐渐减弱,甚至完全消失,这就是动物行为学反应的疲劳现象。

疲劳现象是复杂行为的一个普遍特征。有时,刺激的转换也能重新诱发一个疲劳反应。动物的许多活动都有自己的疲劳特征,有些活动(或行为)在第一次被完成后,只需经过很短的时间就可再次被释放,而另一些活动(或行为)在完成一次之后则需间隔很长时间才能再次被释放,这种差别与同一动物对不同行为的差异化需要有关。

四、本能(instinct)

本能是指动物生来具备的、不必学习而可自动做出的有利于个体或种族的适应行为。本能行为的实现是遗传因素与环境刺激的共同结果。本能行为在低等动物中的表现较少的受个体经验的影响,但在高等动物中则大都受到个体经验的加工。本能具有以下几个特征:①其固定的行为模式非学习得来,也不是继承而来;②具有适应性,即适合于解决一个物种在其常态生活环境中经常遇到的问题,但在新异的环境中则未必适合;③本能是物种所特有的。

五、学习(learning)

学习是动物在成长过程中借助于经验的积累而改进自身行为的能力。动物在实践中可以学会做出什么样的反应对自己最为有利,并能据此改变自己的行为。

本能和学习都能使动物的行为适应它们的环境,前者是在物种进化过程中形成的,而后者是在个体发育过程中获得的。

六、冲动(drive)

冲动是指导致某种行为的内部状态和外在刺激的复合。可以将冲动看作持续的刺激,它能使动物在达到目的之前始终保持各种活动,达到目的时冲动才消失,这时生理要求下降,后来的刺激不再引起反应,其反应是暂时的,并局限于某种行为。

七、刺激(stimulus)

刺激是指外部环境引起动物发生反应。自然界中的动物通常会接受来自各种类型的刺激,因此其行为学也是综合多种刺激后做出的,并对各种刺激有一定的兼容性。

八、阈值(threshold)

在动物行为学中,阈值是指释放一个行为反应所必须具有的最小刺激强度。低于阈值的刺激不能导致行为释放。在反射活动中,阈值的大小是固定不变的,但在复杂行为中,阈值则受各种环境刺激和动物生理状况的深刻影响。当一种行为更难于释放时,可以说阈值提高了;当一种行为更容易释放的时候,也可以说是阈值下降了。

九、释放者(releaser)

释放者是指引起同种个体发生一定反应的某种结构或行为型。通常是指种内个体间的信息传递,这种信息传递实际上是信息的互相交换,对信息的发送者和接受者都有好处。因此,双方都将对这种通讯效率的提高做出贡献,并可能在进化过程中产生一些专门用于种内通讯的结构形态,例如,在种内的求偶和双亲抚育行为中,对信息的需要就是相互的,通讯效率的提高对双方都有好处。因此,双方都会产生一系列的适应:信息接受者会改善其感觉器官的感受能力,信息发送者所发出的信息(刺激)会更容易被对方所辨识,并具有更大的信号价值。

释放者是互相通讯系统的组成成分,在其进化发展过程中,达到双方互相了解的目的是主要的,因此,释放者的主要功能是传递信息,而关键刺激是一种偶然的和附加的功能。释放者可以是视觉信息(颜色、形状等)、听觉信息(发声)和化学信息(信息素),也可以是某种行为型和身体状态,这种行为型和体态经常是很醒目的,有时则演变为仪式化了的信号。

十、关键刺激(key stimulus)

关键刺激通常是指种间的信息传递,只同接受信息的一方有利害关系。需要获得信息的都只是信息的接受者,而且都只能通过提高感觉器官的敏感性来改善获得信息的能力。凡能被动物接受而引发动物反应的一类刺激都属于关键刺激。它可以是某种单纯的效果,比如颜色、气味、光的强度等;也可以是复合效果,如食物的形状和气味。

关键信息和释放者的概念有时被混用,但这两者间各有不同含义,应当严格区分开来。关键信息只使接受刺激的一方受益,而释放者则使发出刺激的双方都受益。

十一、信号刺激(signal stimulus)

信号刺激是指能引起对象发生某种特定反应的环境构造、环境变化或行为形式。信号刺激可以是视觉刺激、听觉刺激或化学刺激等。有时,诱发一个反应常常需要一个以上的信号刺激,在这种情况下,缺少一个刺激可以通过增强另一个刺激来补偿。

有选择地对信号刺激作出反应,对很多动物的生活是有重要意义,特别是对于那些主要依赖遗传行为的动物。

十二、超常刺激(supernormal stimulus)

超常刺激是指比天然刺激更为有效的一种刺激方式。在自然界中,有很多超常刺激的实例,比如杜鹃寄生产卵的雏鸟更容易受到养父母的优待。

超常刺激现象的存在表明:自然选择一方面强烈迫使动物产生尽可能鲜明的释放者(出于个体间通讯的需要),另一方面又抑制这种趋势的发展(处于隐蔽或其他功能的需要),结果常常导致折中的解决办法。在某些自然场合下也存在超常释放者,它们经常出现在巢寄动物和社会寄生动物身上,如杜鹃雏鸟的嘴裂斑纹就比它们所寄生的寄主雏鸟的嘴裂斑纹更醒目,这样可以更有效的释放它们养父母的喂食反应。

十三、刺激过滤(stimulus filtering)

刺激过滤是指动物有选择地对外界刺激做出反应。每一个动物在任何时刻都会面临对无限量的环境信息(各种物理、化学和生物的信息),但是,在信息的海洋里,有用的信息只占一小部分。因此,对动物来说最重要的任务之一就是有选择地对外界刺激做出反应。

动物有两种器官系统具有刺激过滤的功能,这就是感觉器官和中枢神经系统,这两种器官系统选择信息的过程分别称为外周过滤和中枢过滤。

十四、被试(subject)

被试是指心理学实验或心理测验中接受实验或测试的对象。可产生或显示被观察的心理现象或行为特质。在心理学实验中,分为人和动物两大类。根据研究目的的不同,可以是正常成人、中学生、小学生、残疾人、心理疾病患者等,也可以是鼠、猴、鸡、狗等动物。

被试的任务是根据主试的要求认真完成一定的作业。须符合一定的条件,严格按实验要求或测验的指导语去做。这样才能保证实验顺利及实验结果可靠。

第三节　动物行为学研究的观察原则及实验设计

在日益发展的医学生物学研究中,尤其是神经科学、生理心理学和基因功能研究中,实验动物的重要性日益显现。选用高质量的实验动物、适用的实验动物品系以及合适的行为学分析方法已成为实验成功的关键因素。研究者需根据研究目的及实验设计,合理选择行为学实验方法,使实验结果更加准确可靠。

一、动物行为学观察原则

(一)在不被动物觉察的情况下进行观察

行为学实验反映真实情况的观察结果和实验结果,对生物医学研究有着至关重要的作用。因为大多数动物可以借助其感觉器官和神经系统察觉出观察者的存在,可能因此受到干扰并且中断正常的活动。一般来说,动物对观察者或周围情况变化所做出的反应可能是试图逃避或隐藏,也可能是静伏不动或出现异常动作,将部分注意力转移至观察者身上。

主要有两种办法避免或减轻观察者对所观察动物的干扰:①观察者隐藏起来不让被观察的动物发现;②使被观察的动物习惯于观察者及各种观察设备的存在。

观察者隐藏起来的方法有很多,比如使用遮帘和障碍物或者使观察者与被观察的动物保持适当的距离。在观察者不在现场的情况下,安置各种自动摄像头或录像设备记录被观察动物的活动,也是非常有效的不打扰动物和不被动物察觉的观察方法。

行为学测试通常需要在一个安静的测试场所中进行。嘈杂的环境中,会给被观察动物带来很多的干扰,以至于动物可能无法呈现正常或前后一致的行为。因此,行为学测试最好是在一个特定的程序化的房间,该房间环境接近被观察动物的居住场所。如果动物的居住场所和行为学测试场所距离较远,将动物从居住场所运送至行为学测试场所需要经过不同的环境,这有可能给被观察动物带来刺激。

(二)环境异质性对动物行为的影响

笼养和囚禁所带来的环境单调和简单化等问题,对动物行为也会造成影响,动物需要适当的运动、合理的居住和卫生条件,还需要一定程度的环境多样性和尽可能少的惊扰因素及胁迫条件。动物在囚禁条件下往往表现异常,过分活跃或呆滞不动,行为简单化。并且,具有社会性的动物还需要与同种其他个体一起生活。

由于环境条件对行为学测试结果有直接的影响,在行为学测试过程中,需要保持繁殖群体的一致性,如温度、湿度、噪声、光照、笼具类型、生理周期、笼具清洁程度、每笼动物数量、断奶年龄等可变因素均可能影响动物的行为。动物早期隔离使幼崽无法获得母亲的照顾,并显著改变其成年后的个体行为。如果动物个体间争强好胜,同笼的同伴之间容易形成社会等级,造成从属个体受到胁迫,因而需要在行为学测试开始前就细心观察、记录并尽快修正这一现象。例如,同笼的雄鼠出现社会等级后,去除有侵略优势的雄性通常能够使从属个体在 1~2 周后恢复正常,并用于行为学测试。

使用小鼠进行相关行为学测试时,控制环境因素影响的最佳方式是将基因突变小鼠与同窝野生型小鼠进行比较。即使妊娠期中,宫内环境也可能影响动物的行为,因此同窝野生型小鼠是行为学表型研究中最为合适的对照组。

(三)实验的顺序性

在行为学测试时,尽量减少实验动物的使用量是动物福利伦理的需要,也可以降低重复使用相同动物的成本,但是多重复实验可能会产生携带效应,即某一实验可能直接影响下一个实验的结果。更加糟糕的是,多个连续实验的影响总和可能会对最后一个实验的数据造成累积效应。通常来说,两个实验之间间隔一周可有效减少携带效应。但是,一些实验的间隔也可以适当缩短,例如在进行旷场实验、穿梭箱实验、滚轴实验、前脉冲抑制和震惊适应等行为学实验时,测试间隔时间 1~2 天得到的实验结果与间隔 1 周得到的实验结果相似。

很少有研究者对携带效应进行系统的分析。行为学专家在对实验以及实验间隔的选择大多数是根据以往经验进行估算。动物行为学实验的原则是对动物胁迫作用最大的实验放在最后进行。例如,在进行学习记忆行为研究中,最先进行的应该是压力最小的实验,如食物偏好和新物体识别;接着可以进行一般压力的学习和记忆实验,如被动趋避行为等单一的应激;压力最大的学习和记忆实验包括多种组合的应激、轻微恐惧状态下的实验以及 Morris 水迷宫(基于一定距离的视觉提示的空间学习任务)的反复游泳实验;因此应将恐惧状态下进行的实验和 Morris 水迷宫实验放在一系列实验的最后来进行。

在行为学实验结束后,应将小鼠移出行为学检测设备放入新的饲养笼中,因为行为学测试仪器散发出的气味和超声波以及其他暗示可能使等待进行实验的小鼠不安。完成测试的小鼠最好放在远离行为学实验室并且可容纳原笼中移出的所有小鼠的新饲养笼中,实验结束后再将这组小鼠全部放回原来的饲养笼。

(四)实验前动物适应

实验动物行为学测试开始前,实验者需要预先与实验动物进行接触,比如用手触摸动物,这样做的目的是使动物习惯离开饲养笼后的压力,习惯与人接触以及实验中的其他操作。这可减少正式实验前实验者的触摸对动物产生的胁迫作用。例如,小鼠正式实验前触摸程序包括提起鼠尾、放在另外一只戴手套的手上、抚摸其皮毛数秒、让其在胳膊上自由的爬行数秒和更换鼠笼,重复 2~3 天,每次数分钟。

（五）行为学表型初筛

行为学实验之前首先需要检查实验小鼠是否存在明显干扰行为学实验异常表型。如当小鼠在笼底不动或者过度兴奋,通常表示小鼠具有某种疾病。绝大多数行为学实验都需要运动协调和自发活动能力,视觉、听觉和嗅觉缺失的小鼠无法进行相应的行为学实验。研究者在进行基因工程动物初步的行为学初步观察时,应进行一系列的简单反射实验,以检查是否存在明显的或者严重的行为异常。但是,预实验也允许研究者设计不受身体缺陷影响的实验,比如可将盲鼠用于嗅觉分辨任务中进行学习和记忆能力测试。

二、行为学实验设计

动物行为非常复杂,研究者在进行行为学实验前,需要接受系统的训练。与其他研究相似,行为学实验首先需要一个恰当的实验设计,设置合适的对照组,并对实验数据给予合理的解释。实验过程中的任何细节都会对行为学结果产生巨大的影响,例如如何抓取小鼠以降低对动物的胁迫作用。

（一）样本量

行为学表型实验中,每组 10 只以上才能达到统计学意义。如果是基因工程动物要进行初步的行为学分析,在预实验阶段每组基因型的个体应该同时包括雌性和雄性,根据对预实验结果的性别分析来判断是否存在性别差异。如果两种性别的基因工程动物的行为学表型不一致,就说明性别可能在行为学表型中有一定的决定作用,在进行行为学测试时,每组中两种性别均需要 10 只以上的基因工程动物。

另外,每一项行为学实验结论的得出均需要数据的重复。重复实验通常需要另一组基因型相同及数量相似的动物进行实验。为了确定稳定的表型,用于重复试验的动物应来自不同的父母,在一年的不同时期进行实验,并且由不同的实验者进行。繁殖用于行为学表型分析动物的父母,不应进行其他实验或正在进行行为学测试。

基因工程动物的饲养和繁殖是复杂且缓慢的,想要达到对行为学表型进行恰当统计学分析的需要,需要有足够大的繁殖群进行基因工程动物繁殖。并且,要找到切实可行的办法来累积大量实验数据,比如集中小鼠收集相应的数据。如果预实验中已表明性别并不影响行为学表型分析,正式实验时,实验数目可以是两种性别动物的集合。

（二）数据统计

当一种行为学测试中,仅对比两组数据时,数据为参数,统计分析时可选用 t 检验;数据为非参数,可采用 Wilcoxon 有符号秩检验（Wilcoxon signed – rank test）。当对 3 组及 3 组以上行为学数据进行检验时,可使用方差分析。当样本重复进行一种行为测试时,可采用重复测试的方差分析。多元或重复测量方差分析的协变量包括基因型、性别、时间点、处理方法和联合方法（比如基因型 × 处理方法）等。方差分析中,为了检验不同基因

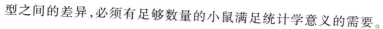

型之间的差异,必须有足够数量的小鼠满足统计学意义的需要。

(三)动物年龄

动物的年龄对行为学实验也有一定的影响,不同品系或物种的动物,在进行行为学测试前应根据实际年龄对动物进行分组。例如,小鼠在 6~8 周龄达到性成熟,通常认为小鼠的寿命是 2 年左右,衰老可能于第 12 个月后开始,因此可以认为小鼠 3~10 个月时为正常成年。对于大多数行为学实验,为达到所需的动物数量,该年龄段的小鼠可以分为同一实验组。

有时,研究者无法获得足够数量的特定年龄组动物,尤其是存在个体存活率低及繁殖能力弱的基因工程动物。因此,也可以在每次实验中设置每组均有相近数目的动物用于开展实验,对于不同批次的数据进行统计分析后,如果各批次间没有显著性差异,可将各组数据合并分析。

(四)行为测定流程

没有任何一个行为学实验是普遍适用的,可以反映动物所有的行为情况及科学问题。因此,证明动物的某种行为学特征时,需要同时使用 2~3 个实验相互验证来得出相应的结论。复杂小鼠的行为学实验包括 Morris 水迷宫、高架十字迷宫、明暗箱、悬尾实验、强迫游泳、自发双向选择行为测定、条件位置偏好、领域-入侵模型以及前脉冲抑制等。

加拿大 Dalhousie 大学的神经和心理学系教授 Richard J Greatbatch 等开发了一系列行为测试标准流程,包括感觉与运动功能、学习和记忆能力以及行为发育测试,并将其命名为"小鼠 IQ 测试"(表 12-1)。

表 12-1 小鼠 IQ 测试

发育测试	学习记忆	行为
翻正反射	八臂迷宫	筑巢
抓握反射	被动回避	抚育幼崽
寻找反射和朝向反射	嗅觉辨识	交配
听觉震惊	Hebb-Williams 迷宫	进入巢穴
发出超声波	Morris 水迷宫	巢穴内视觉
前肢握力	气味选择	高架十字迷宫

第四节　常用实验动物行为学实验方法

实验动物的行为学实验主要侧重于科学客观的研究自然条件下动物的行为,研究对象包括动物的自主探索、学习行为、情绪表达、沟通行为、社交行为、繁殖行为、疼痛及成瘾性等,是现代神经科学研究的重要技术之一。目前,用于动物行为学研究的实验动物主要为大鼠和小鼠。

实验动物行为学中研究最多的主要是学习记忆、情绪和运动行为等功能。目前,用于研究这些功能的行为学实验方法主要包括旷场实验(Open field test)、高架十字迷宫实验(Elevated plus maze,EPM)、Morris水迷宫实验(Morris water maze,MWM)、巴恩斯迷宫实验(Barnes Maze)、Y/T迷宫(Y/T Maze)实验、八臂迷宫(8 – Arm Maze)实验等。

一、旷场实验

旷场实验又称敞箱实验,主要观察实验动物在新奇环境之中的各项指标,评价实验动物在新异环境中自主行为、探究行为与紧张度的一种方法。旷场实验中各项指标代表的行为学含义不同。

(一)总路程

总路程可进一步划分为中央格路程和周围格路程,反映鼠的活动能力,鼠在新环境中是由紧张、兴奋、探索再到适应的一系列过程,处于兴奋状态的小鼠表现为行动活跃,四处走动,总路程增加。当小鼠处于抑郁状态时,其在中央格的运动路程明显缩短,但总路程过长反映鼠对新环境的恐惧。值得注意的是,学习和记忆能力受损不会引起与小鼠运动能力相关的参数变化,亦不会导致旷场实验中焦虑行为的产生。

(二)运动时间

运动时间一般指鼠在旷场实验中运动的总时间,分为中央格运动时间和周围格运动时间。

(三)静止时间

静止时间指视频分析系统根据人为设定的不动阈值所计算出的动物完全静止的时间。静止时间反映动物的焦虑水平和运动能力,静止时间越长说明动物焦虑程度越高,抑郁程度越高,运动能力越差。小鼠较差的运动能力和较长的静止时间是抑郁的表现;另有研究指出静止时间反映小鼠对周围环境的好奇心,静止时间越短,小鼠好奇心越强。

(四)平均速度

平均速度是指鼠在旷场实验中运动总路程和时间的比值,可表示鼠的自主运动能力。

(五)中央格停留时间和中央格停留时间百分比

中央格停留时间和中央格停留时间百分比是指鼠被放于中央格后至其四足均离开中央格时的这一时间段和这一时间段占旷场实验时间的比值。啮齿类动物在空间活动时会本能的避开中央区域,沿着边缘区域活动,理论上当鼠的认知能力受到影响时会导致其中央区域停留时间延长。Yadav 等指出,如果动物对新环境的认知能力差,则中央格停留时间延长。然而,有研究认为中央格停留时间的减少说明动物具有焦虑行为。中央格停留时间与鼠对周围环境的好奇度呈反比。

(六)中央格运动时间和中央格运动时间百分比

中央格运动时间和中央格运动时间百分比是指整个旷场实验中鼠在中央格运动的时间以及其所占旷场实验时间的百分比。中央格运动时间增加与鼠的探索行为密切相关,中央格运动时间或中央格运动时间百分比降低是鼠焦虑的表现。

(七)周围格运动时间和周围格运动时间百分比

周围格运动时间和周围格运动时间百分比是指整个旷场实验中鼠在周围格运动的总时间以及其所占旷场实验时间的百分比。研究发现鼠在旷场中央运动的时间增加,以及从周边到中央潜伏期(将动物放入周围格,动物从周围格进入到中央格的时间)的缩短是焦虑的表现。

(八)跨格次数

跨格次数又称水平得分,跨格一次是指鼠四足均进入相邻方格范围内,分为中央格跨格次数和周围格跨格次数。有研究应用跨格次数这一指标来反映大鼠的活动能力。跨格次数的多少反映鼠的自发活动程度及兴奋程度,大鼠出现抑郁时跨格次数减少。

中央格跨格次数,单纯指动物进出中央格的次数。对于中央格的界定目前主要有两种方法,一种将与旷场反应箱壁相连的方格或者区域称为周围格,不与反应箱壁连接的区域称为中央格;另一种将中央格定义为与反应箱壁有一段距离的区域,至于这段距离的长度可根据试验设计具体设定。以上两种方法中,第 1 种方法较为常用。中央格跨格次数减少与小鼠焦虑状态相关。

(九)直立次数

直立次数又称垂直得分、站立次数,指鼠一对前足均腾空或攀附箱壁,站立后双爪放下为直立一次。直立次数反映鼠的探索行为及对新环境的好奇程度,然而在直立次数与焦虑情绪的关系上,目前没有定论,有研究认为直立次数越多,说明动物越焦虑,而另有研究认为直立次数越少,动物越焦虑。

(十)排便次数

排便次数又称粪便粒数,反映动物对陌生环境的紧张和恐惧程度。普遍认为排便次数反映啮齿类动物的焦虑程度。近有研究指出,在较短的实验时间内,排便次数确实可以作为反映动物焦虑情绪的有效指标,但如果实验时间超过 30 min,其与焦虑情绪的相关性还有待深入研究。

值得注意的是,对于直立次数、排便次数等指标,是无法采用视频分析设备自动计算出来的,需要研究者根据文献及前期预实验结果设定阈值,采用不同设定阈值可出现不同的研究结果。另外,在旷场实验中,啮齿类动物不同的行为之间可相互影响。

二、高架十字迷宫

高架十字迷宫是评价啮齿类动物焦虑反应的实验方法,与伤害性刺激所致小鼠焦虑行为检测方法(如电刺激、噪声刺激、饮食剥夺和暴露在捕食者气味等)相比较,该实验具有操作简单的优点,能直观反映小鼠的条件应答。EPM 实验是在高架 Y 型迷宫的基础上发展而来的。EPM 由开臂(open arms)和闭臂(closed arms)各两条组成,呈十字形交叉,交接部分为中央区,距地面有一定高度。其原理是由于面对新事物开臂小鼠会产生好奇心去探究,而它们有嗜暗的天性(闭臂),两者之间发生探究与回避的冲突行为,产生焦虑心理。整个迷宫距离地面的高度相当于人类站在悬崖边,易导致动物产生恐惧不安的心理。可以通过对比小鼠在开臂和闭臂内的滞留时间和路程来评价小鼠的焦虑行为。

(一)进入开放臂次数(open arm entry,OE)

进入开放臂次数是指进入到任一开放臂的次数,以动物的四肢均进入臂内为准或者以动物身体 80% 进入臂内为准。

(二)开臂活动(open arm time,OT)

开臂活动是指动物四肢全部进入或者身体 80% 进入开臂内的持续时间,单位为秒。

(三)进入闭臂次数(closed arm entry,CE)

进入闭臂次数是指进入到任一闭臂的次数,以动物的四肢均进入臂内为准或者以动物身体 80% 进入臂内为准。

(四)闭臂活动(closed arm time,CT)

闭臂活动是指动物四肢全部进入或者身体 80% 进入闭臂内的持续时间,单位为秒。

(五)向下探究次数(head-dipping)

向下探究次数是指实验动物置身于中央区域或者开臂时,一边用前爪握住迷宫边缘一边把头部和肩部伸出开臂的边缘向迷宫下面探究的行为次数。

(六)闭臂后腿直立次数(rearing)

闭臂后腿直立次数也叫闭臂支撑性站立,动物在闭臂前腿抬起以后腿支持身体直立的次数。

（七）中央区域活动

中央区域活动是指实验动物在开臂和闭臂链接交叉的区域内的活动路程和滞留时间。

在进行 EPM 实验时,需要注意:①实验开始时,实验者将动物背对实验者放置在开臂与闭臂的接合处,且让动物面对开臂。若面对闭臂,实验结果将受很大影响,且同一实验中所有小鼠均需要面对同一开臂,否则可能会产生数据偏差;②其他一些可能影响实验结果的事项包括小鼠的年龄、性别、营养及健康状态,小鼠对环境的适应情况,实验条件(实验时间段、固定的实验者、灯光、气味)等;③如果在实验中偶尔小鼠会从上掉落,这时实验者需要立即将小鼠从地上抓起放回迷宫并将该事件记录下来,之后在数据处理过程中留意此意外对结果产生的差异;④迷宫宫体距离地面的高度不宜过高或者过低,根据实验动物的大小确定;⑤可以选择一些白色或者黑色的吸水纸铺在迷宫底部,对于提高实验效率以及改善除味效果方面,更加合适。⑥至少提前 3h 将实验动物放在实验室适应,减少动物对新环境的不安情绪。

EPM 实验统计时,需要注意以下原则,①进入开放臂和封闭臂的总次数(OE + CE):表示动物的运动力(locomotor activity);②进入开放臂次数比例(OE%):即开放臂进入次数/(OE + CE)×100%;③开放臂停留时间比例(OT%),即开放臂停留时间/(OT + CT)×100%。

EPM 实验在药物开发和研究中得到广泛的应用:主要用于药物的抗焦虑作用研究及筛选具有抗焦虑作用的新药,也被用于研究精神药物滥用的影响及激素的功能,应激对生殖、衰老、妊娠的影响等。抗焦虑药主要选择性地抑制边缘系统的海马、杏仁核,产生抗焦虑作用。

三、Morris 水迷宫

Morris 水迷宫实验是一种小鼠、大鼠能够学会在水箱内游泳并找到藏在水下逃避平台的实验方法。由于没有任何可接近的线索以标志平台的位置,所以动物的有效定位能力需应用水箱外的结构作为线索。啮齿类动物在进行 Morris 水迷宫实验时,寻找平台的方式大致可分为四种:边缘式、随机式、趋向式及直线式。不同的搜索方式代表大鼠以不同的策略寻找平台,正常动物的搜索策略随着训练次数的增加而呈现"边缘式→随机式→趋向式→直线式"的变化规律。痴呆动物的搜索策略会发生异常变化。比如只有边缘式→随机式,或者随机式→边缘式,趋向式和直线式比较少见。①直线式:以实验动物入水点与站台中心连线为中轴,如果动物的所有运动轨迹与中轴的距离不超过半径的 15%,且在该区域中运动的时间至少占总运动时间的 70% 则认为实验动物此次运动为直线式策略。②趋向式:与直线式较相似,以实验动物入水点与站台中心连线为中轴,如果动物的所有运动轨迹与中轴的距离不超过半径的50%,且在该区域中运动的时间至少占总运动时间的70%则认为实验动物此次运动为趋向式策略。③边缘式:以实验动物运动区域中心为圆心,取半径的75%做圆,如果动物70%以上的时间均在该圆外活动,则认为实验动物此次的运动为边缘式策略。④随机式:若实验动物的运动策略与以上三种不同则认为实验动物此次运动为随机式策略。

迷宫由圆形水池、自动摄像及分析系统两部分组成,图像自动采集和处理系统主要由摄像机、计算机、图像监视器组成,动物入水后启动监测装置,记录动物运动轨迹,试验完毕自动分析报告相关参数。

(一)总路程(总活动度)

实验动物总的运动路程与动物自身的游泳速度直接相关,在相同的时间内,只反映动物的游泳速度的快慢,即路程越长,反映了动物的游泳速度越快。

(二)总时间

开始录像到录像结束时实验动物在识别区域内出现的总观察时间,即为单次的训练时间,一般为60s。

(三)上台时间(潜伏期)

上台时间(潜伏期)也叫成功潜伏期,指实验动物每次入水后成功找到站台所需的时间;成功上台是指在台上逗留时间超过5~10 s(可自己定义),如果逗留时间不足5~10 s,则不算成功上台,潜伏期时间即为训练时间。潜伏期是 morris 水迷宫一个很重要的参照指标,它的时间长短也代表着动物空间学习记忆能力的好坏,潜伏期短,预示着动物的学习记忆能力好;但是和动物自身的游泳速度有关,比如有的正常大鼠游泳速度慢些,所以潜伏期比痴呆组动物还长,另外,某些动物放入水中后会左右观望打圈,或者原地不动确定方向后直接游到台上,出现这种现象,说明动物记忆力好,这个现象是很重要的,如果在治疗组动物发现这种情况,是非常好的。但是由于动物原地不动,这个时候潜伏期的时间可能会长,所以潜伏期并不能作为判断记忆力好坏的最终指标。

(四)上台前路程

上台前路程指实验动物在成功上台前所运动的路程;与潜伏期时间相关,潜伏期时间越长,上台前路程也就越大;二者之间呈正相关关系,所以也间接反映了潜伏期时间的长短,也可以看作是评定动物记忆力好坏的指标之一。

(五)平均速度

总路程/总时间,从中可以看出动物游泳速度的个体差异来,动物的潜伏期和平均速度有一定的关系。

（六）上台前平均速度

上台前平均速度是指上台前路程／上台时间；从中可以看出动物游泳速度的个体差异来，动物的潜伏期和游泳速度有一定的关系。

（七）中心活动路程及时间

中心活动路程是指实验动物在水池中心区域内活动的距离之和；中心活动时间是指实验动物在水池中心区域内活动的时间之和；啮齿类动物游泳有绕边性和边缘性，而站台在远离周边靠近水池中心的位置，如果动物改变了游泳路线在水池中心区域内活动的路程及时间均长，反映其空间记忆能力好。

（八）周围活动路程及周围活动时间

周围活动路程是实验动物在水池周边区域内活动的距离之和；周围活动时间是实验动物在水池周边区域内活动的时间之和；啮齿类动物游泳有绕边性和边缘性，如果动物在水池周边区域内活动的路程及时间均长则反映其空间记忆能力差。在站台周围范围活动的路程和时间越长，反映了动物的空间记忆能力越好。

（九）站台穿越次数

站台穿越次数指在撤去平台后，在一定的时间内，实验动物穿越原站台位置的次数。（穿越一次指进出站台区域各一次）；在一定的时间内，动物穿越原站台位置的次数越多，说明其空间学习记忆能力越好。

（十）初始角（弧度）

初始角（弧度）指在将实验动物放入水池后，动物的运动轨迹的起始点的切线与起始点和站台中心连线之间的夹角；如果初始角的角度越小，说明动物记得站台的位置，直接向站台方向游，反映空间学习记忆能力比较好。

Morris 水迷宫是目前世界公认的较为客观的学习记忆功能评价方法。利用 Morris 水迷宫检测空间记忆学习能力。与其他方法相比，Morris 水迷宫在判定啮齿类动物空间记忆学习能力中具有很多优点：①它不需要实验前训练阶段，而且可以在短时间内测试相对大量的动物；②由于对年龄相关性空间记忆损害有可靠的敏感性，Morris 水迷宫是判断老年鼠空间学习记忆能力的特别有用的工具。通过探测和转移位置实验的训练，学习和回忆过程可以被记录分析，也可以在各组之间比较；③对于啮齿类动物来说浸入水中令其厌恶，但驱动动物逃避的是水刺激，而不需要食物剥夺和电击，因此，避免了剥夺食物给实验动物带来的新陈代谢和电击休克方面的问题；④气味或痕迹等干扰可以被去除；⑤将实验动物的学习记忆障碍和感觉、运动缺陷等分离开来，减少它们对学习记忆过程检测的干扰。可见站台实验，可以识别可能影响实验结果的动物视觉缺陷，修正标准Morris 水迷宫实验中得到的结果；⑥通过改变站台的位置，可以完成学习和再学习实验，相应的,在同组动物中也可以测量不同用药量的效果;⑦既可以检测空间参考记忆又可以检测空间工作记忆,在用固定平台测试小鼠的空间参考记忆后再将平台的位置改为不固定,就可检测它们的工作记忆能力;⑧通过使用窗帘、划分区域等,可以减少实验人员和实验以外的物体对视频跟踪系统记录的干扰;⑨能提供较多的实验参数,系统全面地考察实验动物空间认知加工的过程,客观地反映其认知水平,显然,寻找不固定平台的认知过程要复杂一些,需要动物对时间和空间上的分离信息加以整合和判断;⑩操作简便,数据误差较小。

四、巴恩斯迷宫

Barnes 迷宫由一个圆形平台构成,在平台的周边,布满了很多穿透平台的小洞。平台的直径、厚度以及洞口宽度根据实验动物不同而存在差异。洞口数目由实验者习惯而定,一般为 10 到 30 个。在其中一个洞的底部放置有一个盒子,作为实验动物的躲避场所;其他洞的底部是空的,实验动物无法进入其中。实验场所和其他迷宫实验场所类似,要求能给实验动物提供视觉参考物。实验方案根据实验者的习惯以及不同的实验要求而定,每次训练后都用 70% 的酒精进行清洗,并变换正确的洞口,但洞口的空间位置不变,以防止动物通过嗅觉而找到洞口。Barnes 迷宫一般采用强光、噪声以及风吹等刺激作为实验动物进入躲避洞口的动机。Barnes 迷宫时,动物利用提供的视觉参考物,有效确定躲避洞口所在臂的位置。

Barnes 迷宫的观察指标主要用于测定动物对于目标的空间记忆能力。实验时把实验动物放置在高台的中央,记录实验动物找到正确洞口的时间以及进入错误洞口的次数,来反应动物的空间参考记忆能力。也可以通过记录动物重复进入错误洞口的次数来测量动物的工作记忆。其优点在于不需要食物剥夺和足底电击,因此对动物的应激较小。实验对于动物的体力要求很小,能最低限度的减少因年龄因素所致的体力下降对实验结果的影响。Barnes 迷宫实验所需时间较少,整个实验能在 7~17 天内完成。

五、Y/T 迷宫

T 型迷宫与 Y 型迷宫两者实验的设计原理和实验方案都十分相似,只是把迷宫的形状由 T 型换成 Y 型。

T/Y 迷宫是一种评价空间记忆能力的行为实验方法,主要应用于动物的辨别性学习、工作记忆和参考记忆的测试。在本实验中,工作记忆主要指短期记忆,而参考记忆主要指长期记忆。工作记忆能力下降,可出现空间定位困难等症状,参考记忆能力下降可出现新知识学习能力下降等症状。实验过程中,动物对目标臂的选择基于动物记住上次探索过的目标臂,以及对整体实验流程的熟悉程度;可以通过不同的实验方法来测试动物工作记忆和参考记忆的完整情况。

T/Y 迷宫实验的观察指标为动物完成实验所需的时间、每次探索和前一次不同臂的比例。其优点在于 T 型迷宫未提供奖惩条件,完全是利用动物探索的天性,因此能最大可能的减少影响实验结果的混杂因素。但也有一定的缺点,啮齿动物有天生的偏侧优势,即动物在 T 型迷宫中更偏向于一边走(左边或右边),而且这种现象存在种系差异以及性别差异。

由于动物每次转换探索方向时都需要记住前一次探索过的方向,因此 T/Y 型迷宫实验能很好的测验动物的工作记忆,从而测定动物的空间记忆能力。

六、八臂迷宫

八臂迷宫又称放射臂迷宫实验也是最为常用的评价动物学习记忆能力的模型之一,由 Olton 等人于 20 世纪 70 年代中期建立。其基本依据是,控制进食的动物受食物的驱使对迷宫各臂进行探究;经过一定时间的训练,动物可记住食物在迷宫中的空间位置。该方法可同时测定动物的工作记忆(working memory)和参考记忆(reference memory)。所用动物包括大鼠、小鼠和鸽子。这一模型对脑区毁损和多种药物均很敏感。

八臂迷宫的原理为啮齿类动物利用房间内远侧线索所提供的信息,可以有效地确定放置食物的臂所在部位。八臂迷宫可以用于动物空间参照记忆和工作记忆的研究,并且其重复测量的稳定性较好。参照记忆过程中,信息在许多期间/天内都是有用的,并且通常在整个实验期间都是需要的。而工作记忆过程与参照记忆过程不同,它只有一个主要但暂时的信息,由于迷宫内所提供的信息(臂内诱饵)仅对一个实验期间有用,而对后续实验无用,鼠必须记住在延迟间隔期内(分钟到小时)内的信息。在臂形迷宫中作出正确选择以食物作为奖赏。但有些药物(苯丙胺),可以影响下丘脑功能或造成食欲缺乏,影响八臂迷宫中所采用的食欲动机,因此动物就不能很好的完成八臂迷宫实验。

‖参考文献‖

[1]蒋志刚,梅兵,唐业忠,等.动物行为学方法[M].北京:科学出版社,2012.

[2]尚玉昌.动物行为学[M].2 版.北京:北京大学出版社,2014.

[3]秦川,谭毅.医学实验动物学[M].2 版.北京:人民卫生出版社,2020.

[4]S. E. Curtis, K. A. Houpt,刘敏雄.动物行为学——畜牧学的新分支学科[J].草食家畜,1984(S1).

[5]肖程予,张会永,杨关林.动物行为学在医学实验研究中应用[J].辽宁中医药大学学报,2017,19(03):50 - 54.

[6]葛会香,高云.光遗传学技术应用于动物行为学研究的新进展[J].中国药理学通报,2019,35(1):4.

[7]刘小涛,周从嘉.广泛观察与动物行为学方法论[J].中国社会科学评价,2021 (04):53-61,156.

[8]巩臣,张炎杰,张檬,等.一种开源的多功能动物行为学实验系统[J].中国比较医学杂志,2020,30(04):92-98.

[9]董瑞,毕燕琳,王明山.旷场实验在鼠行为学研究中的应用[J].国际麻醉学与复苏杂志,2020(05):535-540.

第十三章

13

实验动物分子影像技术及应用

实验动物分子影像技术能够在活体状态下对动物模型进行结构和功能成像,从而反映全身、局部器官与组织、分子水平的变化,甚至能够进行定量研究,精准描述疾病模型的生理变化过程。目前常用的实验动物分子影像技术主要包括光学成像、核素分子影像、电子计算机断层扫描(computed tomography,CT)和磁共振成像(magnetic resonance imaging,MRI)。近年来分子影像技术不断朝多模态融合发展,新兴多模态融合分子影像不仅可以提供功能图像,而且能够呈现解剖结构,提高了传统影像定位、定性的准确性,目前已成为分子影像研究领域的热点和发展趋势。

第一节　光学成像

光学分子影像可以提供极高的肿瘤成像灵敏度和特异性,安全无辐射,目前已被广泛应用于肿瘤的临床前动物模型研究中,并逐步开展了肿瘤临床诊疗的转化应用。其原理是将能够发射荧光的物质与肿瘤相关标志物相连接,使用特定波长的光激发荧光物质,荧光物质发射特定波长的光从而对肿瘤进行定位。早在 1999 年,美国哈佛大学 Weissleder 博士率先提出了分子影像学(molecular imaging,MI)的概念,即应用影像学的方法对活体状态下的生命现象进行细胞和分子水平的定性和定量研究。活体成像便是基于分子影像学孕育而生的,通过这个成像系统,可以观测活体动物体内肿瘤的生长及转移、感染性疾病的发展进程、特定基因的表达等生物学过程。活体成像技术应用到科学研究的实验方法主要有生物发光和荧光两种。

一、生物发光的活体成像技术及应用

(一)生物发光的活体成像技术

生物发光主要是应用荧光素酶(luciferase)对基因、细胞或活体动物进行标记。标记细胞的方法基本上是通过分子生物学克隆技术,将荧光素酶的基因插入到预期观察的细

胞染色体内,通过对克隆细胞进行筛选,培养出能稳定表达荧光素酶的细胞株。再将细胞株移植到小鼠体内构建模型。向模式小鼠注射一次荧光素(荧光素酶的底物)能保持其体内荧光素酶标记的细胞发光持续 30~45min。因为每次荧光素酶催化反应只能产生一个光子,这是肉眼无法观察到的,因此需要先进的成像系统,再应用一个高度灵敏的制冷电荷耦合器件(charge coupled device,CCD)相机以及特别设计的成像暗箱和成像软件,才可观测并记录到这些光子。简单来说,荧光素酶与底物反应后,会产生化学发光。这种光是由化学反应而来,不需要激发光。仪器记录的是单位时间内检测到的光子数,也就相当于直接定量地记录了表达荧光素酶的细胞数量。

(二)生物发光活体成像应用

1.基质降解酶活性

基质降解酶对正常组织细胞的功能具有重要的作用,同时在肿瘤细胞的增值和转移过程中也起到了关键作用。由于细胞外基质的降解,细胞失去防御作用使得恶性细胞能够迁移。在肿瘤疾病中几种基质降解酶的表达都会上调。目前研究发现至少存在两条细胞外基质降解系统:尿激酶型纤溶酶原激活网络,半胱氨酸蛋白酶和基质金属蛋白酶激活系统。Weissleder R 通过将荧光素与存在组织蛋白酶 B 切割位点的高分子聚合物连接起来,在肿瘤移植小鼠第一次使用活体成像显示基质降解酶的活性。当大量荧光素紧密连接在酶作用物周围的时候使得荧光发生淬灭;当组织蛋白酶 B 对酶作用物进行切割后,荧光素信号恢复,在肿瘤组织周围检测到荧光信号。

2.血管生成

新生血管在肿瘤生长的过程当中十分重要。目前发现有许多调控肿瘤血管新生的蛋白,包括血管内皮生长因子(VEGF)、生长因子受体如 VEGFR、G 蛋白偶联受体、内源性血管新生调控蛋白和整联蛋白等。整联蛋白在肿瘤组织血管内皮细胞上表现出高表达,因此可以作为活体成像的靶向物质,用来观测肿瘤组织的生长状态及不同药物对肿瘤治疗的效果评价。研究者将整联蛋白的启动子插入到荧光素酶报告基因并转染到肿瘤细胞内移植小鼠,观测肿瘤移植小鼠 46 天的肿瘤生长情况,并成功测试了一种抗血管生成药物的效用。

3.免疫反应及干细胞移植

用荧光素酶基因标记免疫细胞和干细胞可以实时、动态的观察被标记的细胞在体内的活动。被荧光素酶标记的免疫细胞如 T 细胞或 NK 细胞可以用来观测其对肿瘤细胞的识别、杀伤作用并评估放化疗的效果。将荧光素酶标记的造血干细胞移植入脾或骨髓,可以检测到这些造血干细胞在动物体内的生长和活动情况。

4.病毒和细菌感染

用荧光素酶标记病毒和细菌之后,可以观察病原体在动物体内的寄宿部位、增值变化、侵染过程和对外界治疗干预措施的反映情况。通过活体成像技术可以评价不同药物对病毒和细菌感染的治疗作用,筛选出最佳的治疗药物。

5. 肿瘤细胞监测

生物发光的活体成像多应用于转移性肿瘤模型和原位肿瘤模型研究。转移性肿瘤模型和原位肿瘤模型具有一个共性,在活体情况下肿瘤生长情况多为肉眼不可见,因此利用生物发光进行活体成像对转移性肿瘤模型的转移部位、转移灶数量以及转移灶大小都可以进行准确监测。对于原位肿瘤模型借助生物发光活体成像可以监测肿瘤模型的生长情况。研究者在改造过的 HIV-1 病毒载体上插入前列腺组织特异性抗原启动子,观察前列腺癌细胞和移植瘤中荧光素酶表达的时空效应,为前列腺癌的基因治疗提供了长期持续的评价方法。

二、荧光活体成像技术方法及应用

(一)荧光活体成像技术方法及荧光探针

与生物发光不同,荧光技术是采用荧光报告基因(GFP、RFP 等)或荧光探针(包括荧光量子点等新型纳米标记材料)进行标记,利用报告基因、荧光蛋白质或染料产生的荧光,就可以形成体内的生物光源。生物发光是动物体内的自发荧光,不需要激发光源,而荧光则需要激发光源的激发,才可以被成像系统检测到。荧光标记很广泛,可以是动物、细胞、微生物,也可以是抗体、药物、纳米材料等。

荧光探针是由具有荧光发射能力的分子(通常为荧光染料)与具有识别能力的分子连接而成的复合结构,他们在一定激发光下产生特征性的光谱从而具有良好的成像性能。荧光探针因其高度的灵敏性被广泛用于分析、诊断等行业。然而,生物有机组织在可见光范围内通常有较强荧光发射,有些组织甚至在小于 600 nm 的范围内都有一定的光吸收和光散射,从而导致荧光成像背景较强,极大地干扰了荧光成像的特异性和敏感性。但对于大于 600 nm 的近红外光,光散射和光吸收则相对较低,生物组织通常在这个范围内的自发荧光低,而且此范围波长荧光猝灭少且组织穿透力较强,因此具有背景干扰小,检测灵敏度和特异性高的优点。近红外荧光探针(NIFPs)受到越来越多的关注,已被广泛用于免疫检测、生物成像以及医学诊断等。近红外探针大致可以分为四大类:近红外荧光染料探针、近红外荧光量子点探针、近红外稀土金属复合物、单壁式碳纳米管探针。

NIFDs 探针是目前使用最多的近红外荧光探针。NIFDs 的典型特征是结构上属于多烯类物质,发射光谱覆盖 650～900 nm。NIFDs 染料通常分为 5 大类:菁类、罗丹明类、BODIPY 类、方酸类、卟啉类,每种染料的生物兼容性和发光能力都有一定区别。菁类染料是传统优良的荧光染料,目前广泛使用的 cy3/cy5 就属于此类。此类染料最大的缺点在于具有大的共轭环状结构,疏水性较强,在应用上通常需要一定的修饰以增强其亲水性。BODIPY 类染料具有高耐光漂白性、高量子产率等特点。BODIPY 类染料母核的吸收和发射光谱均不在近红外区,但对母核的修饰可以将其光谱移至近红外区,近年来研究较多也是对其母核进行各种修饰以调整其波长范围。罗丹明类属于杂环类有机染料,具有高摩尔吸收系数,高量子产率等特点。同样,对经典的罗丹明类化合物需要进行修饰以使其发射光谱红移至近红外区。方酸类通常为大的刚性平面结构,因此其分子在溶液中本身就具有强的近红外区吸收和发射。由于其分子中含有两性离子性质的氧,在溶液中不稳定,荧光量子产率和寿命较短。但和蛋白类物质结合时,稳定性能大大增强,因此特别适用于蛋白类物质的荧光标记。卟啉类是含有四个及以上的吡咯环聚的吡咯化合物,通常与芳香环连接后将光谱红移至近红外区。相对于其他几类,此类应用较少。

量子点也叫半导体纳米微晶,由于其良好的光学性质,近年来作为新的荧光探针被广泛用于生物分析和医学诊断。量子点由其发射光谱随着颗粒大小和组成而变化,因此可作为近红外荧光标记探针。近红外量子点兼具近红外和量子点的双重特征,相比于传统的有机染料,其具有高量子产率、大的斯托克斯位移以及荧光持续时间长的特点。但是近红外量子点探针的生物兼容性存在一定问题,已经报道其对于活体组织可能具有毒性,因此在设计时需要考虑毒性较小的包被。尽管如此,其在食品安全、环境监测、医学诊断等方面依然得到了极大的推广。

近红外稀土金属复合物,由 Nd^{3+}、Er^{3+}、Yb^{3+} 和 Tm^{3+} 等位于近红外区域的镧系金属组成。相比于有机染料和量子点探针,近红外稀土金属复合物具有独特的优势,如大的斯托克斯位移、长荧光持续时间、无光漂白性。由于具有低的消光系数,无法直接使用自由的镧系金属,因此需要利用光转换体来处理振动光谱。为了克服这个困难,很多研究人员致力于优化近红外荧光镧系金属。有研究者设计了有机金属离子框架,能够以很小的体积包裹大量的 Yb^{3+} 以及敏感剂 PVDC。近红外光稀土金属复合物探针荧光持续时间能够达到毫秒级,因此其在时间分辨荧光分析法中具有大量应用。

单壁式碳纳米管(SWCNTs)作为一种新的碳材料,由于其独特的纳米结构、出色的光学、机械、电子、磁力性质,在生物医学领域具有极大的应用前景。SWCNTs 发射光谱波长大于 1000 nm,是一种理想的近红外光材料。与其他探针分子相比,SWCNTs 发射光谱位于 1000 ~ 1400 nm 区间,具有大的斯托克斯位移,受到自发荧光的干扰很小;且其非常短,荧光时间小于 2 ns,能有效规避非辐射性失活,具有极高的量子产率,抗荧光猝灭能力强。近年来其在体内、体外成像以及免疫检测发挥了重要作用。

(二)荧光活体成像技术应用

1. 糖代谢

一种 2 - 脱氧葡萄糖的荧光衍生物 2 - NBDG(475 nm/550 nm)在细胞间的传递是通

过葡萄糖转运体/己糖激酶途径实现,但由于较低的激发和发射波长限制了它的应用。在观测肿瘤移植小鼠的糖代谢过程中,研究者使用Cy5－5标记的D－氨基葡萄糖,从而克服了2－NBDG的缺陷,实现对荷瘤鼠糖代谢的监测。

2.组织缺氧

当机体组织血供不足如中风、梗死等疾病发生,或肿瘤的生长超出其血供能力时就会发生组织缺氧。当组织处于慢性缺氧时,细胞内的缺氧诱导因子HIF－1α会被激活,而且一些特定的蛋白表达会上调。研究者将缺氧诱导因子HIF－1α的启动子插入到绿色荧光蛋白GFP的报告基因中,通过逆转录病毒载体转染到肿瘤细胞中,观测到肿瘤组织直径大于3 mm时,HIF－1α的转录表达明显增加。活体成像在活体动物组织缺氧的定位和治疗干预措施的评价方面具有明显优势。

3.肿瘤诊断研究

近红外荧光染料作为重要的光学分子影像探针,正在逐步应用于肿瘤的早期诊断。通过偶联肿瘤靶向配体、纳米修饰等方式,开发出一批具有临床应用潜能的NIRF染料探针,显著提高了该类染料在肿瘤诊断的特异性和敏感性。研究显示,某些近红外染料可以选择性的在肿瘤区域富集,发挥肿瘤靶向作用,其中主要是菁类和卟啉类染料。同时采取将近红外荧光染料与肿瘤特异性配体连接的方式,可以提高对肿瘤的靶向特异性。这些配体包括化学分子、多肽、抗体以及核酸适配体等,能够特异性地识别肿瘤细胞的代谢底物、生长因子、肿瘤细胞表面高表达的受体。研究者将Cy7与前列腺癌特异性标志物PSMA的抑制剂CTT－54.2相连,形成近红外荧光探针Cy5.5－CTT－54.2,对于靶向前列腺癌细胞具有极高的特异性。除了小分子、抗体等生物大分子连接以外,与纳米载体连接有助于提高探针在循环系统的稳定性,与相应的特异性配体结合后能够进一步提高肿瘤靶向性。

活体成像技术是将传统的分子及细胞生物学技术由体外转移到体内研究的有效手段,避免了在不同时间点处死动物后体外检测的繁琐,提高了效率。活体成像技术相对于其他成像手段如CT、PET及MRI,检测灵敏度更高,操作简便。根据不同的研究目的,可以选择不同的体内荧光探针或应用荧光素酶报告基因,且随着活体成像技术的广泛应用,越来越多荧光探针应运而生。在主要的生理病理代谢如酶的激活、糖代谢、血管新生、细胞增殖与凋亡、组织缺氧、病毒或细菌感染、药物代谢等过程中均可连续实时的动态观测。目前该技术存在一些不足之处,荧光成像需要激发光的激发,因此会存在一定的背景噪音;生物体组织具有一定的光吸收和光散射作用,因此成像的深度有所限制;目前仅是二维成像,荧光强度为半定量化,仅应用于小动物实验。

第二节　核素分子影像

核素分子影像主要包括正电子发射断层显像(positron emission tomography,PET)和单光子发射计算机断层扫描(single – photon emission tomography,SPET),本节重点介绍PET的原理及应用。是近年来核医学诊断技术和医学影像技术的重大突破性进展。PET是利用正电子核素标记的放射性药物,在生理条件下检测该药物及其代谢物在活体内的空间分布、数量和时间变化,从而在分子水平上反映活体内的病理生理变化。PET显像目前已广泛地应用于肿瘤、神经系统疾病和心血管疾病的诊断和疗效监测,并发展为早期诊断、疗效监测及药物研究开发的有效工具。

(一)正电子发射断层显像技术

PET采用湮没辐射和正电子准直(或光子准直)技术,从体外无损伤地、定量地、动态地测定PET显像剂或其代谢物分子在活体内的空间分布、数量及其动态变化,从分子水平上获得活体内PET显像剂与靶点(如受体、酶、离子通道、抗原决定簇和核酸)相互作用所产生的生化、生理及功能代谢变化的影像信息,为临床研究提供重要资料。PET分子显像基本原理为PET示踪剂(分子探针)进入活体组织细胞内特定靶分子发生湮没辐射,产生能量同为0.511MeV但方向相反互成180°的两个γ光子。PET分子显像应具备以下条件:①具有高亲和力和合适药代动力学的PET分子探针,PET分子探针是PET分子影像学研究的先决条件,PET分子探针为正电子核素(如C和F)标记分子(PET显像剂),可为小分子(如受体配体、酶底物),也可为大分子(如单克隆抗体),应易被正电子核素标记。PET分子探针应与靶点有高度亲和力,而与非靶组织亲和力低,靶/非靶放射性比值高,易穿过细胞膜与靶点较长时间作用,不易被机体迅速代谢,并可快速从血液或非特异性组织中清除,以便获得清晰图像。②PET分子探针应能克服各种生物传输屏障,如血管、细胞间隙、细胞膜等。③有效的化学或生物学放大技术,如PET报告基因表达显像。④具有快速、高空间分辨率和高灵敏度的成像系统。小动物PET是进行动物模型研究的强有力工具,可提供生物分布、药代动力学等多方面的丰富信息,准确反映药物在动物体内摄取、结合、代谢、排泄等动态过程。小动物PET显像可在同一只动物身上进行连续的纵向研究,监控动物生理、生化过程及各种治疗方法干涉疾病进程的效果,因此可排除传统研究方法中由于动物个体差异造成的误差。作为生物医学研究的重要技术平台,小动物PET在动物模型研究和临床研究之间架起了一座桥梁,为快速在动物和人体进行同一试验提供了机会,并便于直接比较或统一基础与临床研究。

（二）正电子发射断层显像技术应用

1.脑和心肌葡萄糖代谢研究

早期利用小动物 PET 进行的 ^{18}FDG 大鼠脑显像，主要用于测量葡萄糖代谢，但由于 PET 分辨率的限制，只能在全脑或局部区域内大致估算脑部代谢速度，部分容积效应引起的放射性溢出也使得显像的定量研究难以进行。糖代谢是一个分布广泛的过程，只有当分辨率为 2 mm 或更高时，大鼠脑显像才能对脑主要构造进行识别。新一代动物 PET 拥有极高的分辨率，不仅能清楚地将 Harderian 腺体或其他外脑结构中的放射性与大脑放射性区分开来，而且能快速识别丘脑、纹状体和皮层亚基等。小动物 PET 可用于定量检测大鼠脑中各主要结构的代谢速度，纹状体及海马等区域的葡萄糖代谢显像，可半定量研究大鼠脑可塑性和脑激活或定量评价大鼠脑损伤模型，麻醉条件下大鼠脑葡萄糖代谢变化研究可为优化临床显像条件提供依据。小动物 PET 将成为糖代谢功能和脑可塑性、损伤及介入研究的有价值的工具。

小动物 PET 可研究大鼠心脏局部缺血和梗死模型的糖代谢和心肌血流，评价大鼠心肌梗死模型的病变范围、心肌发育和代谢，研究小鼠心脏做功减少时的血流保护。

2.神经受体研究

神经受体显像是当今分子核医学和神经科学领域最引人注目的研究方向，PET 显像技术可定量或半定量地测定受体的密度分布和亲和力，以评价神经元功能活性。小动物 PET 显像可定量研究大鼠脑内的多巴胺能系统，反映多巴胺的合成、D_2 受体结合和多巴胺转运载体的浓度。由于这类 PET 探针高度浓集于纹状体，纹状体结构较大易于从大鼠脑内识别，在中等分辨率（3~4 mm）下即可进行。小动物 PET 显像可对大鼠脑纹状体内多巴胺受体的结合、纹状体内多巴胺 D_2 受体的缺乏与能量代谢之间的关系、多巴胺受体结合过程中内源性神经递质与放射性探针的竞争、非酪氨酸类氨基酸复合物对多巴胺释放的影响以及大鼠脑损害模型中纹状体内多巴胺 D_2 受体密度的变化进行量化研究。小动物 PET 还可以用于其他神经受体的研究中，如5-HT1A受体在脑内突触前部（中脑中缝核）和突触后部（额皮质、海马）结合能力的比较、大鼠脑内内源性激动剂对5-HT1A受体在脑内突触前部和突触后部部位特异性结合的影响、5-HT1A受体拮抗剂在大鼠脑内的神经传递及海马内的分布、5-HT受体释放剂对大鼠脑内5-HT2A受体结合的影响以及 A1ARs 受体在大鼠脑各部分（小脑、丘脑、皮层、中脑）的结合情况等。随着分辨率的提高，小动物 PET 能区别更小范围内的放射性差别，这使得神经受体的小鼠模型研究成为可能，如基因敲除小鼠的多巴胺 D_2 受体显像、定量研究，不同药理、生理和病理条件下小鼠纹状体内 D_2 受体结合的变化等。

3. 肿瘤学研究

PET 显像可从分子水平反映肿瘤组织中的生化变化和代谢状态,可进行良恶肿瘤的鉴别诊断、肿瘤的分级和分期、复发和瘢痕的鉴别诊断以及疗效监测、预后判断等。小动物 PET 的出现使得 PET 显像在肿瘤动物模型研究中的应用成为可能,利用 ^{18}FDG 可以研究恶性肿瘤的代谢途径。在肿瘤治疗及其疗效监测中,小动物 PET 也有越来越广泛的应用,例如利用卵巢癌小鼠模型评价 Ytrastuzumab 单抗治疗卵巢癌的可行性;通过生长激素抑制素受体的表达评价肿瘤的受体介导治疗;利用大鼠前列腺癌模型观测雄激素去除疗法后肿瘤的早期代谢变化,评价雄激素去除疗法的疗效;研究小鼠光敏疗法后的早期肿瘤应答。小动物 PET 已成为新型肿瘤显像剂开发的重要工具,可了解显像剂在肿瘤内的摄取及信噪比,研究生物分布及药时曲线,评价显像剂在肿瘤及其转移灶中的靶向性,为临床应用提供客观依据。

4. 报告基因表达显像

报告基因表达 PET 显像是以正电子放射性核素标记的报告探针为显像剂,对报告基因的表达进行显像定位的方法,PET 报告基因在体内表达为可与 PET 报告探针特异性结合的蛋白质。由于报告基因与目的基因受同一启动子的驱动,因此目的基因与报告基因可在体内同时表达。PET 报告探针在体内的保留可反映报告基因表达的水平,同时也反映目的基因表达的水平。另外,该技术还可用于转基因小鼠的研究,转基因小鼠的每个细胞内均有 PET 报告基因,当目的基因在小鼠体内某一特定部位表达时,PET 报告基因才在同一启动子驱动下表达,通过 PET 显像可间接监测目的基因在小鼠体内的表达,这使得内源性基因的表达也可通过转基因小鼠模型来研究。

目前用于基因表达显像的 PET 报告基因系统主要有两种:HSV1 - tk 报告基因/$[^{18}F]$ - FHBG 探针系统和 D2R 受体基因/$[^{18}F]$ - FESP 探针系统。利用 PET 报告基因系统可进行以下研究:①间接检测转基因动物内源性基因的表达,如采用 HSV1 - tk 基因/$[^{18}F]$ - FHBG 报告基因系统可进行转基因大鼠体内内源性白蛋白表达的小动物 PET 重复显像,监测动物活体内转基因的分子表达;利用 NIS/$[^{124}I]$碘化物报告基因系统可定量研究动物活体内转基因的表达。②研究动物体内基因的转运和表达,以优化特异性基因转运至特定组织的转运方式,如通过 D_2R 基因/$[^{11}C]$raclopride 报告基因系统可评价大鼠脑纹状体内腺病毒介导下多巴胺 D_2 受体的基因表达;通过 HSV1 - sr39tk 基因/$[^{18}F]$ - FHBG 报告基因系统可研究治疗基因在小鼠体内的转运与表达,评价基因治疗中转运系统的有效性、安全性,优化肿瘤基因治疗方法。③检测动物活体内治疗基因的表达,为基因治疗的临床研究提供依据,如以 D_2R 和 HSV1 - sr39tk 为 PET 报告基因进行的基因表达显像可准确地评价治疗基因表达的位置、大小及持续时间,利用 HSV1 - tk/$[^{18}F]$FPCV 报告基因系统可监测自杀基因疗法中治疗基因的定位、迁移和时间变化。另外,小动物 PET 报告基因表达显像还可用于检测细胞向不同器官的转运;研究两种细胞群(如免疫细胞和肿瘤细胞)间的相互作用;评价基因表达模式(观察确定基因开或关)等。上述研究为采用PET技术纵向测量基因在整只小鼠体内的表达提供了机会,也为发展基因表达显像提供了技术平台。

第三节 计算机X线断层扫描

计算机X线断层扫描(computed tomography,CT)已成为生物医学工程领域一种重要的研究工具。它具有分辨率高、成像时间短、成本低等诸多优点,在骨结构、血管(如肿瘤血管)、肺癌等研究中应用广泛。

(一)计算机X线断层扫描技术

普通临床CT的成像原理是利用X射线穿过样本时,样本各个部位对X射线吸收率的不同来进行成像的。成像过程:X线球管发射X射线,经过准直器形成窄的扇形X线束,穿透样本,到达探测器采集数据,输入计算机进行图像重建最终形成二维图像,对样本进行180°以上的不同角度成像。随着技术的进步和生产工艺的不断提高,CT系统的空间分辨率不断提高,出现了用于实验动物活体检测的小动物CT系统。小动物CT一般采用的是锥形X线束,而临床CT普遍采用的扇形X线束,锥形X线束可以对样本进行360°不同角度成像。采用锥形X线束突出的优点是:①扫描速度快,缩短成像时间;②减少辐射剂量、提高X射线利用率;③能够获得真正各向同性的容积图像;④图像空间分辨力高。图像数据通过计算机软件进行图像重建和重组,形成三维图像。通过软件可以观察样本内部各个截面的信息,对样本感兴趣部分进行二维和三维分析。

(二)计算机X线断层扫描技术应用

1.小动物CT用于骨成像

骨组织由于含钙,对X射线的衰减远大于周围软组织,这使得锥形束小动物CT成为骨研究领域中非常重要的技术手段。它可以从骨容积比、骨表面积比、骨小梁结构、骨小梁数目等多方面精确描述骨的三维微观结构,并可以研究骨密度变化。在骨诊断学上也有非常多的应用,如研究性别是否影响无重力刺激下的骨骼适应;监测植入体内的血管支架在活体动物体内的情况;用于牙科疾病的诊断和治疗等。

2.小动物CT用于血管成像

与骨不同,血管在CT图像的对比度是很低的,无法清晰分辨。但随着各种血管造影剂(BaS、碘美普尔、碘普罗胺等)的出现,锥形束小动物CT在评价血管解剖信息方面又有很多新的应用。可用来获取大鼠心脏、肝脏的血管分布。研究者通过对注射了造影剂(BaS和碘美普尔)的肿瘤微血管成像来监测肿瘤变化,并获得了小鼠全身血管分布的图像;使用小动物 CT 研究肿瘤的 3D 微血管结构;利用碘普罗胺造影剂得到了动脉瘤、颈动脉和颅骨内微血管清晰的 CT 图像,这也显示了锥形束小动物 CT 技术在脑血管疾病早期诊断中的巨大潜力。

3. 小动物 CT 用于腹腔脏器成像

在脏器形态研究中,较常见的研究对象有肝脏、脾脏、肾脏、卵巢和胰腺等。各个脏器虽然生理学功能各异,但在 CT 成像过程中有一定的共性。首先各个脏器的组成元素相似,密度接近,因此在 CT 造影中各脏器灰度值差异较小,在无造影增强剂时,可与脏器进行对比的往往是脏器周围的脂肪组织。对于相对瘦小的实验动物或者缺乏脂肪包裹的脏器组织,相邻脏器在 CT 图像中因缺乏明显边界导致识别其轮廓和形态难度较大。值得注意的是,部分脏器对造影剂亲和力较差。脾脏、肝脏、肾脏等代谢旺盛的脏器组织较容易吸收造影剂,而胰腺、卵巢等相对较难。

4. 小动物 CT 用于肿瘤成像

肿瘤的组织形态随着肿瘤的成长发育存在比较大的变化,其成长前期往往呈现团块状附着于脏器表面或者脏器内部,而在其发育后期大面积侵蚀正常组织器官,破坏脏器组织结构,并造成脏器组织形态改变。肿瘤组织与正常脏器组织 CT 图像差距较小,且无靶向性作用,造影剂吸收较差。肿瘤组织同样具有对比度低、形态无规则等特点,其成像实验对小动物 CT 系统密度分辨率要求较高。

第四节　小动物磁共振

小动物 MRI 是可以在材料科学和生物医学基础研究等相关交叉领域有广泛应用的高新技术,是生物医学基础研究和疾病相关应用研究中都极具广阔前景的新技术。高场强核磁共振小动物成像是衡量综合性科研院校科研水平和科研工作深度的标志性分析测试研究仪器,目前开始在国内发展,正在成为教学、科研和重点学科、重点实验室建设不可或缺的分析测试研究手段。

(一)磁共振成像技术

磁共振成像是一种较新的成像技术,它采用静磁场和射频磁场使组织成像,在成像过程中,既不用电子离辐射、也不用造影剂就可获得高对比度的清晰图像。它能够从人体分子内部反映出人体器官失常和早期病变。磁共振成像装置除了具备 CT 的解剖类型特点,还可借助核磁共振原理精确地测出原子核弛豫时间 T1 和 T2,能将人体组织中有关化学结构的信息反映出来。这些信息通过计算机重建,得到的图像是成分图像(化学结构像),可以将同样密度的不同组织和同一组织的不同化学结构通过影像显示表征出来。便于区分脑中的灰质与白质,对组织坏死、恶性疾患和退化性疾病的早期诊断有极大的优越性,其软组织的对比度也更为精确。

(二)小动物磁共振应用

1.各种疾病模型的诊断以及新药研发

目前磁共振可以进行包括肿瘤、炎症、血管性疾病、中毒、寄生虫等研究,特别是在颅脑、脊椎病方面诊断具有优势。MRI 对脑肿瘤、脑炎性病变、脑白质病变、脑梗死、脑先天性异常等的诊断比 CT 更为敏感,可发现早期病变,定位也更加准确。对颅底及脑干的病变因无伪影可显示得更清楚。MRI 不用造影剂就可显示脑血管,发现有无动脉瘤和动静脉畸形;MRI 还可直接显示一些颅神经,可发现发生在这些神经上的早期病变;因其可直接显示脊髓的全貌,因而对脊髓肿瘤或椎管内肿瘤、脊髓白质病变、脊髓空洞、脊髓损伤等有重要的诊断价值。对椎间盘病变,MRI 可显示其变性、突出或膨出。

利用小动物磁共振技术对动物模型疾病进展情况进行定期检测,评估新药在实验动物体内的治疗状况。

2.应用小动物磁共振研究新型分子影像探针

靶向肿瘤的新型分子探针是近年来的研究热点,分子探针是一种特殊的、带有标记信号的物质,能与其他分子或细胞结构特异性结合,用于对靶分子或靶细胞结构的定位和定性分析。分子探针的构建是磁共振分子成像的关键技术。只有高灵敏度、高特异性的肿瘤分子探针被开发出来,才能从根本上促进磁共振分子成像技术的普及和发展。分子探针由转运载体和显像剂组成,探针的构建需满足一定要求:①分子探针质量小,无生物毒性,可参与人体正常的生理代谢过程。②分子探针对靶分子具有较高的灵敏度和特异性。③分子探针在体内代谢缓慢,可较长时间对目标进行显影。④分子探针能够透过各种生理屏障,如血管壁、血脑屏障、细胞膜等。目前,常用的转运体包括微粒(脂质体和乳剂)、聚合物纳米材料、病毒构建体、多聚体和氟碳乳剂。转运体携带显影剂和配体与目标靶点结合成磁共振分子探针,通过磁共振技术实现对目标定向显影的目的。分子探针的配体可以是抗体、特异蛋白质或氨基酸分子、核酸分子、多肽和糖等。

按照显影剂的磁化特性可以将 MRI 对比剂分为两大类:①T1 阳性对比剂,即顺磁性对比剂,以钆(gradolinium,Gd)为代表,常用的钆类显影剂包括钆喷酸葡胺(Gd-DTPA)和钆特酸葡胺(Gd-DOTA)。②T2 阴性对比剂,其含有小分子氧化铁(Fe_3O_4),具有超顺磁性,在 T2 上呈低信号,可以显著减少 T2 弛豫时间。近年来,更有学者研制出具有 T1-T2 双模磁共振成像性能的纳米探针(Fe_3O_4-BSA_{Gd}),实现对病灶的双向精确诊断,进一步推动了分子成像的发展。

第五节 多模态分子影像技术

分子影像技术利用特异性的分子探针对活体状态下的生命现象进行细胞分子水平的定性和定量研究,开启了影像学研究的新局面。理想的分子影像技术应该能够同时提供生物过程的解剖结构水平、功能代谢水平、生理病理水平和分子细胞水平的信息,但目前还没有一种成像技术能够同时具备上述功能。因此,整合多种分子影像技术优势,发展多模态融合的分子影像技术已成为当前分子影像领域研究的热点和发展趋势。

每种影像学技术都有各自的特点,如光学成像敏感但组织穿透力差,MRI 具有良好的软组织分辨能力,但敏感性较差,PET 敏感性高但空间分辨率低,可能出现假阳性和假阴性的结果。克服单一成像模式的不足,融合多种成像技术是解决这一问题的一个途径。当前,成功用于临床的 PET – CT 及 PET – MRI 成像设备可以同时提供更加精确、高分辨率的解剖、功能及生化信息。随着计算机技术、物理学、分子生物学、材料化学等学科发展,大量新的多模态成像技术被开发出来,为疾病分子影像学研究和应用开辟了更加广阔的空间。

(一)PET/SPECT – CT

PET/SPECT 主要是基于脏器代谢、生化等功能改变进行成像,检测灵敏度高,可以在肿瘤发生形态学改变之前先于传统的解剖结构成像设备(如 MR、CT)发现其异常改变。PET/SPECT 空间分辨率差、难以实现对发现信号改变的部位进行准确的解剖定位。PET – CT 是多模态成像的一个成功范例,PET 和 CT 同机同时采集后的融合图像将精细的解剖结构信息和功能信息结合在一起,克服了单一应用两种影像技术的局限性,不仅解决了 PET 成像分辨率低、缺乏解剖信息的问题,而且通过同机 CT 的衰减校正,有效提高了 PET 图像质量,缩短了图像采集时间,从而提高了诊断效率。PET/SPECT 对多种分子信息进行显像依赖于放射性示踪剂(如 ^{18}F – FLT,^{18}F – Choline,^{18}F – FMISO,^{68}Ga,^{11}C,^{64}Cu 等)标记的 PET 示踪剂,^{18}F – FDG 是目前应用最多的 PET 示踪剂,通过对体内葡萄糖代谢的定量半定量示踪分析可以提示肿瘤及正常组织代谢活性的变化;^{99}Tc、^{131}I 和 ^{111}In 是常用 SPECT 的示踪剂。随着大量新型示踪剂尤其是肿瘤靶向性和特异性分子探针的发展,以及 Micro – PET/SPECT – CT 等小动物成像设备的开发,PET/SPECT – CT 在肿瘤早期发现、复发监测、浸润转移、疗效监测、个性化诊断与治疗以及对肿瘤特殊分子示踪、信号通路改变、增殖、凋亡、乏氧等临床及基础研究中被广泛应用。

(二)PET/SPECT – MRI

由于 MRI 优秀的软组织分辨能力,PET – MRI 在前列腺、肝脏、头颈部肿瘤等部位显示出较 PET – CT 更好的成像效果。研究表明,PET – MRI 能很好地跟踪肿瘤转移、监测治疗反应等。PET/SPECT – MRI 的进步有赖于多模态多功能探针的发展和优化。尤其是肿瘤特异靶向性探针可以提供肿瘤更加准确、精细的信息,推动 PET/SPECT – MRI 在肿瘤精准医疗中的应用。研究者合成了一种基于铁纳米粒子的 ^{64}Cu – DOTA – IO – c(RGDyK)PET – MRI 探针,所连接的 RGD 多肽能够特异性识别肿瘤细胞膜上高表达的 αvβ3 受体;研究结果表明其比未连接 RGD 多肽的 PET – MRI 探针具有更好的对肿瘤成像能力;针对 ^{111}In 标记的抗间皮素抗体连接 SPION 的间皮瘤特异性 SPECT – MRI 双模态分子探针,显示了良好的间皮素阳性肿瘤的成像能力;应用 ^{68}Ga 标记的 PSMA 前列腺癌特异性 PET – MRI 分子显像显示了较好的成像效果,对于血清中 PSA 水平增加较低的前列腺癌患者,这是一种较为理想的成像手段;^{18}F – Choline 联合高分辨的 T2W – MR 影像显著提高了前列腺癌成像的特异性;^{18}F – Choline 和前列腺癌特异性示踪剂(如 ^{68}Ga 标记的 PSMA 双示踪剂)联合应用多参数 MRI 影像,能显示非常精确的前列腺癌特征。

(三)光学成像和其他模式融合成像在肿瘤研究中的应用

近年来,由于大量联合光学成像的多模态分子探针被开发出来,因此光学和其他影像学技术融合的双模态及更多模态的成像方式得到了迅速发展。目前已经成功开发了多种基于 FI 或 BLI 和 CT、MRI、PET 等传统影像融合的多模态成像系统。临床前研究证明,FI 与 PET 或 CT 的多模态融合影像对肿瘤定位和定量化研究具有重要价值。随着材料化学尤其是纳米技术的发展,出现了大量新光学多模态分子探针,推动了其在肿瘤领域中的应用研究,并向肿瘤特异分子靶向性、多功能化、多参数成像方向发展。研究者发现连接有 Legumain 特异性多肽底物的 NIRF 和 MRI 双探针对 Legumain 表达阳性肿瘤的双模态成像效果,远高于连接非 Legumain 特异性多肽底物的 NIRF 和 MRI 探针;EGFR 特异靶向性 MRI – 光学双模态探针纳米探针[MnMEIO – silane – NH$_2$ – (Erb) – mPEG NPs]对 EGFR 阳性肿瘤有特异性成像能力;利用 MRI – FI 系统对 EGFR 表达阳性的脑胶质瘤进行了 EGFR 密度定量分析;利用金、钆复合纳米粒子发展了一种 NIRF – CT – MR 三模态显像探针并应用于乳腺肿瘤的多模态成像;采用 ^{124}I 标记的荧光上转换磁性纳米粒子连接 RGD 多肽实现了对 U87 – MG 肿瘤模型特异靶向性的 PET – MRI – 光学三模态成像。

多模态成像由于其相较于单一显像模式有明显的优势及诱人的应用前景,近年发展迅猛,并应用于肿瘤早期诊断、疾病鉴别、个性化诊疗、疗效监测、预后判断,以及肿瘤发生发展、侵润转移、血管生成、分子生化改变等肿瘤相关事件的临床和临床前研究。但多模态成像技术还存在很多问题,如所使用的造影剂(分子探针)的安全性、从实验室研究到临床转化的可行性、检测成本导致医疗费用增加等。随着医学影像学及各交叉学科的不断发展,尤其是新的同机融合影像设备的进步,以及更先进更优化、安全可靠的分子探针的开发,多模态分子成像技术将为肿瘤影像技术带来一场重大变革,为肿瘤形成相关生化事件研究提供新技术,并成为肿瘤诊治的利器。

(谭邓旭)

参考文献

[1] Weissleder R,Tung CH,Mahmood U,et al. In vivo imaging of tumors with protease – activated near – infrared fluorescent probes[J]. Nat Biotechnol,1999,17(4):375 – 378.

[2] Hsu AR,Hou LC,Veeravagu A,et al. In vivo near – infrared fluorescence imaging of integrin alphavbeta3 in an orthotopic glioblastoma model[J]. Mol Imaging Biol,2006,8(6):315 – 323.

[3] Zhang C,Tan X,Tan L,et al. Labeling stem cells with a near – infrared fluorescent heptamethine dye for noninvasive optical tracking[J]. Cell Transplant,2011,20(5):741 – 751.

[4] Cheng Z,Levi J,Xiong Z,et al. Near – infrared fluorescent deoxyglucose analogue for tumor optical imaging in cell culture and living mice[J]. Bioconjug Chem,2006,17(3):662 – 669.

[5] Ye Y,Bloch S,Achilefu S. Polyvalent carbocyanine molecular beacons for molecular recognitions[J]. J Am Chem Soc,2004,126(25):7740 – 7741.

[6] Serganova I,Doubrovin M,Vider J,et al. Molecular imaging of temporal dynamics and spatial heterogeneity of hypoxia – inducible factor – 1 signal transduction activity in tumors in living mice[J]. Cancer Res,2004,64(17):6101 – 6108.

[7] 王强,王荣福. 当代最先进分子影像新技术——PET/MRI[J]. 中国医疗器械信息,2011,17(4):4 – 7.

[8] 王世真. 分子核医学[M]. 北京:中国协和医科大学出版社,2001.

[9] Hsu WK, Virk MS, Feeley BT,et al. Characterization of osteolytic, osteoblastic, and mixed lesions in a prostate cancer mouse model using 18F – FDG and 18F – fluoride PET/CT[J]. J,2008,49(3):414 – 421.

[10] 柳卫. 动物 PET 研究进展. 国外医学·放射医学核医学分册,2002;26(2):49 – 52.

[11] 李荫龙,张栋. 小动物活体体内光学成像技术的应用进展[J]. 中国中西医结合杂志,2015,35(01):118 – 123.

[12] 周晖,吴俊娇,范洁琳,等. 多模态分子影像技术应用于肿瘤的研究进展[J]. 中国医学影像学杂志,2011,19(10):794 – 797.

［13］陈雪祺,王荣福. PET/CT 在动物领域的研究进展［J］.中国医学装备,2013,10（01）:55 – 59.

［14］邝忠华,李成,李兰君,等.高分辨率及高灵敏度小动物 PET 研究进展［J］.原子核物理评论,2016,33（03）:336 – 344.

［15］周坤,孟祥溪,谢肇恒,等.一种新型的小动物四模态分子医学影像系统［J］.中国医疗设备,2015,30（02）:7 – 10.

第十四章 14

实验动物福利伦理和法制化要求

随着时代的发展,人们广泛接受了生命中心论的观点。对生物医学研究中涉及的实验动物,人们从伦理、宗教、文化等角度进行了反思:实验动物作为一种生命形式,同人类一样有着生存需求和高层次的心理需求,同样具备神经结构和生理机能,它们对疼痛和痛苦有着同样的感受。动物福利的目的就是人为地给动物提供良好的环境条件,在动物实验过程中遵循合理的行为规范,保证动物在健康舒适的状态下生存,确保动物生理健康和心理愉悦。真正的动物福利不是片面地保护动物,而是在兼顾对动物利用的同时,考虑动物的福利状况,并反对那些使用极端手段和方法进行动物实验。

第一节 实验动物福利伦理

人类对动物的认识,特别是对动物的感觉、需求和本性的认知一直在不断发展。较差的动物福利会对动物生理、心理产生影响已经形成了广泛的共识。早期的福利定义以物质状态为中心,而最新的定义反映了动物福利的复杂性和多面性。

一、实验动物福利伦理的内涵

(一)实验动物福利(laboratory animal welfare)

动物福利是保证动物健康、快乐的外部条件。动物健康、快乐是动物自身感受状态,也就是"心理愉快"的感受状态,包括无任何疾病、无行为异常、无心理紧张、压抑和痛苦等。因此,动物福利反映了动物生活环境的客观条件。科学发展到今天,已经可以对动物的感受状态进行测量、评定。如动物是否受伤或生病,是否感觉疼痛。对动物的沮丧、压抑、恐慌等行为也可以进行客观评价。当外部条件无法满足动物的健康、快乐时,就标志着动物福利的恶化。

满足动物的需求是保障动物福利的首要原则。动物的需求主要表现在以下三个方面:维持生命需要、维持健康需要和维持舒适需要,这三方面决定了动物的生活质量。人为地改变或限制动物的这些需要,会造成动物行为和生理方面的异常,影响动物的健康,影响科学实验的真实性。解除动物的痛苦,让动物享有"五项自由",是保障动物福利的基本原则。

(二)实验动物伦理(laboratory animal ethics)

实验动物主要为人类服务,如何对待实验动物已成为履行负责任的科研行为必须面对的伦理议题。动物保护学者观点是用动物做替身进行一些在人类身上不允许开展的实验是一种对动物不公正的歧视。传统伦理学家们则认为只有人类才具有直接的义务感,有自我承担义务和责任的意识并有能力履行行为。相反,动物是无道德意识的一类,不应与人类在同一道德水平上考虑。

在实践中,我们不讨论动物实验在道德层面的问题,而是讨论如何在科学研究中有道义限制地使用实验动物,并由此引发的伦理问题。例如,研究人员在用活的动物开展实验时,怎么对实验伦理合理性进行评价。

随着时代的发展,承认动物自身固有内在价值的观点,被越来越多的人认可。这种趋势反映在对不同动物保护法的改革和修订方面。研究人员也认可动物固有的内在价值,例如:

1.虽然实验的科学性是必需的前提,但在进行动物实验前对实验的伦理学评估也是很重要的,如有些实验过程、方法被认为是伦理学不能接受的,则必须禁止。

2.当有替代的方法可进行研究时,就没有必要用动物进行实验,即便替代的方法很昂贵也应如此。

3.如果没有可行的替代方法,同时又存在人和动物的利益冲突,必须权衡各方面的利益。如果动物实验仍无法避免,则必须从道德伦理角度出发保护动物的内在固有价值。

4.在用动物进行实验被认为可以接受的前提下,在实验前、中、后都不应有实验动物被打乱种属专一的行为。

5.从事实验动物的研究人员有道义和伦理上的责任,去寻找替代的方法以减少实验动物的使用,达到科学研究的目的。

二、实验动物福利伦理的主要原则

(一)"3R"原则

实验动物的"3R"原则为:

1.**替代(replacement)**　指使用其他方法而不用动物所进行的试验或其他研究课题,以达到某一试验目的。或使用没有知觉的试验材料、低等动物代替使用神志清醒的活的高等脊椎动物进行试验的一种科学方法。

2. **减少（reduction）** 指在科学研究中,使用较少量的动物获取同样多的试验数据或使用一定数量的动物能获得更多实验数据的科学方法。

3. **优化（refinement）** 指在符合科学原则的基础上,通过改进条件,善待动物,提高动物福利。或完善实验程序和改进实验技术,避免或减轻给动物造成的与实验目的无关的疼痛和紧张不安的科学方法。

(二)五项自由(the five freedoms)

实验动物的五项自由包括：

1. **免于饥渴的自由** 保障有新鲜的饮水和食物,以维持健康和活力;

2. **免于不适的自由** 提供舒适的栖息环境;

3. **免于痛苦、伤害和疾病的自由** 享有预防和快速的诊治;

4. **表达主要天性的自由** 提供足够的空间、适当的设施和同类的社交伙伴;

5. **免于恐惧和焦虑的自由** 保障良好的条件和处置,不造成动物的精神压抑和痛苦。

三、动物实验中常见的福利措施

为避免不必要的痛苦,确保实验动物获得良好的生存质量和人道的死亡方式,实验人员应及时确保其生存状态,及生存环境的安全、稳定。若动物健康、舒适、有足够的食物和水、安全、可以表达天性,并且不受疼痛、恐惧、不安等情绪干扰,就被认为拥有好的福利。其强调的是动物受到恰当而适宜的对待,常见福利措施见表 14 - 1。

表 14 - 1 动物实验中的常见福利措施

	常用方法	动物福利方法	优点
麻醉	腹腔或静脉注射	呼吸麻醉	减少挣扎与注射疼痛感,对小鼠伤害小
动物体内观察	处死后解剖观察	活体成像仪观察	减少实验动物数量
处死	机械处死	安乐死	动物无痛苦死亡
生活环境	普通鼠笼、无恒温恒湿	专用鼠笼、恒温恒湿、设有通风系统	提供良好的生活环境,使小鼠生活康乐
动物生理状态观察	捕捉小鼠后使用小鼠专用仪器	体内植入生物芯片	一次操作可获得长久的数据,减少捕捉观察,避免小鼠产生应激,影响实验结果

四、安死术(安乐死)

(一)实验动物安乐死的实施标准

安乐死是一种人道地终止那些已完成实验任务或生产淘汰或处于濒死状态实验动

物生命的方法,最大限度地减少或消除动物的惊恐和痛苦,使动物在无疼痛状态下安静和快速地死亡,其主要目的是:

1. 减轻动物疾病所带来的痛苦;

2. 在动物完全失去知觉前,将引起痛苦、焦虑、悲伤和害怕的感觉降到最低;

3. 给予一种无痛的、没有悲伤的死亡。

安乐死是一个极其重要的动物福利指标。随着国内对实验动物福利水平的重视,安乐死也逐渐受到重视。

现行的中国实验动物学会团体标准主要参考了美国兽医协会(AVMA)制定的 2013 版《动物安乐死指南》(*Guidelines for the Euthanasia of Animals*)、加拿大动物保护协会(CCAC)的欧盟委员会发布的《实验动物安乐死推荐方法》(*Recommendations for Euthanasia of Experimental Animals*)和《CCAC 科学用动物安乐死指南》(*CCAC Guidelines on：Euthanasia of Animals Used in Science*),也参考了日本、新加坡等的文献资料,结合我国国情编制而成。

实验动物安乐死的方法很多,常用的有二氧化碳吸入、注射巴比妥类药物等。安乐死实验动物时应注意通过对呼吸、心跳、瞳孔、神经反射等指征的观察,对死亡做出综合判断。实施安乐死后,还要将尸体进行无害化处理。

安乐死的实施,需要由实验动物医师来判断,一般可分为:

1. 已经达到实验目的;

2. 因研究需要采集血液或组织样本;

3. 动物疼痛程度超过预期;

4. 严重影响动物健康和动物福利;

5. 其他原因不适合继续繁殖或饲养。

选择安乐死,也须要遵守以下原则:

1. 当实验动物体重减轻达原体重的 20% ~ 25%,或出现恶病质或消耗性症状;

2. 小型啮齿类动物完全丧失食欲达 24 h 或食欲不佳(低于正常食量的 50%)达 3 天。大动物完全丧失食欲达 5 天或食欲不佳(低于正常食量的 50%)达 7 天;

3. 动物已无法进食或饮水,或在没有麻醉或镇静的状态下,长达 24 h 无法站立或极度勉强才可站立,或表现精神萎靡伴随体温过低(常温动物体温低于 37℃);

4. 动物严重感染,可见体温升高,白细胞数目增加,抗生素治疗无效并伴随动物全身性不适症状;

5. 动物预后不佳,出现器官严重丧失功能的临床症状且治疗无效,或经实验动物医师判断预后不佳。例如:呼吸困难、发绀;大失血、严重贫血(低于正常值 20%);严重呕吐或下痢、消化道阻塞或套叠、腹膜炎、内脏摘除手术;肾衰竭;中枢神经抑制、震颤、瘫痪、止痛剂治疗无效的疼痛;肢体功能丧失;皮肤伤口无法愈合、重复性自残或严重烫伤等。

(二)常用实验动物安乐死方法(表14-2)

表14-2　常用实验动物安乐死方法(T/CALAS 31-2017)

安乐死方法	体重小于 125 g 啮齿类动物	体重125 g~1 kg 啮齿类动物/兔	体重1~5 kg 啮齿类动物/兔	犬	猫	非人灵长类	牛、马、猪
静脉注射巴比妥类药物注射液	Y	Y	Y	Y	Y	Y	Y
腹腔注射巴比妥类药物注射液	Y	Y	Y	X	X	X	Y
二氧化碳	Y	Y	Y	X	X	X	X
麻醉后采血(放血)致死	Y	Y	Y	Y	Y	Y	Y
麻醉后静脉注射氯化钾致死(1~2 meq/kg)	Y	Y	Y	Y	Y	Y	Y
麻醉后断颈	Y	Y	N	X	X	X	X
麻醉后颈椎脱臼	Y	Y	X	X	X	X	X
动物清醒中直接断颈	N	N	N	X	X	X	X
动物清醒中直接颈椎脱臼	N	X	X	X	X	X	X
乙醚	N	X	X	X	X	X	X
电昏后放血致死	X	X	X	X	X	X	Y

注:Y.推荐使用;X.不得使用;N.不推荐,除非实验需要(IACUC审核通过后可使用)。

1.推荐的巴比妥类药物的安乐死剂量(表14-3)

一般以麻醉剂量的3倍作为安乐死剂量。

表14-3　推荐的巴比妥类药物的安乐死剂量(单位:mg/kg)(T/CALAS 31-2017)

类别	静脉注射	腹腔注射	类别	静脉注射	腹腔注射
小鼠	≥150	≥150	雪貂	≥120	≥120
大鼠	≥150	≥150	猫	≥80	≥80
地鼠	≥150	≥150	家禽	≥150	≥150
豚鼠	≥120	≥150	猪	≥90	N
兔	≥100	≥150	绵羊	≥90	N
犬	≥80	≥80	山羊	≥90	N
非人灵长类	≥80	N			

注:N.不推荐使用。

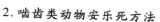

2. 啮齿类动物安乐死方法

啮齿类动物安乐死方法操作要点（表 14 - 4）：

1. 注射巴比妥类药物（如戊巴比妥钠）为啮齿类动物安乐死首选方法；

2. 操作人员应具备保定动物、注射及相关技术，并能识别动物死亡状态；

3. 断颈时，须以锐利的外科剪刀断颈；

4. 低温麻醉后断颈需将仔鼠放置标本杯，浸入冰浆中约 20 min，以减少脑活性及流血；

5. 放血时应防止动物因放血不完全而苏醒；

6. 14 日龄以下啮齿类动物，不建议单独使用二氧化碳安乐死，须配合断颈。

表 14 - 4 啮齿类动物安乐死方法（T/CALAS 31 - 2017）

方法	1～6 日龄	7～14 日龄	体重 < 200 g	体重 > 200 g
静脉注射戊巴比妥钠（100～150 mg/kg, IP, IV）	N	Y	Y	Y
二氧化碳	N	Y	Y	Y
氟烷、甲氧氟烷、异氟醚、安氟醚、七氟醚、地氟醚	N	Y	Y	Y
麻醉后放血	N	N	Y	Y
麻醉后断颈	Y	Y	Y	Y
低温麻醉后断颈	Y	Y	N	N
清醒中断颈	Y	X	X	X
麻醉后颈椎脱臼	N	N	Y	Y
麻醉后静脉注射氯化钾（2 meq/kg, IV）	N	N	Y	Y
清醒中颈椎脱臼	N	N	X	X

注：Y. 推荐方法；N. 不推荐方法，但经 IACUC 同意后可使用的方法；X. 不推荐使用；IP. 腹腔注射；IV. 静脉注射。

3. 二氧化碳安乐死方法

1. 材料

（1）待安乐死的动物；

（2）安乐死箱，可选用干净可透视的密闭盒；

（3）有通气孔的密闭式上盖；

（4）二氧化碳钢瓶。

2. 方法

（1）放入动物前，先灌注 CO_2 于安乐死箱内 20～30 s。关闭 CO_2，放入动物；

（2）再灌注 CO_2 于箱内 1～5 min（兔需较长时间），确定动物不动、不呼吸、瞳孔放大。

关闭 CO_2,再观察 2 min,确定动物死亡;

(3)动物尸体以不透明感染性物质专用塑料袋包装、储藏至冷冻柜后依法无害化处理;

3. 100% CO_2安乐死参考时间(表 14-5)

表 14-5　100% CO_2安乐死参考时间(T/CALAS 31-2017)

小鼠年龄	CO_2暴露时间/min	备注
0~6 日龄	60	一般须配合断颈法合并使用
7~13 日龄	20	一般须配合断颈法合并使用
14~20 日龄	10	—
≥21 日龄	5	—

第二节　实验动物福利伦理在各学科中的体现

一、疼痛的分级与实验动物的麻醉

(一)疼痛的分级

美国公共卫生署曾在《实验动物管理和使用指南》(National Research Council,1985)中声明,在没有反面证据存在的情况下,研究者应考虑能引起人类痛苦的操作也会引起其他动物的痛苦。正确评价实验动物所遭受的疼痛或痛苦,是避免和最小限度地降低实验中动物的不适、疼痛和痛苦的必要手段。

美国农业部(United States Department of Agriculture,USDA)规定,一般将疼痛分为五级:

1 级:动物园式仿生圈养之苦;

2 级:动物笼养限制之苦;

3 级:无痛或一次性的轻微痛;

4 级:有疼痛持续,但通过实施合适的麻醉、镇痛或镇静措施能缓解或解除;

5 级:持续的疼痛或损伤,但对动物的麻醉、镇痛、镇静应用会影响实验结果,故不能缓解。

国内目前没有通用的标准规定实验操作的疼痛评估与分级,且疼痛或痛苦的严重程度很难人为进行精准分辨,下表仅作为一个参考,提醒实验者在实验过程中应时刻根据实验动物的临床表现,调整实验操作(表 14-6)。

表 14 - 6　实验动物疼痛判定及痛苦分级

疼痛与痛苦的分级	临床症状	相关实验操作
轻微程度疼痛	1. 体重较实验前下降10%及以下 2. 短暂性拱背 3. 无其余明显不良临床反应	1. 注射或给药(静脉、皮下、肌内、腹腔) 2. 灌胃给药 3. 全身麻醉 4. 被允许的安乐死方法 5. 啮齿类动物的剪尾和标识
短时间的应激或疼痛	1. 动物无明显自残、食欲不振、脱水等现象 2. 情绪稍显激动 3. 休息或睡眠时间增加 4. 多次发出叫声,但音频正常	1. 短时间内的禁食或禁水 2. 麻醉状态下插管或植入导管 3. 小型外科手术(如浅表性肿瘤植入、浅表淋巴结切除术、大脑内植入术、输精管结扎术等) 4. 注射多种不同抗原 5. 不致命,且不对动物造成显著物理性伤害的药物或化学物的刺激
中等程度疼痛	1. 体重较试验前下降10%~25% 2. 持续性拱背 3. 长时间的食欲不振 4. 毛发散乱,间歇性弄湿下颚皮毛 5. 发出不正常的嚎叫 6. 间歇性呼吸异常 7. 间歇性震颤或痉挛 8. 表现倦怠或不愿意移动,受刺激时不愿移动 9. 对实验者或其他实验动物攻击性/防御性增加,或社会化行为退缩及自我孤立	1. 全身性麻醉下进行的重大手术(如剖腹产、甲状腺切除术、睾丸切除术、胚胎移植手术、垂体/胸腺切除术等) 2. 长时间的物理性保定 3. 解剖时造成的疼痛或应激 4. 热射病或辐射性病痛 5. 药物或化学物品对动物生理系统的损害
严重程度疼痛,且疼痛程度接近或超过疼痛极限	1. 体重较试验前下降25%以上 2. 长时间拱背 3. 严重的食欲不振 4. 明显的脱毛,毛发散乱 5. 受刺激时发出尖锐的、沉闷的叫声,或完全不叫 6. 休息或睡眠时间增加 7. 原地打转,运动性共济失调,持续性震颤或痉挛 8. 极度倦怠,对外界刺激不敏感 9. 自我孤立,社会化行为严重退缩,无任何互动性行为 10. 垂死	1. 暴露于有毒有害物造成的伤害 2. 药物或化学物品严重损害动物生理系统造成动物死亡、剧烈疼痛或极度痛苦 3. 在未经麻醉的状态下使用麻痹或肌肉松弛剂 4. 烧烫伤或创伤性疼痛和痛苦 5. 未经允许的安乐死方法 6. 任何会造成接近疼痛阈值且无止痛剂解除该疼痛的操作步骤 7. 术后使用镇痛药物亦会疼痛的重大手术(如腹腔探查和器官切除术、胸廓切开术、异种器官移植术、脊椎手术、骨科手术等)

(二)麻醉药物的选择

理想的麻醉药应具备以下三个要素:

1.麻醉完善,实验过程中动物无挣扎或鸣叫现象,麻醉时间大致满足实验要求。

2.对动物的毒性及所观察的指标影响最小。

3.使用方便。麻醉药需根据动物的种类和不同实验手术的要求选择,麻醉必须适度,过浅或过深都会影响手术或实验的进程和结果。

常用实验动物的推荐麻醉剂量见以下各表(表14-7~表14-11),引自 http://www. lascn. net/Item/14958. aspx.

表14-7 小鼠麻醉剂量表

药物	剂量	途径
麻醉前给药		
阿托品	0.002~0.005 mg/100 g	IV、IM、SC
	0.12 mg/100 g	IP
镇静剂		
正乙酰丙嗪	0.075 mg/100 g	IM
地西泮	0.5 mg/100 g	IP
氯胺酮	2.0 mg/100 g	IM
注射麻醉剂		
氯胺酮	2.2~4.4 mg/100 g	IM
	10 mg/100 g	IP
	2.5 mg/100 g	IV
戊巴比妥	1.5 mg/100 g	IV
	5.0~9.0 mg/100 g	IP
硫喷妥钠	2.5 mg/100 g	IV
	3.0~5.0 mg/100 g	IP
吸入麻醉药		
二氧化碳	诱导麻醉 10~15 s	
异氟醚	有效浓度 1%~4%	吸入
止痛剂		
布洛芬	3.0 mg/100 g	PO
卡洛芬	0.5 mg/100 g	SC
杜冷丁	2.0 mg/100 g	IM SC

注:IV.静脉注射;IM.肌内注射;SC.皮下注射;IP.腹腔注射;PO.口服。

表 14 - 8　大鼠麻醉剂量表

药物	剂量	途径
麻醉前给药		
阿托品	0.02 ~ 0.05 mg/kg	IV、IM、SC
镇静剂		
正乙酰丙嗪	5 mg/kg	IM SC
地西泮	2.5 mg/kg	IP
氯胺酮	22 mg/kg	IM
	20 mg/kg	IP
注射麻醉剂		
氯胺酮	50 ~ 100 mg/kg	IM
	100 ~ 200 mg/kg	IP
	50 mg/kg	IV
戊巴比妥	30 ~ 40 mg/kg	IV
	30 ~ 50 mg/kg	IP
硫喷妥钠	20 ~ 50 mg/kg	IV
吸入麻醉药		
氟烷	诱导麻醉 1% ~ 3%	
	持续麻醉 0.5% ~ 1.5%	
异氟醚	有效浓度 1% ~ 5%	吸入
止痛剂		
布洛芬	1.5 mg/100 g	PO
卡洛芬	0.5 mg/100 g	SC
杜冷丁	3 ~ 5 mg/100 g	IM SC

注:IV.静脉注射;IM.肌内注射;SC.皮下注射;IP.腹腔注射;PO.口服。

表 14 - 9　比格犬麻醉剂量表

药物	剂量	途径
麻醉前给药		
阿托品	0.03 ~ 0.1 mg/kg	IV、IM、SC
镇静剂		
正乙酰丙嗪	0.5 ~ 2 mg/kg	IM、SC、IV
地西泮	1 ~ 2.5 mg/kg	IV
氯胺酮	10 mg/kg	IM
	5 mg/kg	IV

药物	剂量	途径
注射麻醉剂		
氯胺酮	20 mg/kg	IM
	10 mg/kg	IV
戊巴比妥	25～35 mg/kg	IV
硫喷妥钠(1%)	20～30 mg/kg	IV
吸入麻醉药		
氟烷	诱导麻醉 3%～4%	
	持续麻醉 0.5%～1.5%	
止痛剂		
氟尼辛	1 mg/kg	IV
甲苯噻嗪	0.1 mg/kg	IM、IV
杜冷丁	3～5 mg/kg	IM、SC

注:IV.静脉注射;IM.肌内注射;SC.皮下注射;IP.腹腔注射;PO.口服。

表 14－10　实验兔麻醉剂量表

药物	剂量	途径
麻醉前给药		
阿托品	0.2～0.3 mg/kg	IV、IM、SC
镇静剂		
正乙酰丙嗪	0.5～2 mg/kg	IM、SC、IV
地西泮	1 mg/kg	IV
	5～10 mg/kg	IM
氯胺酮	22 mg/kg	IM
注射麻醉剂		
氯胺酮	44 mg/kg	IM
	15～20 mg/kg	IV
戊巴比妥	30～50 mg/kg	IV、IP
硫喷妥钠(1%)	25～50 mg/kg	IV
吸入麻醉药		
氟烷	诱导麻醉 3%～4%	
	持续麻醉 0.5%～1.5%	
异氟醚	有效浓度 1%～5%	吸入

续表

药物	剂量	途径
止痛剂		
布洛芬	1.5 mg/100 g	PO
卡洛芬	0.5 mg/100 g	SC
杜冷丁	3 ~ 5 mg/100 g	IM、SC

注:IV.静脉注射;IM.肌内注射;SC.皮下注射;IP.腹腔注射;PO.口服。

表 14 - 11　实验猴麻醉剂量表

药物	剂量	途径
麻醉前给药		
阿托品	0.04 ~ 0.1 mg/kg	IV、IM、SC
镇静剂		
正乙酰丙嗪	0.25 ~ 1 mg/kg	IM、SC、IV
地西泮	1 mg/kg	IV
氯胺酮	5 ~ 15 mg/kg	IM
	7 ~ 14 mg/kg	IV
注射麻醉剂		
氯胺酮	11 ~ 44 mg/kg	IM
	28 ~ 45 mg/kg	IV
戊巴比妥	20 ~ 30 mg/kg	IV
	30 ~ 35 mg/kg	IP
硫喷妥钠(1%)	15 ~ 20 mg/kg	IV
吸入麻醉药		
氟烷	诱导麻醉3% ~ 4%	
	持续麻醉0.8% ~ 1.5%	
止痛剂		
杜冷丁	2 ~ 10 mg/kg	IM SC

注:IV.静脉注射;IM.肌内注射;SC.皮下注射;IP.腹腔注射;PO.口服。

二、实验动物外科手术操作

1. 准备阶段

(1)在外科手术前准备一份协议书及所需器械的清单;

(2)确保手术室或实验室可用,确保预约了所有手术设备;

(3)确保实验助手到位;

（4）确保清单内器械全部准备齐全,且均可使用;

（5）确认后进行器械消毒,一般采用高压灭菌消毒。消毒后保持器械清洁、干燥,用干净的布或纸包装,尽可能保证一只实验动物都拥有一套独立的灭菌设备,避免混用;

（6）当要使用加热垫时,需要同时监测动物及加热垫的温度,确保手术过程中操作规范;

（7）实验动物麻醉后,应在手术区域去除毛发,除毛过程中应注意不损坏皮肤;

（8）保定时注意不要干扰到动物的呼吸,且不要将动物四肢固定到不正常的位置,使动物在手术过程中处于不舒适的状态。

2. 手术过程

（1）检查无菌包内物品齐全,将污染区与消毒区分开;

（2）助手除了协助手术者进行相关操作外,还需要记录手术起止时间、手术并发症及其他相应信息;

（3）理想情况下,每只动物需要对应新的器械包,且手术者需要更换新的手套,避免污染。如果条件不允许,则要使用灭菌器在手术过程中对器械进行消毒。

3. 术后护理

（1）手术后的实验动物,体温调节中枢暂时失控,需要靠外界将其维持在正常体温内。一般将动物安置在保温箱或者加热垫上,对其人工保暖。

（2）啮齿类或兔笼内不要放锯末和木屑等,避免动物吸入口鼻,一般改用毛巾或毯子。

（3）麻醉复苏期间,保持动物侧卧,避免呕吐物堵塞呼吸道。同时侧卧时间不宜过长,避免肺脏瘀血或者积坠性肺炎。

（4）进行非活体外科操作的实验动物,需在动物麻醉复苏前处以安乐死。

三、实验动物肿瘤实验标准

自发性或实验性肿瘤,均需仁慈终点评估,包括肿瘤生长超过动物原体重的10%;肿瘤平均直径在成年小鼠超过 20 mm,成年大鼠超过 40 mm;体表肿瘤表面出现溃疡、坏死或感染;腹腔异常扩张、呼吸困难;神经精神症状等（表 14 - 12）。

表 14 - 12　小鼠肿瘤实验标准

项目	描述	评分
肿瘤大小	< 10 mm	1
	10 ~ 20 mm	2
	> 20 mm	3

项目	描述	评分
肿瘤表面溃疡面积	<50%	1
	50%~80%	2
	>80%	3
溃疡深度	表皮	1
	真皮	2
	50%肿瘤深度	3
排泄物	干,结痂	1
	湿,血性浆液	2
	湿,脓液	3
临床表现	毛发不整洁	1
	瘙痒区域	2
	孤独,缩成一团	3

注:如果肿瘤大小评分为3分,或临床状况评分为3分的时间超过3天,总评分为10分或以上,则需执行安乐死。

四、实验动物毒理药理学实验标准

1. 灌胃

灌胃是动物实验中的主要给药方式之一。

小鼠与大鼠体型较小,进行灌胃时,操作者一般以非惯用手抓取并固定住鼠,使其头颈变直,惯用手持连接有灌胃针头(大鼠用6号,小鼠用5号)的注射器,针头沿鼠右侧(背卧位时)嘴角,顺着舌下插入咽,针头稍上翘便于通过食道进入胃内,此时方可给药。灌胃针插入深度一般为小鼠3 cm,大鼠5 cm。

进针过程中,若动物有呕吐动作或强烈挣扎,则表明针头插入气管,这时应及时退针,不可推药,待动物恢复安静后,再重复操作(图14-1)。

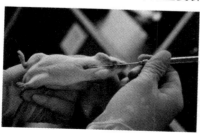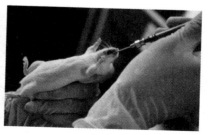

图14-1　小鼠的灌胃深度与灌胃操作

犬、兔、猫、猴等大动物的灌胃,首先要将动物固定,再用特制的扩口器放入动物口中,扩口器的宽度可视动物口腔大小决定。以犬为例,它的扩口器一般用木料制成长方形,长 10～15 cm,粗细应适合犬嘴,宽 2～3 cm。中间钻孔,孔的直径一般为 5～10 mm。灌胃时先将扩口器放于动物上下门牙之后,并用绳将它固定于嘴部,将带有弹性的橡皮管(如导尿管)经扩口器上的小圆孔插入,沿咽后壁而进入食道。此时应检查导管是否正确插入,可将导管外口置于一盛水的烧杯,如不产生气泡,即认为导管是在食道中,未误入气管,即可将药物灌入。

犬、兔等动物灌胃时,根据情况也可不用扩口器。

犬一般使用 12 号灌胃管,左手抓住犬嘴。右手中指由右嘴角插入,摸到最后一对臼齿后的天然空隙,胃管顺食道方向不断插入约 20 cm,可达胃内,将胃管的另一端插入水中,如不产生气泡,表示确已进胃,即可灌入。

兔灌胃时,将兔固定在木制固定盒内,左手虎口卡住并固定好兔嘴,右手取 14 号细导尿管,由右侧唇裂避开门齿,将导管慢慢插入,如插管顺利,动物不挣扎,插入约 15 cm 时,表示插入胃内,即可将药液注入。

一般来说,动物的灌胃不宜太频繁,推荐隔一天进行一次。

2. 常用哺乳类实验动物的给药途径及最大值

表 14－13　常用哺乳类实验动物的给药途径及最大值(单位:ml)(刘恩岐,2008)

给药途径	小鼠	仓鼠	大鼠	豚鼠	家兔	犬	猪	灵长类
口服	0.5	0.5～1.0	1.0	1.0	7.5	20.0	100.0	30.0
直径/mm	1.0	1.0	2.0	2.0	5.0	/	/	/
皮内注射	0.05～0.1	0.05～0.1	0.05～0.1	0.05～0.1	0.05～0.1	0.05～0.1	0.05～0.1	0.05～0.1
注射针头	26G	26G	26G	26G	26G	26G	26G	26G
皮下注射	0.5～1.0	0.5～1.0	1.0～5.0	1.0～2.0	1.5～5.0	10.0	/	/
注射针头	26G	26G	25G	25G	21G	21G	19G	23G
肌内注射	0.05	0.05	0.1	0.1	0.2	0.2	/	/
注射针头	26G	26G	25G	25G	25G	21～23G	20G	25G
腹腔注射	1.0	1.0	5.0	10.0	20.0	/		!
注射针头	25G	25G	24G	24G	21G	/		/
静脉注射	0.2	0.2	0.5	0.5	1.0～5.0	10.0～15.0		
注射针头	25G	27G	23～25G	26～27G	21～23G	21～24G	16～24G	21～25G

注:1. 表中"直径"指灌胃给药时灌胃针头或胃管的外径;2. 表中"注射针头"指注射给药时针头的大小,"G"为针头口径(gauge),其中:19G = 1.00 mm,20G = 0.90 mm,21G = 0.80 mm,22G = 0.70 mm,23G = 0.60 mm,24G = 0.55 mm,25G = 0.50 mm,26G = 0.45 mm,27G = 0.40 mm;3. 表中"!"表示不可采用这种给药途径。

第三节　实验动物福利伦理的法制化要求

　　动物福利是实验动物行业发展的热点问题之一,它在不同的文化背景下有不同的诠释。国家以及地方有关实验动物行政管理部门相继颁布的法规性文件中,体现了动物福利的理念。

　　英国在 1876 年颁布了全世界第一部与动物实验有关的法律——《防止虐待动物法案》(*Prevention of Cruelty to Animals Act*),成为第一个制定法律保护科学研究动物的国家。

　　美国联邦政府最早在 1960 年颁发了旨在保护实验动物的《动物福利法》,并分别在 1970 年、1976 年、1985 年和 1990 年进行了修订。在 1985 年修订并颁布的《改善实验动物标准法》,将非人灵长类动物、猫、犬等纳入保护范围。同样是在 1985 年,美国还颁布了《卫生研究扩展法》(*Health Research Extension Act*),规定科研单位在申请美国相关的卫生基金时,必须遵守美国公共卫生署制定的《人道管理和使用实验动物政策》。美国公共卫生署对实验动物的管理主要采用美国国家研究委员会制定的《实验动物管理和使用指南》。

　　美国公共卫生署制定的《动物福利法》要求开展动物实验时,相关的管理机构要成立由兽医、科研工作者、非科研工作者和本单位以外的人员组成的"实验动物管理和使用委员会",并对项目中涉及的动物实验进行评估审查。在美国,实验动物管理和使用委员会能够代表部分联邦政府的职能,按照《实验动物管理和使用指南》进行指导、监督和检查研究单位实验动物的管理与使用情况。

　　1987 年,中国实验动物学会的成立,标志着实验动物学作为一个独立的学科得到国家的认可。中国实验动物学会成立后,致力于推动实验动物福利的普及和提高。我国实验动物管理实行统一的法制化、标准化管理体制,对于实验动物质量和动物实验质量的管理有着完善的组织机构体系、法律标准体系和质量保障体系。围绕提高实验动物质量这一中心工作,国家主管部门和地方主管部门牵头统一管理,各级实验动物管理机构依法行政,并与质量检测机构、资源中心等形成较为完善的实验动物质量保证体系(表 14 - 14)。

　　国务院于 1988 年批准并颁布的《实验动物管理条例》第二十七条中规定,从事实验动物工作的人员对实验动物必须爱护,不得戏弄或虐待。

　　科技部于 2006 年 9 月 30 日发表的《关于善待实验动物的指导性意见》,与美国 ILAR 发布的《实验动物饲养管理和使用手册》类似,它提出要善待实验动物,在饲养管理和使用实验动物的过程中,要采取有效措施,使实验动物免遭不必要的伤害、饥渴、不适、惊恐、折磨、疾病、疼痛和痛苦等,保证动物能够实现自然行为,受到良好的管理与照料,为其提供清洁、舒适的生活环境,提供充足的、保证健康的食物、饮水。

表 14 – 14　我国实验动物管理组织机构体系

类别	机构	职责
国家主管部门	科学技术部	主管全国实验动物工作,统一制定我国实验动物的发展规划、相关政策、规章制度、起草相关法律
行业部门	国务院有关部门	负责管理各部门的实验动物工作;根据职责负责管理实验动物相关工作
地方主管部门	地方科技厅(委、局)	主管本辖区的实验动物工作,是实验动物许可证发放、管理的实施机关
地方行业部门	地方各有关部门	根据职责管理实验动物的相关工作
动管办、动管会	地方或有关部门设立	具体负责本地区或本部门的实验动物日常管理工作
单位动管会	从事实验动物工作的法人单位	负责制定本单位的实验动物发展规划及具体的管理工作

国家与实验动物福利伦理相关的法规与文件见表 14 – 15。

表 14 – 15　我国实验动物管理政策法规标准体系

类别	文件名称	发布机构
行政法规	《实验动物管理条例》	国务院批准,国家科委发布
部门规章	《部门实验动物管理规章》	部长令发布
规范性文件	部门、地方政府及其职能部门的实验动物管理文件	行业主管部门、地方政府及其职能部门
	《实验动物质量管理办法》	科技部
	《实验动物种子中心引种、供种细则》	科技部
	《实验动物许可证管理办法》	科技部等七部委联合发布
	《关于善待实验动物指导性意见》	科技部
技术标准	《实验动物国家标准》	国家技术监督局/国家质检总局
	各地方实验动物质量、检测等标准	各地方技术质量管理部门

　　《意见》要求实验从业人员要爱护动物,不得虐待、伤害动物;在符合科学原则的情况下,开展动物替代方法研究,采取有效措施避免给动物造成不必要的不安、痛苦和伤害。尽量减少动物的使用量,尽量改善动物实验环境,尽量减少动物痛苦,必要时应使用麻醉剂,处死动物应实施安乐死。核心是避免不必要的伤害,及提供舒适的生活条件。

　　科技部同年颁布的《国家科技计划实施中科研不端行为处理方法(试行)》的第三条提出,违反科学共同体公认的科研行为准则的科研不端行为,包括:

1. 在有关人员职称、简历以及研究基础等方面提供虚假信息；

2. 抄袭、剽窃他人科研成果；

3. 捏造或篡改科研数据；

4. 在涉及人体的研究中，违反知情同意、保护隐私等规定；

5. 违反实验动物保护规范；

6. 其他科研不端行为。

国家于 2018 年 2 月 6 日颁布，9 月 1 日正式实施的 GB/T 35892 – 2018《实验动物——福利伦理审查指南》，是与国际先进理念接轨，同时又符合中国国情的国家新标准。该标准规定了实验动物生产、运输和使用过程中的福利伦理审查和管理的要求，包括审查机构、审查原则、审查内容、审查程序、审查规则和档案管理。

第四节　实验动物福利伦理审查

随着对实验动物福利和实验动物权利的重视，开展实验动物福利伦理审查已经成为学术共同体的共识。国际著名学术刊物均要求论文作者提供所在单位"实验动物伦理委员会"的审查意见，否则不予受理。因此，开展动物实验必须经过伦理委员会的审查，以确定实验研究的正当性并保证动物承受痛苦的最小化。

以下主要介绍 GB/T 35892 –2018《实验动物——福利伦理审查指南》及 GB 14925 – 2010《实验动物——环境及设施》的相关内容。

一、审查机构

（一）机构设置

1. 根据不同的管理权限，审查机构可分为不同层级的实验动物福利伦理管理机构和由实验动物从业单位设立的实验动物福利伦理审查机构。机构由本级实验动物主管机构或从业单位负责组建和人员聘任。

2. 审查机构为独立开展审查工作的专门组织。审查机构可拥有"实验动物福利伦理委员会""实验动物管理和使用委员会"等不同的称谓，但均应具有审查的职能。以下均简称为"伦理委员会"。

3. 伦理委员会是最高动物福利管理机构，其成员和任职期限应由机构的法人代表、最高管理者任命，也可由其授权人任命。如果实验动物机构本身是独立法人，则一般应由法人代表任命伦理委员会的人员；如果实验动物机构不是独立法人，可以由其母体组织的法人代表或实验动物机构的最高管理者任命伦理委员会的人员；若实验动物机构的最高管理者来自母体组织，而与实验动物机构的负责人（如经理或主任等）不是同一人，此时,也可授权(应有相应的授权书)实验动物机构的负责人代理行使法人的职责。

(二)伦理委员会的要求

1.总体要求

根据实验动物有关法律、规定和质量技术标准,负责各自管理权限范围内实验动物从业单位的实验动物相关的福利伦理审查和监督,受理相关的举报和投诉。

2.具体要求

(1)每半年对实验动物从业单位的管理规范和执行情况进行检查;对项目的事前审查、实施过程中监督检查和项目结束时的终结审查;对违法违规现象进行调查。

(2)独立开展审查、监督工作,负责出具审查和检查报告,负责向单位主管和上级主管机构报告工作。

(三)伦理委员会的组成

1.伦理委员会应至少由三人组成,包括一名兽医师、一名非本机构的从事社会科学、人文科学或法律工作的人员、一名熟悉机构所从事涉及动物工作的科学工作者,也应加入使用动物的科研人员、公众代表等不同方面的人员。来自同一分支机构的委员不得超过3人。伦理委员会一般设主席1名,副主席和委员若干。副主席和委员数量根据审查工作实际需要决定。

2.伦理委员会每届任期3至5年,由组建单位负责聘任,岗前培训,解聘和及时补充成员。

3.所有伦理委员要承诺遵守法规、规定及标准,维护实验动物福利伦理。

(四)伦理委员会的管理

伦理委员会应制定章程、审查程序、监督制度、例会制度、工作纪律和专业培训计划等,负责向上级管理机构报告工作。伦理委员会的决定实行少数服从多数的原则,但是,少数人的意见也应记录在案。

二、审查原则

(一)必要性原则

动物实验中,禁止进行无意义的滥养、滥用、滥杀实验动物。禁止无意义的重复性实验。实验动物的饲养、使用及带有任何伤害性的实验项目必须具有充分的科学意义和必须实施的理由。必要时,需要进行恰当的预实验,以便摸索出最佳的实验条件,减少正式实验中的不必要的动物伤害。

(二)保护原则

对确有必要进行的项目,遵守"3R"原则,对实验动物给予人道的保护。在不影响项目实验结果科学性的情况下,尽可能使用低等级动物代替高等级动物,或不使用动物而采用其他方法达到与动物实验相同的目的、或减少不必要的动物数量,以及优化实验操作,降低非人道方法的使用频率或对动物的危害程度。当科研探索中有可能出现对动物福利有影响的意料之外的结果时,需要对动物进行更为频繁的监护。

（三）福利原则

尽可能保证善待实验动物。实验动物生存期间,包括运输中尽可能多地保证实验动物享有五项福利自由,保障实验动物的生活自然、健康和快乐。各类实验动物管理和处置,要符合该类实验动物规范的操作技术规程。防止或减少动物不必要的应激、痛苦和伤害,采取痛苦最少的方法处置动物。

（四）伦理原则

尊重实验动物生命和权益,关注实验动物的权利和道德地位,遵守人类社会公德。制止针对实验动物的野蛮或不人道的行为;实验动物项目的目的、实验方法、处置手段应符合人类公认的道德伦理价值观和国际惯例。实验动物项目应保证从业人员和公共环境的安全。

（五）利益平等原则

以当代社会公认的道德伦理价值观,兼顾动物和人类利益,在全面、客观地评估动物所受的伤害和人类由此可能获取的利益基础上,负责任地出具实验动物项目福利伦理审查结论。

（六）公正性原则

审查和监督工作应保持独立、公平、公正、科学、民主、透明、不泄密、不受政治、商业和自身利益的影响。审查和监督部门需要树立良好的职业道德,遵纪守法、秉公办事、不徇私情、不进行一切有碍审核结果公正性的活动,以实际情况为客观依据,保证结果不受行政干预、经济利益等任何外界因素的影响。自觉自律,抵制商业贿赂,保证审核结果的真实性和判断的独立性。

（七）合法性原则

项目目标、动物来源、设施环境、人员资质、操作方法等各个方面不应存在任何违法违规或违背相关标准的情形。实验动物的生产和使用,实验动物的繁殖和商业性经营以及进行动物实验的单位或科研人员,都需要取得相应的许可证,保证实验过程的合理与合法。在审核中严格执行国家有关法律法规,实验动物福利伦理标准和规范,实施严谨的审核措施,坚决维护国家利益和合法的集体利益、个人利益。

（八）符合国情原则

随着我国科研实验水平的不断发展,动物实验领域的规范化要求逐渐提高。研发并制定符合我国国情的实验动物福利伦理审核制度成为迫切需求。制度应遵循国际公认的准则和我国传统的公序良俗,反对各类激进的理念和极端的做法。旨在以规范、科学、有效、合理地饲养和使用实验动物,提高科研数据的科学性、准确性,为科学研究提供良好的基础保障。

三、审查内容

(一)人员资质

1. 实验动物从业人员,应通过专业技术培训,获得从业人员相关资质和技能。

2. 实验动物从业单位应根据实际需求,制定实验动物福利伦理专业培训计划并组织实施,保证从业人员熟悉实验动物福利伦理有关规定和技术标准,了解善待实验动物的知识和要求,掌握相关种属动物的习性和正确的操作技术。

3. 新进人员或学员的技术培训,如需要活体动物及相关实验时,应有专业技术人员指导和监督,直到他们操作熟练。

4. 实验动物技术培训以及福利伦理教学实践,如非动物实验方法能有效减少或代替活体动物的使用并且仍能实现培训目标,应尽可能使用替代活体动物的教学方法。

(二)设施条件

1. 动物设施

实验动物生产和使用设施条件及其各项环境指标,应达到 GB 14925 - 2010《实验动物——环境及设施》和《实验动物——福利标准》以及我国善待实验动物的有关管理规定,并持有与动物相应的行政许可。

包括但不限于选址应避开疫源地,远离有严重空气污染、振动和噪声干扰的区域,宜选在环境空气质量及自然环境条件较好的区域;所有围护结构材料无毒无害,饲养间墙面、地面、天花板光滑平整,耐腐蚀;建筑物门、窗具有良好的密封性,饲养间内合理组织气流,并合理布置送、排风口的位置等。

2. 设施设备

实验动物笼具、垫料质量应符合 GB 14925 - 2010《实验动物——环境及设施》和《实验动物——福利标准》以及我国善待实验动物的有关管理规定。设施设备应确保不会对动物造成意外伤害。

具体来说,笼具要无毒、无害、无放射性、耐腐蚀、耐高温、耐高压、耐冲击、易清洗、易消毒灭菌;内外边角均应圆滑、无锐口,动物不易噬咬、咀嚼。笼子内部不能有尖锐的突起,以免伤害到动物。笼具的门或盖有防备装置,能防止动物自己打开笼具或打开时发生意外伤害或逃逸。笼具应限制动物身体受到伤害,伤害人类或邻近的动物。垫料的材质应满足吸湿性好、尘埃少、无异味、无毒性、无油脂、耐高温高压等条件,同时,垫料必须经灭菌处理后方可使用。

3.设施使用

笼具应定期清洗、消毒;垫料应灭菌、除尘,定期更换、保持清洁、舒适、动物的饮水和采食装置应安全可靠和方便饮食,并确保其清洁卫生和正常使用。保证普通级实验动物的饮水符合生活用水的标准,清洁级及以上级别的实验动物的饮水达到无菌要求。

4.生活空间

各类动物所占笼具最小面积和高度应符合实验动物相关标准。空间分配应适合不同的饲养要求和动物的生理及行为需求。保证笼具内每只动物都能自由表达其主要天性,包括:转身、站立、伸腿、躺卧、行走、舔梳、做窝等自然天性。

5.生产环境

根据不同种实验动物孕、产期的需求,增加实验动物所占用笼具面积标准至少10%以上和适合的产子环境条件。生产区由隔离免疫室、缓冲间、风淋室、育种室、扩大群饲养室、生产群饲养室、待发室、清洁物品贮藏室、消毒后室、走廊组成。生产间的环境应保持最大日温差≤4℃,相对湿度在40%～70%,动物笼具处气流速度≤0.2 m/s,氨浓度≤14 mg/m³、噪声≤60 dB,最低工作照度≥200 lx,动物照度按种类不同,有不同的标准,昼夜明暗交替时间为12 h/12 h或10 h/14 h。

6.环境丰富度

应增加动物生活环境的丰富度,适宜地放置供实验动物活动和嬉戏的物品,促进动物的心理幸福感,但不得危害动物或人的健康和安全,也不妨碍科研目标的实现。鼓励实验动物的自然行为,减少异常行为,同时提高动物生理与心理的健康。

针对环境丰富度评估的因素:

(1)能否实现实验者需要的临床观察;

(2)对于实验动物是否安全;

(3)是否便于实验操作;

(4)环境的变化是否会感染;

(5)丰富物是由什么材料制造的;

(6)这些材料是否会干扰那些潜在的实验结果。

7.活动场地

对于非人灵长类及犬、猪等天性喜爱运动的大型实验动物,其种子群用动物和长期实验的动物除了营造基本栖息地以外,应增设有运动场地并定时遛放。运动场地内还应放置适于该种动物玩耍的物品,对犬类或非人灵长类实验动物可以进行日常训练。任何动物都应确保每天笼舍清扫,笼舍安全检查,进行定期的消毒工作。环境丰富度应根据动物的种类、习性、环境因素需求的不同进行合理的配置。

8.定期检查

伦理委员对设施条件进行定期检查。每半年至少进行一次设施条件的现场检查。检查内容包括：实验动物项目实施的具体情况、动物饲养环境条件、设施的运行和安全状况、卫生防疫情况、笼具及其他设备状况、饲养密度、动物健康情况、环境丰富度、实验操作及手术的规范性、从业人员健康及生物安全情况，以及实验动物福利伦理标准执行情况等。

（三）实验动物医师（实验动物兽医）

实验动物医师（laboratory animal veterinarian）应毕业于兽医或动物医学相关专业，并获得相应的资质和培训。主要负责实验动物疾病的预防、诊断和治疗、护理和动物福利相关工作。

1.资质培训

实验动物医师需要具备专业的医学知识和扎实的动物实验技能，具有符合国际要求的动物福利伦理知识，且在实验动物的设施管理、研究人员的操作管理和监督，以及实验动物的疾病监控中发挥着重要作用。

2.职责要求

实验动物项目的审查、实施和检查等，应由实验动物医师或实验动物专业医护人员参加。包括：

（1）负责实验动物从业单位和动物设施动物福利伦理执行情况的日常检查、监管和相关的技术咨询。

（2）负责动物的防疫。实验动物医师应熟悉其设施内不同动物疫病防控的技术规范，负责动物免疫接种、微生物、寄生虫及其他疾病控制措施和制定防疫计划。

（3）动物疾病监测，包括对动物进行常规的监测。应按照 GB 14922.1、GB 14922.2 的要求，检测其是否存在寄生虫性、细菌性和病毒性疾病感染或隐性感染。

（4）疾病的及时诊治。实验动物医师有权在诊断动物疾病或伤势后采取适当的治疗或控制措施，有权实施安乐死。

（5）实验动物方案制定。实验动物医生应与动物实验科技人员共同协商符合实验目标的实施方案。

（6）负责管理和使用管制性药物。

（7）负责动物尸体检查和实践报告，当动物突发疾病或非正常死亡，应根据验尸结果作出防控措施建议。

（8）负责医疗记录及病例管理。制定特定的医疗护理方案。

（9）参加实验动物项目的伦理审查、实施，对项目动物福利伦理执行情况进行监督检查和专业判断。

（10）负责人与动物共患病的防控和建议。应识别动物源疾病以减小风险,在动物设施内采取措施,如从业人员的职业防护装备、科学的消毒、防疫、隔离措施,以减小疾病传染的风险,保障生物安全。

（11）负责新进动物防疫咨询和检查。发现设施引进了携带疾病的动物,应依法及时向政府主管部门报告。

（12）负责动物外科手术和术后护理的建议和监督,参与外科手术前、手术期间以及术后程序的审查和监督,检查和处理手术中及术后并发症。

（13）负责仁慈终点建议。在制定项目方案时和动物实验前,负责咨询和协商。实验中,当获得实验结果或已经无法得到实验结果时,及时确定和实施仁慈终点。根据伦理审查的方案,有权根据需要采用安乐死或采取其他措施减轻疼痛和终止无必要的伤害。

3. 实验动物医师的分级

实验动物医师一般分为三个等级,即实验动物助理医师（ALAV）,实验动物医生（LAV）及实验动物高级医师（SLAV）。

实验动物助理医师需要具有兽医相关专业专科以上学历,且从事实验动物工作 1 年以上;实验动物医师则需要获得实验动物助理医师证书或通过国家职业助理兽医师证书后,从事实验动物工作 2 年以上,或是具有兽医学相关专业本科及以上学历或获得国家职业兽医师后,从事实验动物工作 1 年以上;实验动物高级医师需要在获得实验动物医师证书后,继续从事实验动物工作 3 年以上。

4. 实验动物医师教育培训

（1）实验动物医师资格等级证书的有效期为 5 年;

（2）需要在有效期内获得中国实验动物学会的学分要求,证书到期时可免费更换;

（3）在有效期内没有获得足够继续教育学分的,需重新申请技术等级认可。

（四）动物来源

1. 禁止使用来源不明的动物,禁止使用来源于偷盗或私自捕获的流浪动物及濒危野生动物。

2. 所有动物都应有单独标识和集体标识,便于检查。动物标识应采用可靠且痛苦或伤害最少的方式。

3. 如必须使用野生动物,应采用合法渠道和人道技术捕获,并考虑人类及动物的健康、福利和安全。

4. 野外研究不应对动物栖息地造成干扰或对目标和非目标物种造成不利影响。

5. 应对野生动物干扰的可能性进行福利伦理审查,应采取有效措施将干扰降至最低,如捕获、运输、镇静、麻醉、标记和采样等各项应激反应,包括潜在应激原的累积,可能造成动物严重甚至致命的后果。

6.濒危物种动物只能在极特殊情况下依法获得和使用;具有无法替代的科学理由,且使用任何其他物种均无法达到预期结果时,经审查批准后,项目方可实施。

(五)技术规程

实验动物的饲养管理、设施管理、各类动物实验操作包括仁慈终点的确定和安乐死、实验环境的控制和各类实验动物项目的实施,应有符合实验动物福利伦理质量标准、管理规定和规范性操作规程(standard operating procedure,SOP),并提供伦理委员会予以审查和实施监督。

(六)动物饲养

1.从业人员不得戏弄或虐待实验动物。在抓取动物时,方法得当,态度温和,动作轻柔,避免引起动物的不安、惊恐、疼痛和损伤。

2.日常饲养管理中,应定期对动物进行观察,若发现异常,应及时查找原因,采取有针对性的必要措施予以改善。

3.饲养人员应根据动物食性和营养需求,给予动物足够的饲料和清洁的饮水。其营养成分应符合 GB/T 14924.2 的要求。饲料的微生物学和理化控制等指标应符合 GB/T 14924.3 的要求。

4.新进动物在使用前需要一段时间的适应性饲养,才能达到生理和行为的稳定状态。适应性饲养时间的长短取决于运输类型和持续时间、动物的年龄和种类、动物的来源以及预期用途。也取决于前后两个不同饲养环境和饲养管理的差异。

5.动物设施应能将健康的和患病的动物有效地隔离开来。

6.应充分满足动物在妊娠期、哺乳期、不同的实验期、术后恢复期对营养的特殊需要。

7.因实验需要,不得不对动物饮食进行限制时,必须提供充分的科学理由和必要性说明,报告给伦理委员会审查批准。

8.实验犬、猪等动物分娩时,应有实验动物医师或经过培训的实验动物医护人员进行监护,防止发生意外。对出生后不能自理的幼仔,应采取人工喂乳、护理等必要的措施。

9.如饲养或使用转基因动物以及因自发性突变和诱变性突变产生的有害突变体,应按照 GB 14923 有关要求监测并提供与异常表型相关的特殊饲养管理和福利要求。

10.饲养和实验环境的卫生防疫条件应符合有关规定和标准要求。设施防疫和饲养管理应能够避免动物交叉感染和人员交叉传播等。

11.群养动物进行单独饲养时,应有充分的理由和有效的措施,减少动物的孤独感或痛苦。

（七）动物使用

1.在符合科学原则的条件下,应积极开展实验动物替代方法的研究与应用。避免不必要的动物实验的重复。

2.在使用过程中,应将动物的数量减少到最低程度。实验现场避免无关人员进入。

3.在对活体动物包括运动麻痹的动物进行手术、解剖时,均应进行有效麻醉。动物存活性手术应无菌操作。术后恢复期应根据实际情况,进行镇痛和有针对性的护理及饮食调整。

4.保定动物时,应尽可能减少动物的不适及痛苦和应激反应。保定器具应结构合理、规格适宜、坚固耐用、安全卫生、便于操作、在不影响实验的前提下,对动物身体的强制性限制应减少到最低程度。

5.处死动物应实施适合的安乐死。处死现场,不宜有其他动物在场。确认动物死亡后,方可妥善处置尸体。

6.在不影响实验结果判定的情况下,应尽早选择"仁慈终点",尽可能缩短动物承受痛苦的时间。除实验必需的极少数情况外。死亡(安乐死除外)不应作为动物实验的计划终点。

7.对于实验后没有受到影响的野生动物,如空白对照组动物,当不再使用时,经科学的检查和评估,在安全的前提下。可依法放归栖息地。

（八）动物运输审查

1.**基本要求**

(1)运输人员应有实验动物从业人员资质。

(2)应尽可能减少动物的运输次数和时间。

(3)运输过程中应尽可能减少动物的应激反应。

(4)运输前后的饲养环境及条件应尽可能保持一致。

(5)运输后,应给予动物适应新环境条件足够的时间,不应立即进行动物实验操作。

2.**运输条件**

(1)事前应制定动物运输计划,收发双方应对具体的承运者、运输方式、路径、时间、天气条件、运输笼具器要求和应急预案等进行科学论证和协商一致,保证动物以最短的时间和最安全舒适方法完成运输和交接过程。

(2)运输计划的实施过程应有实验动物医师或实验动物专业技术人员监督。

(3)对有可能影响动物福利的动物运输计划,应进行福利伦理审查。

(4)动物在疾病、术后未愈期、临产期等不适合运输的期间内,不宜运输。

(5)运输的其他要求,应符合《关于善待实验动物的指导性意见》中有关实验动物运输的要求。

(6)运输的环境条件应符合 GB 14925 有关要求,并对动物安全、无害,保证运输全过程动物的舒适和自由呼吸。运输笼具应安全可靠、坚固、防止运输中动物的伤害、逃逸或其他动物的进入。应隔离不相容的动物,防止动物间的伤害。

(7)若运输过程超过 6 h,应给动物提供充足的食物与饮水;若运输过程超过 24 h,则应提供垫料及休息时间。

3.进出口

(1)跨境运输动物应在适合其生理和行为需求的运输条件和无疾病情况下进行。动物的运输笼具及包装应采取有效的物理封闭措施,消除动物与环境的交叉感染。

(2)运输计划及实施方案,应符合我国和目的国家或地区有关的法规和福利伦理规定。

4.装卸与抵达

(1)装卸人员应有实验动物从业人员资质或了解实验动物福利的基本要求,熟练掌握运输技巧,以便减少动物的应激。

(2)成对或成群运输的群居动物,在抵达目的地后的适应饲养期内,应尽可能保持原来的成对或成群状态。

5.运输笼具

(1)运输活体动物的笼具结构应适应动物特点,材质应符合动物的健康和福利要求,并符合运输规范和要求。

(2)运输笼具必须足够坚固,能防止动物破坏、逃逸或接触外界,并能经受正常运输。

(3)运输笼具的大小和形状应适于被运输动物的生物特性,在符合运输要求的前提下要使动物感觉舒适。

(4)运输笼具内部和边缘无可伤害到动物的锐角或突起。

(5)运输笼具的外面应具有适合于搬动的把手或能够握住的把柄,搬运者与笼具内的动物不能有身体接触。

(6)在紧急情况下,运输笼具要容易打开门以将活体动物移出。

(7)运输笼具应符合微生物控制的等级要求,并且必须在每次使用前进行清洗和消毒。

(8)可移动的动物笼具应在动物笼具顶部或侧面标上"活体实验动物"的字样,并用箭头或其他标志标明动物笼具正确立放的位置。运输笼具上应标明运输该动物的注意事项。

6.运输工具

(1)运输工具能够保证有足够的新鲜空气维持动物的健康安全和舒适的需要,并应避免运输时运输工具的废气进入。

(2)运输工具应配备空调等设备,使实验动物周围环境的温度符合相应等级要求,以保证动物的质量。

（3）运输工具在每次运输实验动物前后均应进行消毒。

（4）如果运输时间超过 6 h，宜配备符合要求的饲料和饮水设备。

四、审查程序

（一）IACUC 审查

IACUC 审查依据实验动物相关法律法规、标准指南等，以及动物保护、福利、伦理以及综合性科学评估等原则，对动物实验方案和相关活动进行审查。中国现在有 2000 多家实验动物专业机构，其中 70% 建立了 IACUC，且制订了 IACUC 审查相关的法规标准和管理制度等。

IACUC 审查是在科学研究中对实验动物的一种保护，其强调的是对各种可能不良因素的有效控制和相应条件的有效改善，而不是那种极端的"动物保护"。

（二）申请材料

申请福利伦理审查项目的负责人，应向伦理委员会提交正式的伦理审查表和相关的举证材料。申请材料应包括以下内容：

（1）实验动物或动物实验项目名称及概述；

（2）项目负责人、动物实验操作人员的姓名、专业培训经历、实验动物或动物实验资质培训证书编号、实验动物环境设施及许可证号；

（3）项目的目的、必要性、意义和实验设计，拟使用动物的信息（包括选择实验动物种类和数量的原因），对动物造成可预期的伤害及防控措施（包括麻醉、镇痛、仁慈终点和安乐死等），动物替代、减少动物用量、降低动物痛苦伤害的主要措施及利害分析；

（4）遵守实验动物福利伦理原则的声明；

（5）伦理委员会要求的其他具体内容以及补充的其他文件。

（三）实施过程检查

1. 伦理委员会对批准项目的实际执行情况及偏差进行日常检查，发现问题时应提出整改意见，严重的应立即做出暂停实验动物项目的决议。

2. 经审查通过的项目，应按照原批准的方案实施。任何涉及实验动物的重大改变、变更的部分，均应在实施前重新申请审查和批准。项目书应明确相关人员对项目应负的主要责任。

3. 涉及实验动物的重大改变、变更包括：

（1）实验设计，包括物种、数量、来源及动物选择的合理性，包括重复利用；

（2）实验程序、操作方法；

（3）运输及搬运方法和限制条件；

（4）对动物驯养、饲养、保定和操作性条件的加强措施；

（5）避免或减缓疼痛、不舒适、压力、痛苦或身体及生理机能的持续性损伤的方法，包括采用麻醉、止痛以及其他方式抑制不舒适的感觉，如治疗、保暖、铺软垫、辅助喂食等；

（6）仁慈终点的应用和动物的最后处理方法，包括安乐死；

（7）动物健康状况、饲养和护理情况，包括环境丰容的种类；

（8）涉及"3R"原则和实验动物五项自由；

（9）任何涉及健康安全风险的特殊实验；

（10）设施、设备、环境条件和手术规程；

（11）项目中主要负责人和实际操作人员；

（12）使用动物项目意义、目标、科研价值、社会效益（例如利害分析）；

（13）其他可能对动物福利伦理原则造成负面影响的项目问题。

（四）终结审查

项目结束时，项目负责人应向伦理委员会提交该项目伦理回顾性终结报告。接受项目的伦理终结审查。

五、审查规则

（一）通过审查

伦理委员会对未发现违反实验动物福利伦理有关法规、规定和本标准规定的，应通过福利伦理审查，并出具审查报告。

（二）未通过审查

对发现有下列情况之一的，不能通过伦理委员会的审查：

1. 实验动物项目不接受或逃避伦理审查的；

2. 不提供足够举证的或申请审查的材料不全或不真实的；

3. 缺少动物实验项目实施或动物伤害的客观理由和必要性的；

4. 从事直接接触实验动物的生产、运输和使用的人员未经过专业培训，未获得相关的资质或明显违反实验动物福利伦理原则和管理规定要求的；

5. 实验动物的生产、运输、实验环境达不到相应等级质量标准的；实验条件无法满足动物福利要求和从业人员职业安全及公共环境安全的；实验动物的饲料、笼具、垫料不合格的；

6. 实验动物生产、运输和使用中缺少维护动物福利、规范从业人员道德伦理行为的操作规程，或不按规范的操作规程进行的；虐待实验动物，造成实验动物不应有的应激、伤害、疾病和死亡的；

7. 动物实验项目的设计有缺陷或实施不科学。没有科学地体现"3R"原则、五项自由

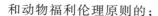

和动物福利伦理原则的；

8. 动物实验项目的设计或实施中没有体现善待动物，关注动物生命，没有通过改进和完善实验程序，减轻或减少动物的疼痛和痛苦，减少动物不必要的处死和处死的数量。在处死动物方法上，没有选择更有效的减少或缩短动物痛苦时间的安乐死；

9. 活体解剖动物或手术时不采取有效麻醉方法的；对实验动物的生和死处理采取违反道德伦理的；使用一些极端的手段或会引起社会广泛伦理争议的动物实验；

10. 动物实验的方法和目的不符合我国传统的道德伦理标准或国际惯例或属于国家明令禁止的各类动物实验。动物实验目的、结果与当代社会的期望，与科学的道德伦理相违背的；

11. 对人类或任何动物均无实际利益或无任何科学意义并导致实验动物痛苦的各种动物实验；

12. 对有关实验动物新技术的使用缺少道德伦理控制的，违背人类传统生殖伦理，把动物细胞导入人类胚胎或把人类细胞导入动物胚胎中培育杂交动物的各类实验；以及对人类尊严亵渎，可能会引发社会巨大伦理冲突的其他动物实验；

13. 严重违反实验动物福利伦理有关法规、规定和国标规定的其他行为的。

（孟　寒）

参考文献

[1]沈红,张永红,崔德凤等.动物伦理与福利[M].北京:中国农业出版社,2017.

[2]陈洪岩,夏长友,韩凌霞.实验动物学概论[M].长春:吉林人民出版社,2016.

[3]邵义祥.医学实验动物学教程[M].南京:东南大出版社,2016.

[4]刘恩岐.医学实验动物学[M].北京:人民卫生出版社,2008.

[5]周光兴.医学实验动物学[M].上海:复旦大学出版社,2012.

[6]师长宏.动物实验技术与方法[M].西安:第四军医大学出版社,2006.

[7]师长宏,冯秀亮,张海.基础动物实验技术与方法[M].西安:第四军医大学出版社,2011.

[8]中国实验动物学会.实验动物安乐死指南:T/CALAS 31 - 2017[S].2017.

[9]中华人民共和国国家质量监督检验检疫总局,中国国家标准化管理委员会.实验动物福利伦理审查指南:GB/T 35892 - 2018[S].北京:中国标准出版社,2018.

[10]中华人民共和国国家质量监督检验检疫总局,中国国家标准化管理委员会.实验动物环境及设施:GB_14925 - 2010[S].北京:中国标准出版社,2010.

[11]中华人民共和国卫生部,中国国家标准化管理委员会.生活饮用水卫生标准:GB5749 - 2006[S].北京:中国标准出版社,2016.

[12]中国实验动物学会.实验动物动物实验方案审查方法:T/CALAS 52 - 2018,2018.

[13]李晓菲.实验动物麻醉操作规程[OL]. http://www. lascn. net/Item/14958. aspx,2015 - 08 - 18.